AF569825

Hippokrates

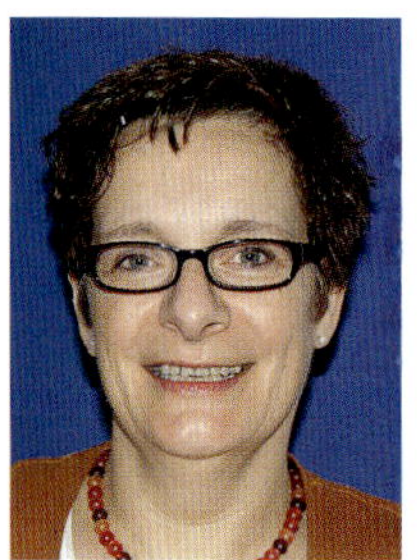

Martina Kruse, geboren 1966 in Dorsten, ist seit 1988 staatlich geprüfte Hebamme. Seitdem arbeitet sie als Hebamme sowohl freiberuflich als auch angestellt. Während dieser Zeit absolvierte sie ihre Weiterbildungen zur Systemischen Beratung (SG), zur Familiengesundheitshebamme (DGGP) und zur Traumazentrierte Fachberatung/Traumapädagogik (DeGPT/Institut Berlin). 2011 erlangte sie den Bachelor of Arts Public Healthcare & Casemanagement (SHB) und 2015 den Master of Arts Management (SHB). Weitere Fortbildungen: Professioneller Umgang mit psychisch kranken Klienten im Ramen der Sozialpädagogischen Familienhilfe (I.B.S.O.), Qualitätsmanagementbeauftragte und interne Auditorin (DGGP). Neben ihrer aktuellen Anstellung als Familienhebamme und stellvertretende Koordinatorin des Teams Frühe Hilfen in Kerpen hält sie regelmäßig Vorträge und Seminare zu den Themen Trauma in der Geburtshilfe und Kommunikation und Beratung im Gesundheits- und Sozialwesen in ganz Deutschland. Sie berät in eigener Praxis Frauen und Fachkräfte im Kontext von Trauma und Geburt.

Martina Kruse

Traumatisierte Frauen begleiten

Das Praxisbuch für Hebammenarbeit, Geburtshilfe, Frühe Hilfen

10 Abbildungen

Hippokrates Verlag · Stuttgart

Bibliografische Information der Deutschen Nationalbibliothek
Die Deutsche Nationalbibliothek verzeichnet diese Publikation in der Deutschen Nationalbibliografie; detaillierte bibliografische Daten sind im Internet über http://dnb.d-nb.de abrufbar.

Ihre Meinung ist uns wichtig! Bitte schreiben Sie uns unter:
www.thieme.de/service/feedback.html

Anschrift
Martina Kruse
Kyllburger Str. 7
50937 Köln
Deutschland

Rüdigerstr. 14
70469 Stuttgart
Deutschland

www.hippokrates.de

Printed in Germany

Umschlaggestaltung: Thieme Verlagsgruppe
Umschlagfoto: www.stock.adobe.com/macondos
Zeichnungen: Heike Hübner, Berlin
Satz: Druckhaus Götz, Ludwigsburg
Druck: Westermann Druck, Zwickau

DOI 10.1055/b-005-145 223

ISBN 978-3-13-240975-0 1 2 3 4 5 6

Auch erhältlich als E-Book:
eISBN (PDF) 978-3-13-240976-7
eISBN (epub) 978-3-13-240977-4

Geleitwort

Endlich! Wir haben uns sehr gefreut, als wir von diesem Buchvorhaben erfahren haben – eine Zusammenschau der Erfahrungen und Handlungsmöglichkeiten aus der Hebammenarbeit und Traumapädagogik. Dieses Buch ist eine Bestätigung der Arbeit derjenigen, die sich seit 20 Jahren bemühen, eine traumasensible Vorgehensweise in die unterschiedlichen Bereiche psychosozialer Arbeit zu übertragen. Martina Kruse hat diese Übertragung vorgenommen: die Dynamik der traumabedingten Reaktionen erklärt und dann aufgezeigt, wie vielfältig die Formen von Traumafolgesymptomatiken im Zusammenhang mit Schwangerschaft und Geburt sind. Trauma ist ja nichts Gegebenes, sondern das Resultat eines Ereignisses, das einen Menschen trifft, der damit umgehen muss. Und je nachdem, wie heftig das Erlebte war, und wie viel Ressourcen und Widerstandskraft bei einem Betroffenen vorhanden sind, ist ein solches Erlebnis einfacher oder schwieriger zu bewältigen.

Martina Kruse schreibt zunächst unter Bezugnahme auf verschiedene Autorinnen und Autoren sowie Theorien, wie Traumatisierung erklärt werden kann, wie sie sich zeigt und welche Auswirkungen sie hat. Sie öffnet den Blick für die sehr unterschiedlichen Zusammenhänge von Gewalt, die im Erlebnis Gebären zusammentreffen können: Häusliche Gewalt ist ebenso benannt wie die Hintergründe von Flucht und Vertreibung oder sexualisierte Übergriffe in der Familie.

Es werden Daten und Analysen aufgeführt, die verdeutlichen, dass neben den Notaufnahmen von Krankenhäusern gerade Kreißsäle die Räume sind, in denen explosive Mischungen entstehen können. Im ungünstigen Fall hat die Situation von Gebärenden im Kreißsaal vieles gemeinsam mit sexualisierten und anderen körperlichen Übergriffen: Die Gebärenden erfahren Kontrollentzug, es ist ihnen, vor allem als Erstgebärende, völlig unklar, was passieren wird. Die große Nähe fremder Personen bei gleichzeitiger Entblößung der Frauen, körperliche Ein- und Übergriffe, Körperpositionen und Schmerzen – dies wird oft von betroffenen Frauen als Wiederholung einer unverarbeiteten Traumatisierung erlebt.

Die gute Nachricht: Das muss nicht sein! Sehr detailliert – und am anschaulichsten da, wo Martina Kruse aus ihrer eigenen Erfahrung als Hebamme erzählt – führt sie auf, was dazu beiträgt, damit diese Parallelen nicht entstehen, und wie verhindert werden kann, dass aus der Geburt selbst ein Trauma wird.

Martina Kruse beschreibt Alarmsignale und konkrete Handlungsmöglichkeiten bei Realitätsverlust von Frauen, vor allem aber erklärt sie, wie Belastungen minimiert und unerwartete Reaktionen zum Beispiel durch einen Geburtsplan abgefangen werden können. Die Grundlagen einer ressourcenorientierten Haltung werden mit dem Wissen um wichtige Hinweise zum Erkennen von Folgen häuslicher Gewalt verknüpft. Es wird auch benannt, wie mit einem solchen Verdacht gut umgegangen werden kann. Unterschiedliche Berufsgruppen, die im Kontakt mit Mutter und Kind sind, werden durch die Anwendungsfelder von stabilisierenden Maßnahmen und notwendigen Erläuterungen geleitet, zudem wird die Wichtigkeit des frühen Eingreifens und einer wohlwollenden Nachbereitung der Geburt vor dem Hintergrund bindungstheoretischer Grundlagen ausgeführt.

Ganz besonders gefällt uns die unaufgeregte Benennung der Komplexität und Unterschiedlichkeit von Gewaltkontexten, aus denen Frauen Kinder auf die Welt bringen. Denn Schwangerschaft und Kleinkinder werden auch als Druckmittel in Beziehungen und religiösen Gemeinschaften benutzt oder auf der Grundlage finanzieller oder juristischer Überlegungen. Das Buch hat nicht nur die weiße Mittelstandsfrau zum Thema. Die komplexen Lebensrealitäten von Frauen rücken in den Blick, Vergewaltigung im Krieg, sexuelle Nötigung auf der Flucht, Vergewaltigung in der Ehe – auch das sind Hintergründe, die beim Gebären wieder aufscheinen, als Ursache oder als Kontext der Demütigung. Wir alle können lernen, darauf zu achten.

Die Mittel dazu gibt Martina Kruse den Leserinnen und Lesern mit vielfältigen Übungen, Verweisen und Tipps an die Hand und vermittelt anschaulich anhand von Fallbeispielen, wie auch das Wochenbett genutzt werden kann, um Sicherheit zu schaffen, zu stabilisieren und Ressourcen zu sammeln sowie die Grundlage für eine verlässliche Beziehung zwischen Mutter und Kind zu stärken.

Es ist verwunderlich, wie viele Frauen zu einem guten und förderlichen Umgang mit ihrem Kind in der Lage sind, obwohl Vorerfahrung, Hektik und mangelnde Versorgung die Verarbeitung der vorangegangenen Belastung oft unmöglich machen. Depressionen nach der Geburt erscheinen insofern eher als logische Folge der fehlenden Verarbeitungsmöglichkeiten. Netzwerke von Helferinnen und Helfern tun not, und so finden sich am Ende des Buches auch eine Reihe von Adressen, die für die weitere Auseinandersetzung mit dem Thema nützlich sein können.

Die Selbstfürsorge als letztes Kapitel des Buches ist ein sinnvoller Abschluss. Nach so vielen Tipps und Überlegungen, Anwendungsmöglichkeiten und Zusammenhängen können Leserinnen und Leser bei sich selbst üben, wie traumasensibles Vorgehen funktioniert: eine eigene Netzwerkkarte zu erstellen, die eigenen Ressourcen zu sammeln, um damit gestärkt an die Arbeit zu gehen.

Ein wichtiges Buch, dem wir viele Leserinnen und Leser wünschen!

Berlin, im Juli 2017
Lydia Hantke und Hans-Joachim Görges

Einleitung

Dieses Buch richtet sich an Fachkräfte in der Geburtshilfe und an Menschen, die in ihrem Berufsalltag mit Frauen und Familien arbeiten, die ein Kind erwarten oder kürzlich bekommen haben. Es soll Ihnen, liebe Leserinnen und Leser, dabei helfen, mit schwierigen Situationen in der Schwangerschaft, unter der Geburt, im Wochenbett und bei der anschließenden Begleitung junger Familien besser umzugehen. Es handelt sich dabei um Situationen, die geprägt sind von einem oder mehreren Ereignissen, die bereits viele Jahre zurückliegen können und den betroffenen Frauen selbst oft gar nicht bewusst sind – einem Trauma.

Frauen, die irgendwann in ihrem Leben ein Trauma erlitten haben, spüren oft ein Leben lang die Folgen. Gerade in instabilen Lebensphasen, wie in der Zeit der Schwangerschaft, der Geburt und in den ersten Lebensmonaten eines Neugeborenen, können traumatische Erfahrung durch Situationen, wie sie in der Geburtshilfe typisch sind – unabhängig davon, wie lange das Trauma zurückliegt –, aktiviert werden. Oft reicht dafür schon ein Geruch oder ein Geräusch aus, um die Erinnerung an das frühere bedrohliche Ereignis zurückzubringen. In jedem Fall beeinflusst die Erinnerung das aktuelle Verhalten der betroffenen Frau. Die Reaktionen von traumatisierten Frauen, die mit einer Reaktivierung ihres Traumas einhergehen, können sehr unterschiedlich und für das Fachpersonal völlig überraschend sein. Häufig handelt es sich um Situationen, die in der Geburtshilfe und Betreuung junger Familien zwar alltäglich sind, für (Familien-)Hebammen und Geburtshelfer, Ärzte und Ärztinnen, Kranken- und Pflegekräfte sowie Mitarbeiterinnen und Mitarbeiter in Beratungsstellen oder Frühe-Hilfen-Teams aber eine große Herausforderung darstellen.

So kann es beispielsweise vorkommen, dass eine traumatisierte Frau unter der Geburt trotz offensichtlich problemlosen Verlaufs plötzlich emotional so erregt ist, dass die Hebamme mit Worten nicht mehr zu ihr durchdringen kann. Jeder Versuch, Kontakt zu der mittlerweile panischen Frau herzustellen, scheitert, die Herztöne des Kindes werden zunehmend schlechter, weshalb der Arzt bzw. die Ärztin entscheidet, die bereits weit fortgeschrittene Geburt mittels Saugglocke, Dammschnitt und Handgriff nach Kristeller zu beenden. Die Gebärende, eben noch in Panik, wirkt nach der Geburt lethargisch und abwesend. Das Kind konnte zwar gesund geboren werden, dennoch stellt sich für die beteiligten Fachkräfte die Frage, wie eine an sich komplikationslose Geburt einen derart dramatischen Verlauf nehmen konnte.

Es gibt viele verschiedene Möglichkeiten, wie sich ein Trauma auf das Verhalten werdender oder junger Mütter auswirken kann. So können Mütter beispielsweise das Gefühl haben, von ihrem Kind abgelehnt zu werden. Oder sie gönnen sich trotz einer schwierigen Geburt keine Pause, lehnen sogar die hilfreiche Unterstützung von Angehörigen ab – und kümmern sich stattdessen bis zur Erschöpfung alleine um das Neugeborene. Es gibt Mütter, die stark zwischen Distanz und überfürsorglicher Nähe zu ihrem Säugling schwanken, und Schwangere, die schon bei harmlosen Beschwerden sofort in der Ambulanz erscheinen, während andere die Vorsorgeuntersuchungen meiden. Probleme beim Stillen, aber auch körperliche Beschwerden, wie etwa Kreislaufprobleme infolge einer Panikattacke, können auf ein Trauma zurückzuführen sein.

Im **ersten Teil** (Theorie) des Buches werden daher zunächst die theoretischen Grundlagen eines Traumas erläutert sowie die unterschiedlichen Ursachen vorgestellt. Sie werden erfahren, was man unter einem Trauma versteht und was dabei auf neurophysiologischer und körperlicher Ebene passiert. Das Wissen um die körperlichen und psychischen Zusammenhänge wird Ihnen helfen zu verstehen, dass die oft extremen Verhaltensweisen von Betroffenen für traumatisierte Menschen eine angemessene Reaktion auf eine neue, schwierige Situation sind. Dieses Verständnis wird Ihren Arbeitsalltag erleichtern. Und Sie werden vermutlich erkennen, dass Sie viel häufiger mit dem Thema Trauma konfrontiert sind, als Ihnen bisher bewusst war.

Die Folgen eines Traumas haben oft auch Auswirkungen auf die nächsten Familienangehörigen.

So ist es etwa für einen Kindsvater, die Partnerin oder enge Freundin einer traumatisierten werdenden Mutter oft schwer, deren Reaktionen zu verstehen. Wir wissen auch, dass gerade die ersten Lebensjahre eines Kindes wichtig für dessen Bindungsfähigkeit und spätere Identität als Mutter oder Vater sind. Daher werden im **zweiten Teil** (Praxis) dieses Buches die Auswirkungen eines Traumas auf Schwangerschaft, Geburt, Wochenbett, Mutter-Kind-Bindung und das Leben mit einem Kind näher betrachtet. Ein Trauma kann sich bis in die nächste Generation auf die Angehörigen auswirken und den Umgang der Mutter mit ihrem Kind in bestimmten Fällen so beeinträchtigen, dass das Kind ebenfalls traumatisiert wird. Nicht selten haben wir es bei traumatisierten Frauen auch mit Menschen zu tun, die an einer psychischen Störung leiden: Selbstverletzendes Verhalten, Borderline- oder Essstörungen und Depressionen im Wochenbett können unter Umständen auf traumatische Erlebnisse zurückgehen.

Dieses Buch legt den Schwerpunkt auf den Zusammenhang zwischen Trauma und Geburt bzw. die Zeit davor und danach. Ich habe meine eigenen beruflichen Erfahrungen als (Familien-)Hebamme, Systemische Beraterin und Traumazentrierte Fachberaterin ebenso einfließen lassen wie theoretische Grundlagen, die ich mir in Fort- und Weiterbildungen und beim Literaturstudium erworben habe. Beispiele von Frauen, die ich hier aus meinem Berufsalltag wiedergebe, wurden zum Schutz der Personen anonymisiert. Mein Ziel ist es, Hebammen, Geburtshelfer und anderes Fachpersonal mit diesem Buch für das Thema Trauma und Traumafolgen zu sensibilisieren. Mit der Verbindung von theoretischem Wissen und praktischen Übungen möchte ich Ihnen als Fachkraft (Handlungs-) Sicherheit im Rahmen Ihrer Profession vermitteln. Mit diesem Wissen können Sie Ihre Handlungskompetenzen erweitern, um betroffene Frauen und ihre Familien gut und sicher zu begleiten.

Im **dritten Teil** (Selbstfürsorge) erfahren Sie darüber hinaus, wie Sie Ihr eigenes Belastungsniveau geringhalten, damit Sie unter der alltäglichen Herausforderung, insbesondere in der anspruchsvollen Arbeit mit traumatisierten Frauen, nicht „ausbrennen". Denn die Gesunderhaltung des Fachpersonals ist die Voraussetzung dafür, Schwangere, Mütter und deren Familien angemessen und professionell unterstützen zu können. **Im Anhang** finden Sie zu allen Themen hilfreiche Adressen und Buchtipps.

Viele traumatisierte Frauen erleben die Zeit der Schwangerschaft, der Geburt und als junge Mutter wie andere Frauen auch – mit Zuversicht, Stärke und Würde. Fachkräfte der Geburtshilfe können daher nie sicher sein, ob eine Klientin oder Patientin, die sich ihnen vorstellt, an Traumafolgen leidet oder nicht. Eine einfühlsame, „vorsichtige" Betreuung kommt jedoch jeder Frau, jedem Neugeborenen und jeder jungen Familie zugute!

Der Beruf der Hebamme steht auch Männern offen, diese werden Entbindungspfleger genannt. Da derzeit nur vereinzelt auch Männer diesen Beruf ausüben, werden sie aus Gründen der besseren Lesbarkeit in diesem Buch nicht jedes Mal explizit genannt – sind aber immer mit gemeint.

Inhaltsverzeichnis

Teil 1

Theorie

Teil 2
Praxis

Teil 3

Selbstfürsorge

Teil 4

Anhang

Teil 1
Theorie

1 Definition des Begriffes Trauma

Zunächst ist eine Auseinandersetzung mit dem Begriff Trauma notwendig, denn im Alltag wird das Wort manchmal undifferenziert und für anstrengende oder herausfordernde Situationen benutzt. Um dem Thema angemessen begegnen zu können, müssen wir uns also zuerst fragen: Was ist überhaupt ein Trauma? Was bedeutet es, wenn jemand sagt, er oder sie habe ein Trauma erlitten oder leide an Traumafolgen?

Psychisches Trauma Der Begriff Trauma stammt ursprünglich aus dem Griechischen und meint „Wunde". Im Duden finden Sie eine eher allgemein gehaltene Definition: „(...) starke psychische Erschütterung, die [im Unterbewusstsein] noch lange wirksam ist" beziehungsweise „(...) durch Gewalteinwirkung entstandene Verletzung des Organismus" [3]. Demzufolge gibt es sowohl psychische als auch körperliche Traumata. Im Rahmen dieses Buches konzentriere ich mich auf das psychische Trauma, wohl wissend, dass schwere körperliche Verletzungen durchaus auch psychische Traumata hervorrufen können. Fischer und Riedesser [38] formulieren deutlicher als der Duden. Sie verstehen unter einem Trauma „ein vitales Diskrepanzerlebnis zwischen bedrohlichen Situationsfaktoren und den individuellen Bewältigungsmöglichkeiten, das mit Gefühlen von Hilflosigkeit und schutzloser Preisgabe einhergeht und so eine dauerhafte Erschütterung von Selbst- und Weltverständnis bewirkt" [39]. Bei dieser Definition werden verschiedene Aspekte deutlich, die ein Trauma beschreiben: Das Wort „vital" (lebenswichtig) macht deutlich, dass es in jedem Fall um ein existentielles Erlebnis geht, bei dem das Leben tatsächlich bedroht ist oder die Situation als lebensbedrohlich wahrgenommen wird.

Ausweglose Situation In jeder bedrohlichen Situation stehen dem Menschen individuelle Strategien zur Verfügung, mit deren Hilfe versucht wird, eine solche Situation zu bewältigen. Gibt es jedoch keine Möglichkeiten oder reichen die vorhandenen nicht aus, wird die Situation meist als traumatisch erlebt. Die Gefühle, die dann im Vordergrund stehen, sind Hilflosigkeit, Ohnmacht und das Empfinden, der Situation ohne Unterstützung ausgeliefert zu sein. Ob eine Situation als Stress oder Trauma erinnert wird, dafür ist entscheidend, ob ein Mensch während des bedrohlichen Ereignisses handeln konnte. Dies wird gut beschrieben durch den Begriff **Fight-or-flight-Reaktion**: Bedroht etwas unsere Existenz, so bereitet sich der Körper auf Flucht oder Kampf vor. Kann der bedrohliche Moment auf diese Weise gelöst werden, stehen Betroffene in diesem Moment unter Stress. Ist es jedoch nicht möglich, die Situation durch Flucht oder Kampf zu lösen, so werden die Energien im Körper blockiert, die Betroffenen frieren emotional ein und die Erinnerungen an das Ereignis werden fragmentiert abgespeichert (**Freeze and Fragment**) [111]. Dann spricht man von einem Trauma. Mit einem Trauma wird also beschrieben, was **infolge** einer traumatischen Situation passiert, nicht das Ereignis selbst [38]. Betroffene haben dann das Gefühl, die Kontrolle zu verlieren. Wenn sie später über das Ereignis sprechen, fällt häufig der Satz: „Und danach war nichts mehr so wie vorher". Dieser Ausdruck macht deutlich, was Fischer und Riedesser [38] mit einer Erschütterung des Selbst- und Weltverständnisses meinen: „Das eigene Sein, die eigenen Werte und das Grundverständnis davon, wie die Welt wahrgenommen wird, hat sich grundlegend verändert." [64]

Traumatischer Stress Ob ein Ereignis Stress oder ein Trauma auslöst, hängt auch von der Schwere und Dauer des Erlebens ab. Manche Erlebnisse, wie zum Beispiel eine Vergewaltigung oder ein Unfall, haben mit einer höheren Wahrscheinlichkeit langfristige Folgen. Begebenheiten, die einzeln an sich nicht als besonders gravierend empfunden werden, können in der Summe ebenfalls traumatischen Stress verursachen. Ein Beispiel dafür sind wiederkehrende Demütigungen. Wenn eine Frau einmal von ihrem Partner hört, sie sei „der letzte Dreck", ist das an sich furchtbar und nicht zu tolerieren. Wenn sie diesen Satz jeden Tag hört und ständig weitere Beleidigungen über sich ergehen lassen muss, werden sich die Demütigungen wahrscheinlich in ihrem Gedächtnis festsetzen – und sie wird sich wertlos und klein fühlen. Ob ein belastendes Ereignis zu einem Trauma wird oder nicht, hängt also von mehreren Faktoren ab und ist nicht durch das Erlebnis als solches festgelegt: Jeder Mensch ist individuell verschieden und reagiert unterschiedlich, ist geprägt durch Alter, persönliche Ressourcen, Schutz- und Risikofaktoren, Fähigkeiten und Vorerfahrungen [111].

2 Ursachen für Traumata

Die Liste der möglichen Ursachen für eine Traumatisierung ist lang und betrifft viele unterschiedliche Lebensbereiche. Auf einige Ursachen werde ich näher eingehen, da diese besonders wichtig für die Arbeitszusammenhänge im Rahmen der Geburtshilfe sind. Wenn Sie die folgende Aufzählung näher betrachten, werden Sie verstehen, warum es so wichtig für Sie als professionelle Fachkraft ist, sich mit dem Thema Trauma und dessen Folgen zu beschäftigen: Viele der Frauen, die Sie in der Zeit der Schwangerschaft und der Geburt und in den ersten Monaten danach begleiten, können auf eine oder mehrere Ereignisse in ihrer Lebensgeschichte zurückblicken, die als mögliche Verursacher eines Traumas in Frage kommen. Mögliche Ursachen können zum Beispiel sein:

- Naturkatastrophen
- Krieg, Vertreibung, Flucht, Folter
- Unfälle
- schwere Erkrankungen und medizinische Behandlungen, traumatische Geburten
- körperliche, sexualisierte oder psychische Gewalt
- der Verlust von nahestehenden Personen
- Kindesmisshandlung und -vernachlässigung
- das Miterleben von traumatischen Situationen als Zeuge

Sekundäre Traumatisierung Die Arbeit mit Menschen, die ein Trauma oder mehrere Traumata erlebt haben, kann dazu führen, dass Helferinnen und Helfer selbst Symptome einer Traumatisierung entwickeln, ohne selbst jemals in einer traumatischen Situation gewesen zu sein. Dann spricht man von einer Sekundären Traumatisierung. Das Risiko, als Helferin oder Helfer selbst einmal davon betroffen zu sein, ist bei der Arbeit mit traumatisierten Menschen erhöht. Daher werde ich später in Kap. 19 näher darauf eingehen.

Transgenerationale Traumatisierung Eine weitere Form der Traumatisierung ist die transgenerationale Traumatisierung [97]. Hierbei betreffen die Folgen des Traumas nicht nur die unmittelbar betroffene Person, die Auswirkungen werden auch in der nächsten Generation beobachtet. Dieses Phänomen wird in Kap. 10.2 ebenfalls intensiver beleuchtet.

2.1 Gewalt

Um den Zusammenhang zwischen Gewalt, Trauma, Posttraumatischer Belastungsstörung und deren Konsequenzen für Schwangere und Mütter einerseits und die Betreuung durch Fachkräfte andererseits zu verstehen, ist es wichtig, sich intensiver mit dem Begriff Gewalt und dem Ausmaß von Gewalt gegen Frauen zu beschäftigen.

2.1.1 Gewalt gegen Frauen

Erst langsam rückt das Thema Gewalt gegen Frauen verstärkt in den Blickpunkt der Öffentlichkeit. Untersuchungen der Agentur der Europäischen Union für Grundrechte aus dem Jahr 2014 bestätigen bereits früher erhobene Zahlen, wonach jede dritte Frau in Deutschland körperliche Gewalt ab dem 15. Lebensjahr, jede fünfte Frau körperliche und/oder sexualisierte Gewalt innerhalb einer Partnerschaft und 43 % psychische Gewalt erfahren [20]. 5 % der Frauen werden ab dem 15. Lebensjahr vergewaltigt und jede dritte Frau hat in der Kindheit körperliche und/oder sexualisierte Gewalt erfahren. Eine Untersuchung aus dem Jahr 2004 zeigt, dass die Täter meist in der eigenen Familie und im nahen Umfeld zu suchen sind. Nur in 19,5 % der Fälle ist der Täter ein Unbekannter [20].

Wenn ich diese Zahlen in Fortbildungen nenne, ernte ich zumeist Erstaunen und Betroffenheit. Viele Menschen unterschätzen die Häufigkeit von Gewalterfahrungen und damit ihre Relevanz. Wenn wir uns klarmachen, dass jede dritte Frau körperliche Gewalt erfahren hat, können wir ermessen, wie oft wir – vermutlich meist ohne es zu wissen oder auch nur zu ahnen – schon mit Schwangeren, Gebärenden und Müttern gearbeitet haben, die körperliche Übergriffe erlebt haben.

2.1.2 Definitionen von Gewalt

Gewalt als neutraler Begriff Der Duden gibt eine erste Erklärung zur Definition von Gewalt: „Macht, Befugnis, das Recht und die Mittel, über jemanden, etwas zu bestimmen, zu herrschen" [5]. Der Staat übt beispielsweise Gewalt aus, was von den Bürgerinnen und Bürgern in der Regel akzeptiert wird. Er kann daher Gesetze verabschieden, in Kraft setzen und dadurch Macht ausüben. Dieser legitimen Form von Gewaltausübung steht die missbräuchliche Form von Gewalt gegenüber. Dann wird die Ausübung von Gewalt nicht zum Wohle der davon betroffenen Personen eingesetzt, sondern zum Vorteil des Machtausübenden und richtet sich gegen eine Person oder mehrere Personen. Der Duden umschreibt diese negative Form der Gewaltausübung als „unrechtmäßiges Vorgehen, wodurch jemand zu etwas gezwungen wird" [5].

Recht auf körperliche Unversehrtheit Auch die Rechtswissenschaft hat sich mit dem Begriff Gewalt beschäftigt. Allerdings wird Gewalt in keinem Gesetz genau beschrieben, es gibt keine eindeutige Definition. Das Grundgesetz (GG) hält in Artikel 2 (2) fest, dass jeder Bürger das Recht auf körperliche Unversehrtheit hat – folglich auf die Abwesenheit von Gewalt: „Jeder hat das Recht auf Leben und körperliche Unversehrtheit. Die Freiheit der Person ist unverletzlich. In diese Rechte darf nur auf Grund eines Gesetzes eingegriffen werden" [12]. Damit wird deutlich, dass es sich beim Schutz der Bürgerinnen und Bürger vor Gewalt um ein hohes Gut handelt. Das Bürgerliche Gesetzbuch (BGB) verbietet die Anwendung von Gewalt in der Erziehung: „Kinder haben ein Recht auf gewaltfreie Erziehung. Körperliche Bestrafungen, seelische Verletzungen und andere entwürdigende Maßnahmen sind unzulässig" [13]. Neben der physischen Gewalt wird im Gesetz auch die seelische Ebene gesehen und gewürdigt.

Gewalt als Straftat Im Strafgesetzbuch (StGB) findet sich zwar ebenfalls keine klare Definition des Begriffes Gewalt, es werden jedoch unterschiedliche Straftaten im Zusammenhang mit Gewalt erfasst. Beschrieben werden Straftaten gegen die sexuelle Selbstbestimmung, gegen das Leben, die körperliche Unversehrtheit und gegen die persönliche Freiheit. Sexualisierte Gewalt ist unter Strafe gestellt, mit der Gesetzesreform im Jahr 2016 ist zudem der Strafrechtsbestand „Sexueller Übergriff" eingeführt worden. Diese Strafrechtsreform war unter anderem die Konsequenz einer Kampagne, die unter dem Titel „Nein heißt Nein!" vor allem von Frauengruppen geführt wurde. Die Kampagne hatte zum Ziel, dass bereits die erkennbare Ablehnung der Frauen Beachtung vor Gericht findet, strafrechtlich gewürdigt wird und zur Überführung des Täters führt. Davor mussten Frauen sich bei sexuellen Übergriffen aktiv zur Wehr setzten, damit ein Übergriff auch als Straftat anerkannt wurde. Nachzuweisen, dass sich das Opfer aktiv gewehrt und damit seine Zustimmung deutlich verweigert hat, führte und führt in Gerichtsverfahren immer wieder zu der Situation, dass die Frage, ob eine Situation als sexueller Übergriff oder nicht verstanden wird, nach der subjektiven Einschätzung behandelt wird. Zur Gewaltausübung gehören also mindestens zwei Seiten: Die eine übt Gewalt aus, legitim oder illegitim, die andere erfährt Gewalt.

Gewalt als Tätigkeit Auch Soziologen haben sich mit dem Thema Gewalt beschäftigt. Hitzler [66] nähert sich in seinem Artikel „Gewalt als Tätigkeit" dem Thema aus handlungstheoretischer Sicht. Er beschreibt die Möglichkeit, dass vom Täter intendierte Gewalt vom Opfer nicht als solche empfunden wird. Mir sind im Rahmen meiner Berufstätigkeit häufiger Frauen begegnet, die zwar beschreiben, dass sie geschlagen oder beleidigt werden. Wenn ich dieses Verhalten als Gewalt bezeichne, entgegnen sie jedoch: Nein, gewalttätig ist mein Mann nicht, er hat mir ja nur eine Ohrfeige gegeben!

Wer in einem Klima aufwächst oder lebt, in dem Schläge, Entwürdigungen und andere Formen von Gewalt zum Alltag gehören, wird vermutlich Gewalt anders für sich beschreiben als jemand, der in einem gewaltfreien Umfeld lebt. Andererseits ist es aber auch möglich, dass eine Handlung, die vom Täter nicht als Gewalt beabsichtigt war, dennoch als solche vom Opfer erlebt wird. Galtung bezieht diesen subjektiven Aspekt in seine Definition mit ein und begreift Gewalt als „vermeidbare Beeinträchtigung grundlegender menschlicher Bedürfnisse oder, allgemeiner ausgedrückt, des Lebens, die den realen Grad der Bedürfnisbefriedigung unter das herabsetzt, was *potenziell* möglich ist. Die Androhung von Gewalt ist ebenfalls Gewalt" [45].

Zusatzinfo

Eine Frau wird unter der Geburt in eine bestimmte Sitz-, Steh- oder Liegehaltung gebracht, um die kindlichen Herztöne abzuleiten. Dies geschieht nicht aus einer gewalttätigen Motivation der Fachkräfte, etwa um die Frau zu erniedrigen. Dennoch kann es gut möglich sein, dass die Gebärende, die auf diese Weise zu einer bestimmten körperlichen Position genötigt wird, das Vorgehen als gewalttätig erlebt. Wie jemand Gewalt erlebt, ist also sehr subjektiv und kann von Dritten oft nur schwer erfasst werden.

Strukturelle Gewalt Galtung [45] erkennt eine nicht direkt fassbare Form von Gewalt, die er als strukturelle Gewalt bezeichnet. Dabei werden Menschen an der freien Entfaltung ihrer Persönlichkeit gehindert, es kann aber kein direkter Täter identifiziert werden. Die Ursachen sind in gesellschaftlichen und sozialen Strukturen zu suchen. Fehlende Gleichberechtigung, Ausgrenzung von Bevölkerungsgruppen oder das Vorenthalten von Bildung beispielsweise in benachteiligten Wohnquartieren kann damit gemeint sein.

Kulturelle Gewalt Galtung [45] grenzte den Begriff der strukturellen Gewalt gegen „kulturelle Gewalt" ab. Diese sieht die Ursache von Gewalt in einer Kultur, die gewalttätige Aspekte aufweist: zum Beispiel die Legitimation von Gewalt im Rahmen der Kindererziehung oder eine kulturell begründete Überlegenheit von Männern. Da strukturelle und kulturelle Gewalt nicht unbedingt auf den ersten Blick sichtbar werden, sind sie häufig von der Gesellschaft akzeptiert und legitimiert. Die Weltgesundheitsorganisation (WHO) würdigt ebenfalls die kulturelle und damit subjektive Perspektive, da es keinen weltumspannenden einheitlichen „Moralkodex" gibt: Welches Verhalten als akzeptabel bzw. nicht akzeptabel gilt, wird in unterschiedlichen Ländern unterschiedlich gedeutet [127].

Gewalt und Gesundheit Mit dem „Weltbericht Gewalt und Gesundheit" [127] wendet sich die WHO an Politikerinnen und Politiker, aber auch an Akteure im Gesundheitswesens, die direkt mit den betroffenen Menschen im Kontakt sind. Der Bericht weist dem Gesundheitssektor eine Schlüsselposition zu, was das Erkennen und Verhüten von Gewalt angeht. Die WHO hält in ihrem Bericht zunächst fest, dass Gewalt aufgrund ihrer Folgen für die Betroffenen ein gesundheitliches Problem darstellt, das zudem hohe finanzielle Kosten verursacht. Sie beklagt, dass dieses Problem bisher nicht genügend Beachtung gefunden hat, und sieht einen Grund dafür in der Schwierigkeit, Gewalt einheitlich zu definieren. Die WHO definiert Gewalt wie folgt: „Der absichtliche Gebrauch von angedrohtem oder tatsächlichem körperlichem Zwang oder physischer Macht gegen die eigene oder eine andere Person, gegen eine Gruppe oder Gemeinschaft, der entweder konkret oder mit hoher Wahrscheinlichkeit zu Verletzungen, Tod, psychischen Schäden, Fehlentwicklung oder Deprivation führt" [129].

2.1.3 Typologien von Gewalt

Der Gewaltbegriff der WHO ist umfassend und berücksichtigt verschiedene Typologien von Gewalt [130]. Dabei werden grundlegend drei Kategorien von Gewalt unterschieden:

Gegen die eigene Person gerichtete Gewalt Gewalt, die sich gegen die eigene Person richtet, wird unterteilt in Selbstmisshandlung, zum Beispiel durch eine Selbstverletzung, und suizidales Verhalten.

Zwischenmenschliche Gewalt Zwischenmenschliche Gewalt wird unterschieden in innerfamiliäre Gewalt und Gewalt innerhalb einer Gemeinschaft. Die gewalttätigen Personen einer Gemeinschaft können sowohl bekannte als auch unbekannte Personen sein.

Kollektive Gewalt Unter kollektiver Gewalt versteht man „die gegen eine Gruppe oder mehrere Einzelpersonen gerichtete instrumentalisierte Gewaltanwendung durch Menschen, die sich als Mitglieder einer anderen Gruppe begreifen und damit politische, wirtschaftliche oder gesellschaftliche Ziele durchsetzen wollen“ [130].

Innerhalb dieser Kategorien wird noch eine weitere Differenzierung vorgenommen in:

- körperliche Gewalt
- psychische Gewalt
- sexualisierte Gewalt
- Vernachlässigung

Da die WHO den Gewaltbegriff weit fasst und dabei sinnvollerweise unterschiedliche Aspekte, Folgen und Verursacher beachtet ▸ **Abb. 2.1**, ist im Folgenden mit dem Begriff Gewalt die Sichtweise der WHO gemeint.

2.1.4 Opfer von Gewalt

Gegen wen richtet sich Gewalt besonders? Gibt es Gruppen von Menschen, die ein höheres Risiko haben, Opfer von Gewalt zu werden, als andere? Die deutschen und europäischen Studien der letzten Jahre belegen, dass Frauen und Kinder besonders häufig Opfer häuslicher, körperlicher und sexualisierter Gewalt werden. Jungen und männliche Jugendliche erleben öfter Gewalt durch ihre Peergroup und im öffentlichen Raum. Nicht sagen lässt sich allerdings, dass bestimmte soziale Schichten betroffen sind: Täter und Opfer sind unabhängig von Einkommen, sozialer Schicht und Bildungsgrad in allen Bevölkerungsgruppen zu finden. Ebenso konnte bislang nicht belegt werden, dass Gewalttäter vor einer Gewalttat bereits durch anderes soziales Fehlverhalten auffallen. Gewalt gegen Frauen und Kinder kann hinter allen Türen, auch der schönsten Fassade, stattfinden. Ein einfacher Arbeiter kann ebenso wie ein angesehener Anwalt seine Frau schlagen und demütigen. Allerdings gibt es bestimmte Lebenssituationen und Umbruchphasen im Leben, die das Ausbrechen von Gewalt begünstigen bzw. das Beenden von Gewalt erschweren. Dazu gehören:

- Schwangerschaft und Mutterschaft
- Behinderungen oder schwere Erkrankungen
- hohes Alter
- ungesicherter Aufenthaltsstatus
- traditionell patriarchale Familienverbände
- Armut, Benachteiligung im Alltag und Arbeitsleben

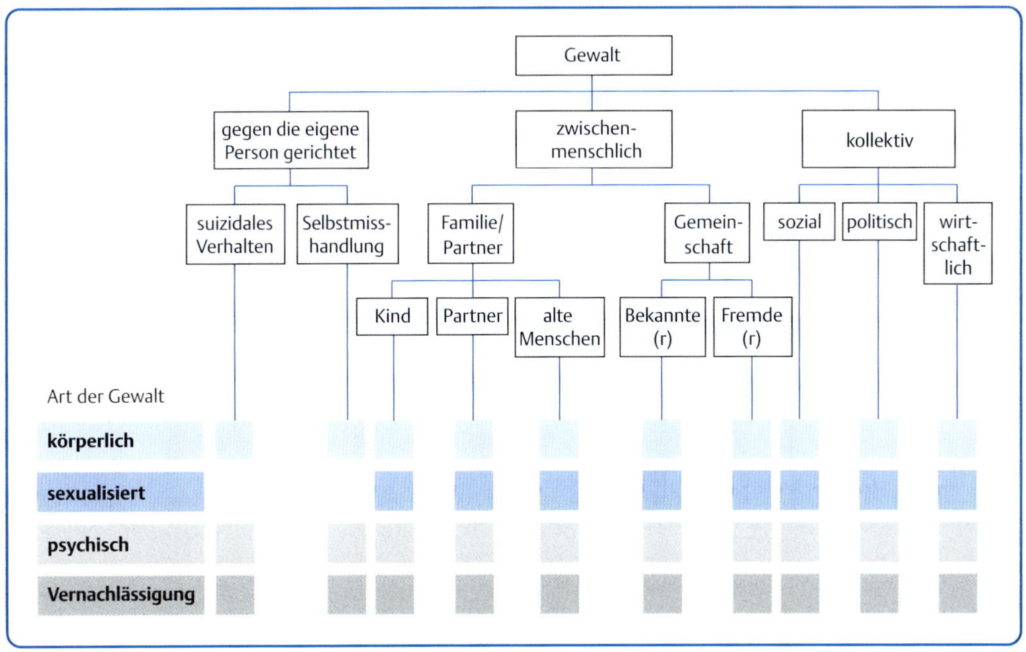

▸ **Abb. 2.1** Typologien von Gewalt. (Reprinted and translated with permission from World Report on violence and health by Dahlberg et al. WHO: 2003. www.who.int/violence_injury_prevention/violence/world_report/en)

- Wohnen und Leben in Institutionen, die Abhängigkeit beinhalten: Kinderheime, Haftanstalten, Internate, Pflegeeinrichtungen und andere [107]

Als Fachkräfte, die im Kontext von Schwangerschaft und Geburt tätig sind, haben wir es bei Gewaltopfern mit einer besonders vulnerablen Gruppe zu tun. Nicht selten sehen wir eine Kumulation von Risikofaktoren: zum Beispiel eine Familie, die ein Kind erwartet, sich im Asylbewerberverfahren befindet, vielleicht zudem in einer Sammelunterkunft wohnt und/oder nicht weiß, ob sie im Land bleiben kann oder nicht. Solche Familien sind zudem nicht selten im Alltag Diskriminierung und Ausgrenzung ausgesetzt. Vielleicht erleben die werdenden Eltern in Deutschland außerdem ein anderes Verhältnis der Geschlechter zueinander und gewohnte Formen des Zusammenlebens zwischen Mann und Frau werden dadurch in Frage gestellt. Solche Lebensumstände begünstigen den Ausbruch von Gewalt.

Risiko Schwangerschaft und Geburt Schwangerschaft und Geburt führen für viele werdende Eltern ebenfalls zu einer Lebenskrise, denn es handelt sich dabei um eine Lebensphase in der sich vieles im Umbruch befindet und bewährte Methoden, mit Schwierigkeiten umzugehen, nicht mehr greifen und neue Verhaltensweisen erst entwickelt werden müssen. Mit der Geburt wird aus einer Zweier-Beziehung eine Dreier-Beziehung, beide Elternteile übernehmen eine neue – gewichtige – Verantwortung. Häufig ändert sich der Freundeskreis und ein Elternteil, zumeist die Mutter, scheidet für eine Weile aus dem Berufsleben aus, womit oft finanzielle Belastungen einhergehen. Man kann fast sagen, dass mit der Geburt eines Kindes kein Stein mehr auf dem anderen bleibt. Die bundesdeutsche Gewaltprävalenzstudie zeigt deutlich, dass ein erhebliches Risiko für einen erstmaligen Gewaltausbruch innerhalb einer Paarbeziehung während der Schwangerschaft und nach der Geburt besteht [107].

Dem Gesundheitswesen kommt bei der Prävention von Gewalt daher eine Schlüsselrolle zu: Der Besuch einer Arzt- oder Hebammenpraxis oder des Krankenhauses ist nicht stigmatisiert – anders als zum Beispiel der einer Frauenberatungsstelle. Die meisten werdenden Mütter besuchen über kurz oder lang diese Einrichtungen, unabhängig von Schicht, Einkommen und Herkunft. Fast alle Frauen gehen während der Schwangerschaft regelmäßig in die gynäkologische Praxis oder geburtshilfliche Abteilung eines Krankenhauses. Viele Menschen vertrauen dem Personal dort, denn das steht unter Schweigepflicht. Ärztinnen und Ärzte, Schwestern, Pfleger, Geburtshelfer und Hebammen erfahren daher häufig sehr persönliche Dinge und Probleme. Da die Wahrscheinlichkeit hoch ist, dass sie auch von Gewalt gegen Frauen erfahren, sollten sie darauf vorbereitet sein. Daher müsste den Themen Gewalt, deren Folgen für die Gesundheit, das Erkennen und Handeln sowie die Auswirkungen von Gewalt auf die (Frauen-)Gesundheit in der Aus- und Fortbildung von medizinischem Personal mehr Bedeutung zugemessen werden.

S.I.G.N.A.L.

Der Verein Intervention im Gesundheitsbereich gegen häusliche und sexualisierte Gewalt e. V., S.I.G.N.A.L., mit Sitz in Berlin hat eine wichtige Vorreiterrolle übernommen, das medizinische Personal für das Erkennen von Gewalt und Gewaltfolgen zu sensibilisieren und im Umgang damit zu schulen. Der Name des Vereins ist Programm, denn seine Abkürzung steht für folgende Handlungsempfehlungen:

- **S**etzen Sie ein Signal**:** Sprechen Sie Gewalterfahrungen aktiv an
- **I**nterview mit konkreten Fragen
- **G**ründliche Untersuchung auf alte und neue Verletzungen
- **N**otieren und Dokumentieren aller Befunde
- **A**bklären einer aktuellen Gefährdung und des Schutzbedürfnisses
- **L**eitfaden mit Notrufnummern und Unterstützungsangebote anbieten

Öffentlichkeitsarbeit, Schulung und Qualifikation sowie die Unterstützung von nationalen und internationalen Forschungsprojekten zum Thema Gewalt sind einige der Aufgaben des Vereins, der Träger der Koordinierungs- und Interventionsstelle zur Förderung und Weiterentwicklung der Intervention in der Gesundheitsversorgung bei häuslicher und sexualisierter Gewalt ist.

2.2
Vertreibung, Flucht und Krieg als Ursache von Gewalt

Aktuell kommt einer Bevölkerungsgruppe, die in besonderem Maße von Gewalt betroffen ist, auch in Deutschland eine große Bedeutung zu – Flüchtlingen. Der Hohe Kommissar der Vereinten Nationen für Menschenrechte (United Nations High Commissioner for Refugees, UNHCR), hat beeindruckende Zahlen veröffentlicht: Weltweit waren im Jahr 2014 59,5 Millionen Menschen auf der Flucht, davon haben 1,8 Millionen Menschen Asyl beantragt, 19,5 Millionen waren als Flüchtlinge gezählt und 38,2 Millionen sind innerhalb ihres eigenen Landes aus ihrer Lebens- und Wohnumgebung vertrieben worden [121].

2.2.1 Gewalt gegen geflüchtete Frauen

Ungefähr 50 % der Flüchtenden sind weiblich. Frauen fliehen vor religiöser und politischer Verfolgung ebenso wie aus Furcht vor genitaler Verstümmelung, Unterdrückung, Witwenverbrennung, Zwangsverheiratung, Zwangsprostitution und sexualisierter Gewalt [122]. Auf der Flucht selbst sind sie oft schutzlos weiterer Gewalt ausgesetzt: Der UNHCR sieht eine besondere Gefahr für allein reisende Frauen mit und ohne Kinder, schwangere oder stillende Frauen, für heranwachsende oder früh verheiratete Mädchen und für unbegleitete Kinder. Auf der Flucht erleben diese Menschen körperliche und sexualisierte Gewalt, werden erpresst, bestohlen, bedroht. Sie werden Opfer von Menschenhandel und sind den Schleusern hilflos ausgeliefert [29].

Das heißt für Fachkräfte in der Geburtshilfe: Viele der Frauen, mit denen Sie arbeiten, kommen aus anderen Ländern, sind geflohen vor Krieg und Gewalt und haben auf der Flucht selbst Unvorstellbares erlebt. Die geflüchteten Frauen, die Sie betreuen, haben ihre Heimat und ihre Familien zurückgelassen, nicht wissend, ob und wann sie diese wiedersehen. In Deutschland angekommen, leben sie zunächst in Sammelunterkünften, die gerade für Mädchen und Frauen mit und ohne Kinder nicht sicher sind. Auch hier drohen Übergriffe. Die Gewalt wird im familiären Kontext ebenso wie durch Fremde und im öffentlichen Raum ausgeübt. Erst langsam entsteht in unserer Gesellschaft ein Bewusstsein dafür, dass diese Gruppe besonderen Schutz braucht. Diese Frauen haben infolge ihrer Traumata ihre innere Sicherheit und ihr Selbstvertrauen verloren und aufgrund der aktuellen Lebenssituation noch keine äußere Sicherheit wiedererlangt. Medica mondiale e. V. und der Kölner Flüchtlingsrat fordern deshalb ein Gewaltschutzkonzept für diese gefährdete Gruppe von geflüchteten Menschen. Zu ihren Forderungen gehören unter anderem das Angebot von Rückzugsmöglichkeiten, abschließbaren Räumen und einer Null-Toleranz-Politik gegenüber Übergriffen [89].

Etliche der Frauen, die aus ihrer Heimat fliehen mussten, sind bereits während der Flucht schwanger oder werden es später in Deutschland. Das heißt, Sie als Fachperson haben entweder schon längst mit dem Thema Trauma durch Vertreibung und Flucht zu tun gehabt oder, falls Sie bislang noch keinen Kontakt zu geflüchteten Menschen hatten, ist die Wahrscheinlichkeit, dass diese Situation auf Sie zukommt, gar nicht so gering. Natürlich führt nicht jeder traumatische Stress zwangsläufig zu langfristigen Traumafolgen und nicht jede geflüchtete Frau ist traumatisiert, ebenso leidet nicht jedes Kind ein Leben lang unter einer Gewalterfahrung. Für Ihre Arbeit ist es jedoch wichtig, daran zu denken, dass das Handeln, Erleben und Fühlen Ihrer Patientin oder Klientin, die Vertreibung und Flucht erfahren hat, von den damit verbundenen belastenden Erlebnissen geprägt sein kann.

3 Klassifizierung und unterschiedliche Benennung von Traumata

Wenn Sie Literatur zum Thema Trauma suchen, werden Ihnen unterschiedliche Bezeichnungen und Kategorisierungen des Begriffes begegnen. Einige davon möchte ich Ihnen gerne näher erläutern.

3.1 Klassifizierung nach Ursachen

Reddemann und Dehner-Rau differenzieren zwischen folgenden Kategorien [97].

- **Man-made-Trauma**: Bezeichnung für Traumata, die uns von anderen Menschen zugefügt werden. Dazu zählen Überfälle, Folter oder andere körperliche und seelische Misshandlungen.
- **Naturkatastrophen**: Diese können zwar fürchterlich sein und schwerwiegende Auswirkungen haben, mit deren Folgen können Menschen in der Regel aber leichter fertigwerden als mit anderen Katastrophen. Für Naturkatastrophen, wie beispielsweise Erdbeben oder Überschwemmungen, kann kein anderer Mensch direkt verantwortlich gemacht werden. So etwas kann passieren, das wissen wir alle. Eine Naturkatastrophe wird daher eher als schicksalhaft akzeptiert, als höhere Gewalt. Die Verarbeitung der Katastrophe kann leichter gelingen, da nicht das gesamte Welt- und Wertebild in Frage gestellt wird.
- **Kollektives Trauma**: Ein Beispiel dafür ist der Ausbruch eines Krieges. Ein fürchterliches Ereignis, von dem ein Mensch allerdings nicht alleine betroffen ist, was die Verarbeitung der Erlebnisse zu erleichtern scheint.

Reddemann und Dehner-Rau [97] stellen fest, dass zwischen diesen drei Kategorien natürlich Überschneidungen möglich sind. Derzeit fliehen viele Menschen vor dem Krieg in Syrien (kollektives Trauma) und auf der Reise nach Europa erleben besonders Frauen von Menschen zugefügte Gewalt (Man-made-Trauma). Eine klare Abgrenzung ist nicht immer möglich, die verschiedenen Kategorien dienen eher einer ersten Einschätzung, an der sich Ihr professionelles Handeln orientieren kann.

3.2 Klassifizierung nach Häufigkeit und Dauer

Eine weitere Einteilung finden wir bei Maercker [85], der Traumata nach Häufigkeit und Dauer des Geschehens unterteilt:

- **Typ 1**: einmalige und kurzfristige Ereignisse (kurzzeitige Katastrophen, Unfälle, einmalige Übergriffe)
- **Typ 2**: mehrmalige und langfristige Ereignisse (Naturkatastrophen mit langfristigen Folgen wie Erdbeben oder Überschwemmungen, technische Katastrophen, Misshandlungen im Kindesalter, Kriege, Folterhaft etc.)
- **Medizinisch bedingtes Trauma**: lebensbedrohliche Erkrankungen, Behandlungsfehler etc.

Der Zweck dieser Einteilung ist die Einschätzung von Traumafolgen und den Möglichkeiten ihrer Verarbeitung. Zwar können nach jedem traumatischen Ereignis, gleich welchen Typs, bei den Betroffenen Symptome auftreten, dennoch werden einmalige Erlebnisse oft leichter verarbeitet als langwährende und/oder mehrere traumatische Erlebnisse oder solche, die im Kindesalter auftreten und von (nahestehenden) Menschen verursacht werden.

3.3 Klassifizierung nach emotionalen Folgen

Ruppert [111] wählt eine Form der Klassifikation, die sowohl die Ursachen und die zentralen damit verbundenen Gefühle als auch die Bewältigungsstrategien berücksichtigt. Überschneidungen sind hier ebenfalls möglich. Ruppert unterscheidet vier Formen:

Das Existenztrauma Dieses geht mit einer Bedrohung für das eigene Leben einher. Es kann ausgelöst werden durch Angriffe, lebensbedrohliche Krankheiten oder Naturkatastrophen. Dabei ist das bestimmende Gefühl die Todesangst. Dieses Gefühl wird in ähnlichen Situationen wieder reaktiviert und ist dann so bedrohlich, dass Vermeidung und Rückzug einen Lösungsversuch darstellen können. Ein Notfallkaiserschnitt, bei dem die Mutter innerhalb weniger Minuten in den Operationssaal gebracht wird und eine Vollnarkose erhält, stellt für beide Elternteile eine extrem hohe Belastung dar. Mütter beschreiben das oft mit den Worten: „Ich dachte, ich wache nicht mehr auf, das war's!" Die Partner und Partnerinnen geraten in dieser Situation hingegen völlig in den Hintergrund und haben nicht selten Angst, Frau **und** Kind zu verlieren. Da die Fachkräfte in einer solchen Situation häufig keine Zeit haben, sich um die Angehörigen zu kümmern, bleiben diese mit ihren Sorgen gänzlich allein. Eine Situation, die Existenzangst auslösen kann. Auch bei Kindern, deren Geburt sehr schwierig war, können die Folgen des Existenztraumas nach der Geburt sichtbar werden. Einerseits spüren diese die Furcht der Mutter und deren Stress unter der Geburt, zudem gelangen die von der Mutter ausgeschütteten Stresshormone in den kindlichen Organismus. Andererseits geraten die Kinder bei schwierigen Geburten selbst in eine lebensbedrohliche Situation. Viele dieser Säuglinge schreien sehr exzessiv und wirken auf Fachkräfte so, als ob sie panische Angst hätten.

Das Verlusttrauma Vertraute Menschen um sich zu haben, ist für uns lebenswichtig. Wenn ein Elternteil sehr früh verstirbt oder nicht mehr erreichbar ist, ein Kind oder ein Geschwisterkind stirbt, kann das von den Angehörigen traumatisch erlebt und erinnert werden. Auch im Zusammenhang mit Adoption oder Pflegschaft kann es zu einem Verlusttrauma kommen, wenn die pränatale Verbindung zur leiblichen Mutter nicht genügend beachtet wird. Noch immer wird häufig vergessen, dass Kinder zum Zeitpunkt der Geburt bereits seit neun Monaten mit ihrer Mutter eng verbunden sind. Es wird vielmehr angenommen, dass alles gut ist, wenn Kinder direkt nach der Geburt von der Mutter getrennt werden und in eine liebevolle Pflege- oder Adoptionsfamilie kommen. Diese Trennung führt jedoch zu einem plötzlichen Beziehungsabbruch und kann Folgen für die Entwicklung eines Kindes haben. Der Verlust von „wesentlichen Lebensbedingungen" [112] ist ebenfalls eine mögliche Ursache für ein Trauma. Hierunter fällt der Verlust der Heimat bei Vertreibung. Das mit dem Verlust verbundene zentrale Gefühl ist Verlassenheitsangst, aber auch Angst, Wut und Trauer sind zu beobachten. Als Spätfolge wird Depression beschrieben.

Das Bindungstrauma Diese Form ist vor allem auch für Fachkräfte, die die Lebensphase der werdenden Elternschaft mit begleiten, von Bedeutung. Im ersten Lebensjahr sind Babys besonders auf das feinfühlige Verhalten ihrer Bezugspersonen angewiesen, um eine sichere Bindung aufbauen zu können [8]. Werden die Bindungsangebote eines Kindes jedoch nicht angemessen beantwortet, erlebt das Kind eine Traumatisierung des für ihn überlebenswichtigen Bindungs-Systems. Dies gilt besonders dann, wenn es selbst gerade in einer belastenden Situation ist. Ein Bindungstrauma kann auch ausgelöst werden durch Vernachlässigung, Misshandlung oder sexualisierte Übergriffe. Wut, verwirrte Gefühle und enttäuschte Liebe sind dann meist Gefühle, die dadurch aktiviert werden können. Ein Bindungstrauma hat Folgen für die Entwicklung der Bindungsfähigkeit. Häufig können sich Betroffene nicht gut auf neue Beziehungen einlassen und sind von tiefem Misstrauen geprägt.

Das Bindungssystemtrauma Dabei steht ein ganzes Familiensystem unter dem Einfluss eines Traumas, zum Beispiel, wenn innerhalb einer Familie nicht zu rechtfertigende, schlimmste Verbrechen, wie Inzest, Mord oder ähnliche Gräueltaten, passieren oder passiert sind. Scham und Schuld bestimmen in diesen Fällen die Gefühlslage der Betroffenen, nicht selten sind die Ereignisse mit einem Tabu und impliziten Schweigegebot belegt.

Zusatzinfo

Traumasensible Begleitung hilft, sichere Bindung zu schaffen: In meiner Arbeit als Familienhebamme treffe ich oft auf Mütter, denen in ihren Herkunftsfamilien Beispiele gelungener Elternschaft fehlen, die nicht auf eine sichere Bindung zu ihren Eltern bauen können. Nicht selten sind diese in ihrer Kindheit stark vernachlässigt worden und zeigen Traumafolgen. Gerade deshalb ist eine traumasensible Unterstützung so wichtig, denn wenn es uns Fachkräften gut gelingt, Frauen und Familien mit einem Trauma zu begleiten, besteht die Chance, dass die Weitergabe eines Traumas an die nächste Generation verhindert werden kann. Die Auswirkungen eines Bindungstraumas werden in Kap. 10 näher beschrieben.

4 Was passiert im Gehirn und im Körper bei einem Trauma?

Wenn wir verstehen, was im Körper und im Gehirn bei einem Trauma ausgelöst wird, können viele Reaktionen, die Betroffene zeigen und die bei anderen Menschen vielleicht zu Irritationen führen, besser verstanden werden.

In einer Situation, in der uns Gefahr droht, sind wir normalerweise in Sekundenschnelle zum Kampf bereit. Das ist ein instinktives Verhalten, das noch aus der Zeit stammt, in der die Menschen in Höhlen lebten und keine anderen Möglichkeiten hatten, als auf Gefahren mit Angriff oder Flucht (Fight-or-flight-Reaktion) zu reagieren. Wenn ihnen beispielsweise ein gefährliches Raubtier begegnete, konnten sie nur auf den nächsten Baum flüchten oder mit den wenigen Mitteln, die ihnen damals zur Verfügung standen, gegen den Angreifer kämpfen, um ihr Leben zu retten. Diese Verhaltensweise hat sich in unserem Gehirn manifestiert und wirkt noch heute. Und unser Gehirn sorgt noch heute dafür, dass sich bei Gefahr sofort unser Blutdruck erhöht und Hormone ausgeschüttet werden, damit der Körper kampf- bzw. fluchtbereit ist. Wenn Sie also heute in eine gefährliche Situation geraten, denken Sie ebenso wenig nach wie ein Höhlenmensch, Sie reagieren instinktiv, es ist Ihnen gar nicht möglich, eine bewusste Entscheidung zu treffen, es sei denn, Sie sind für solche Situationen trainiert.

Der Notfallmechanismus im Gehirn Der Teil des Gehirns, der in einer bedrohlichen Situation aktiv wird, ist die Amygdala. Sie gehört zum limbischen System und wird auch als „Hot Memory" oder „Feuerwehr" bezeichnet. Die Amygdala setzt einen Notfallmechanismus in Gang, der dafür sorgt, dass die Hormone Kortisol, Adrenalin, Noradrenalin in großer Menge in unseren Blutkreislauf gelangen. Es erfolgt zudem ein Anstieg von Glucose im Blut, damit dem Körper die nötige Energie für einen Kampf oder eine Flucht zur Verfügung steht. Der gesamte Körper wird in Alarmzustand versetzt. Das Kleinhirn, für die Motorik zuständig, wird aktiviert und ebenso der älteste Teil des Gehirns, das Stammhirn. Dieses übernimmt alles, was mit Rhythmik zu tun hat: Herzschlag und Atemfrequenz beschleunigen sich, sodass die Versorgung mit Sauerstoff verbessert wird.

Zum limbischen System gehört der Hippocampus, der auch „Cool System" oder „Archivar" des Gehirns genannt wird. Dieser ist in Zusammenarbeit mit dem Großhirn (Kortex), einem entwicklungsgeschichtlich gesehen jüngeren Teil des Gehirns, zuständig für die richtige Einordung von Erinnerungen im Gedächtnis. Er ist vernetzt mit dem Sprachzentrum des Gehirns (Broca-Areal). In unbelasteten Momenten funktioniert das Zusammenspiel zwischen Amygdala, Hippocampus und Kortex problemlos: Erfahrungen werden integriert, biografisch, episodisch und narrativ richtig eingeordnet – und damit zu Erinnerungen. Das bedeutet, wir können uns an unsere Erfahrungen und Erlebnisse erinnern, wir wissen, wann und wie etwas passiert ist. Wir können uns chronologisch erinnern: Es gibt einen Anfang, einen Mittelteil und ein Ende und wir können über unsere Erinnerung mit Worten berichten [67].

Bei einem traumatischen Erlebnis ist die Verbindung zum Kortex, der Großhirnrinde, jedoch unterbrochen – und wir können unser Verhalten nicht kraft unseres Denkens steuern, sondern handeln instinktiv. Zwischen Kortex, Broca-Areal und Hippocampus findet keine „Zusammenarbeit" mehr statt, die Verbindung ist blockiert. Kampf oder Flucht ist nicht möglich – der Mensch friert emotional und mental ein, er erstarrt innerlich und sieht keine Handlungsoptionen mehr (**Freeze**). Ohnmacht ist in diesem Moment das bestimmende Gefühl. Es ist, als stelle sich der Körper tot, in der Hoffnung, dadurch sein Leben zu retten. Erinnerungen werden in einem Moment höchster Not nur in Bruchstücken – fragmentiert – abgespeichert: Gerüche, ein visueller Eindruck, eine Stimme, ein Wort, eine Farbe, aber unter Umständen keine zusammenhängenden Abläufe mehr (**Fragment**). Diese Reaktionen im Gehirn erklären auch, warum Opfer von Gewaltverbrechen häufig nicht chronologisch über das Tatgeschehen berichten können [67].

> **Merke**
> **In traumatischen Stresssituationen bereitet sich der Körper in Sekundenbruchteilen auf eine Fight-or-flight-Reaktion vor. Ist weder Kampf noch Flucht möglich, reagiert das Gehirn mit Freeze and Fragment. Dieses Geschehen wird auch als Trauma-Zange bezeichnet.**

4.1 Dissoziationen

Alltagsdissoziation Im eigentlichen Wortsinn bedeutet Dissoziation „Trennung" oder „Abspaltung". Uns allen ist dieses Phänomen sehr vertraut. So fahre ich beispielsweise fast jeden Tag den gleichen Weg zur Arbeit mit dem Auto. Auf dem Heimweg lasse ich den Tag gedanklich Revue passieren und überlege, was ich am Abend noch vorhabe. Was dabei um mich herum passiert, nehme ich zwar automatisch noch wahr, aber da mir das Autofahren und die Strecke vollständig vertraut sind, ist meine Aufmerksamkeit nur teilweise auf diese Vorgänge gerichtet. Gelegentlich passiert es mir daher, dass ich an der richtigen Ausfahrt vorbeifahre. Kinder sind oft so in ihr Spiel vertieft, dass sie nicht einmal wahrnehmen, wenn sie jemand anspricht. Während ich am Schreibtisch sitze und arbeite, konzentriere ich mich in erster Linie auf den Bildschirm meines Computers – und nehme nicht wahr, wer am Fenster vorbeiläuft oder was sonst um mich herum passiert. Diese Formen von Dissoziation sind nicht beängstigend und kein Grund zur Sorge. In der Tat assoziieren wir selten alles, was zusammengehört. Es gibt kaum einen Moment, in dem wir alle Körperempfindungen, Geräusche, Gefühle, Gedanken und Umwelteinflüsse gleichzeitig wahrnehmen, denn das würde uns überfordern. Die Fülle an Informationen, die damit verbunden sind, könnten wir nur schwerlich alle gleichzeitig verarbeiten. Deshalb selektieren wir danach, was uns wichtig erscheint und unsere Aufmerksamkeit bindet. Diese Form der Trennung bzw. Abspaltung von Wahrnehmung wird **Alltagsdissoziation** genannt. Im Gehirn passiert dabei im Prinzip das Gleiche wie bei der Aktivierung des in Kap. 4 beschriebenen Notfallmechanismus. Auch bei einer Dissoziation ist die Verbindung zwischen Großhirnrinde und Hippocampus unterbrochen.

Neben der Alltagsdissoziation gibt es auch verschiedene Formen von **dissoziativen Störungen**, die infolge eines traumatischen Ereignisses eintreten können [67]·[100].

Dissoziative Amnesie Erinnerungen und Wissen sind nicht mehr willentlich zugänglich, es kann zu Lücken in der eigenen Biografie kommen. Die wenigsten Menschen erinnern sich an Ereignisse aus den ersten drei Lebensjahren, da die Gehirnentwicklung bis dahin noch nicht abgeschlossen ist. Fehlen jedoch aus der späteren Kindheit oder Adoleszenz ganze Episoden, obwohl physiologische Ursachen ausgeschlossen werden können, deutet das auf ein traumatisches Erlebnis hin.

Depersonalisierung In diesem Fall betrifft die Dissoziation die eigene Person. Betroffene fühlen sich von sich selbst entfremdet, sie haben das Gefühl, neben sich zu stehen und sich selbst zu beobachten. Es kann sein, dass sie dabei Teile ihres Körpers nicht mehr wahrnehmen und demzufolge auch keinen Schmerz an dieser Stelle spüren.

Derealisierung Diese Form der Abspaltung bezieht sich auf die Umgebung und andere Menschen. Selbst eine vertraute Umgebung oder bekannte Personen werden als fremd wahrgenommen, wie durch eine Nebelwand. Nicht jede Form der Derealisierung ist pathologisch. In stressigen Momenten blenden viele Menschen ihre Umgebung teilweise aus und wundern sich später, warum ihnen bestimmte Informationen fehlen.

Fugue Der Begriff leitet sich aus dem lateinischen Begriff „fugare" (fliehen) ab und ist so zu verstehen: Menschen finden sich plötzlich an einem Ort wieder, ohne zu wissen, wie sie dorthin gekommen sind und warum sie diesen Ort aufgesucht haben. Das passiert beispielsweise immer wieder nach Unfällen, wenn schwerverletzte Menschen sich vom Unfallort entfernen, ohne dabei Schmerzen zu empfinden. Fugue stellt eine Kombination von Derealisierung, Depersonalisierung und Amnesie dar.

Dissoziative Persönlichkeitsstörung Dabei handelt es sich um die schwerste Form einer dissoziativen Störung. Infolge von multiplen Traumatisierungen kann es passieren, dass die Persönlichkeit eines Menschen in viele Teile zersplittert und diese mehr oder weniger unabhängig voneinander existieren. Die verschiedenen Persönlichkeitsanteile übernehmen unterschiedliche Aufgaben im Alltag. Früher wurden davon betroffene Menschen als multiple Persönlichkeiten bezeichnet.

4.2 Flashback und Trigger

Ein Trigger ist ein **Schlüsselreiz**, der einen Flashback auslösen kann [67]. Trigger sind Reize, die im Unterbewusstsein mit einem Trauma verknüpft worden sind. Da das fragmentierte Stressgedächtnis leicht triggerbar ist, kommt es bei traumatisierten Menschen immer wieder zu einem Reiz-Reaktions-Schema, das Erinnerungen an das erlebte Trauma aktiviert.

Man kann sich das wie folgt vorstellen: Eine traumatische Situation wird auf der Zeitachse der Erinnerung vom Gehirn nicht chronologisch einsortiert, sie wird lediglich als fragmentarische Erinnerung gespeichert. Es gibt im Bewusstsein also keine eindeutige Zuordnung zu einer bestimmten Zeit, beispielsweise „Frühjahr 2012" oder „kurz nach Weihnachten". Die Erinnerung ist daher nicht richtig im Bewusstsein „integriert" und damit auch nicht wirklich vorbei. Ein Trigger reicht aus und die Betroffene wird in das damalige Ereignis regelrecht zurückgeworfen. Da Betroffene in so einem Moment nicht zwischen damals und heute unterscheiden können, wird auch das Notfallprogramm erneut aktiviert. Klein- und Stammhirn arbeiten dann auf Hochtouren, Stresshormone werden ausgeschüttet und die Verbindung zwischen Hippocampus und Kortex ist unterbrochen. Bilder und Gefühle, die zu dem auslösenden, früheren Ereignis gehören, drängen plötzlich in das Bewusstsein – ohne, dass Betroffene dies willentlich beeinflussen könnten [56]. Der gleiche Geruch, dasselbe Wort, ein ähnliches Aussehen wie damals – und schon befindet sich die Amygdala eines traumatisierten Menschen wieder im Alarmzustand. Obwohl die aktuelle Situation gar nicht lebensbedrohlich ist und nur ein Element an die ursprüngliche Gefahr erinnert, reagiert das Gehirn und in der Folge auch der gesamte Körper von Betroffenen so, als befänden sie sich in der lebensbedrohlichen Situation von damals. Dieses Erleben wird **Flashback** genannt und ist Ausdruck einer **Dissoziation**.

Das Erleben eines solchen Flashbacks ist anstrengend und von körperlichen Symptomen begleitet, es bedeutet Stress für den gesamten Organismus. Je öfter solche Situationen erlebt werden, desto höher ist das Stresslevel im Körper.

Zusatzinfo

Alle körperlichen und seelischen Reaktionen auf ein traumatisches Ereignis machen an sich Sinn. Der über die Amygdala ausgelöste Notfallmechanismus mit seinen Auswirkungen im Gehirn und Körper versucht automatisch, das eigene Leben zu retten. Dieser Notfallmechanismus kann allerdings auch dann leicht reaktiviert werden, sobald Betroffene mit einem Reiz konfrontiert sind, der dem traumatischen Erlebnis nur ähnelt.

4.3 Retraumatisierung

Unter einer Retraumatisierung ist eine wiederholte Traumatisierung zu verstehen, die auf unterschiedlichen Wegen zustande kommen kann. Ein Wiedererleben des Traumas durch eine wiederholte Gewalttat ist eine Möglichkeit. Eine andere Möglichkeit besteht darin, dass die Betroffene durch eine andere Person, durch deren Handlungen, Sprachwahl, Befragung (zum Beispiel durch die Polizei) oder durch einen Medienbericht an das auslösende Ereignis erinnert wird. Symptome, die mit dem Trauma assoziiert sind, können so reaktiviert werden [85]. Wenn eine Schwangere zum Beispiel der Ärztin oder Hebamme Details ihrer Misshandlungen schildern soll oder sich unter der Geburt ähnlich hilflos fühlt wie in der Situation, die das Trauma verursachte, kann die aktuelle Situation dieselben Reaktionen auslösen wie das

Trauma selbst. In diesem Fall kann man von einer Retraumatisierung sprechen. Solche Situationen sollten nach Möglichkeit vermieden werden: Je häufiger die Notfallreaktion ausgelöst wird, desto mehr steigt das Stresslevel im Körper mit all seinen Begleiterscheinungen an.

4.4 Ressourcenbereich

Der Ressourcenbereich (auch als „window of tolerance" bekannt) beschreibt die emotionale Bandbreite, in der ein Mensch lernen, denken und Entscheidungen treffen kann (▶ **Abb. 4.1**). Befinden wir uns innerhalb dieser Bandbreite, so sind wir „gut reguliert": Mal fühlen wir uns wach und angeregt, mal müde und schlapp, aber Körper und Geist verfügen dennoch stets über genügend Energie, um reagieren und funktionieren zu können. Innerhalb dieses Bereiches können wir auf unsere körperlichen, geistigen und emotionalen Fähigkeiten zurückgreifen. Jeder Mensch hat seinen eigenen Toleranzbereich, in dem die innere Spannung variiert. Je nach Anforderung können wir in unserem Ressourcenbereich flexibel schwingen, das heißt uns den Anforderungen und Gegebenheiten anpassen. Großhirn, limbisches System, Kleinhirn und Stammhirn arbeiten zusammen. Wir sind räumlich und zeitlich orientiert und können mit unserer Umwelt kommunizieren.

Bei Stress verlassen wir diesen Ressourcenbereich. Wir geraten in einen Zustand der **Überspannung** oder **Unterspannung**. In der Überspannung ist das Erregungsniveau deutlich erhöht, in der Unterspannung deutlich zu niedrig, als dass wir uns wohlfühlen würden und mit allen unseren Sinnen in der Lage wären, zu handeln und Entscheidungen zu treffen. In der Unterspannung kann ein Mensch auf uns wirken, als wenn er betäubt wäre. Sowohl in der Über- als auch in der Unterspannung ist die Verbindung zum Kortex blockiert und damit auch die biografisch-episodisch-narrative Erinnerungsintegration. Die **Fight-or-flight-Reaktion** entspricht in diesem Modell der Überspannung, **Freeze and Fragment** dagegen einer „Hochspannung ohne Eingriffsmöglichkeit" [57], die übergeht in die Unterspannung.

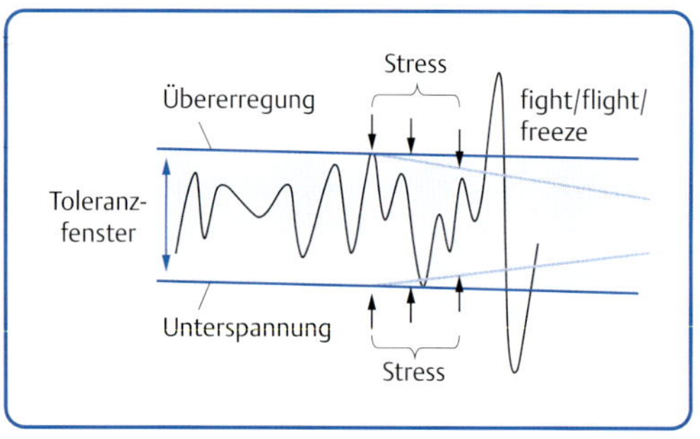

▶ **Abb. 4.1** Ressourcenbereich = Toleranzfenster.

Der Ressourcenbereich ist veränderbar Menschen, deren Notfallmechanismus durch Traumatisierungen oder Retraumatisierungen häufig ausgelöst und deren Stressgedächtnis somit oft aktiviert wurde, befinden sich in der Regel oft in einer Über- oder Unterspannung und nicht mehr in ihrem persönlichen Ressourcenbereich. Je häufiger das passiert, desto enger wird der Toleranzbereich. Als Folge davon führen schon geringe Stresssituationen zu einem Auslösen **der Fight-or-flight-oder Freeze-and-Fragment-Reaktion**.

Säuglinge werden mit einem sehr kleinen Toleranzfenster geboren. Das heißt, schon die kleinste Belastung führt zu Stress, das Kind ist dann nicht mehr in seinem Ressourcenbereich, in dem es emotional gut reguliert und entspannt ist. Er gerät in die Überspannung, der Notfallmechanismus wird aktiviert. Wer schon einmal ein Neugeborenes beobachtet hat, wird das kennen: Eben hat der Säugling noch fröhlich mit dem Vater oder der Mutter Blickkontakt aufgenommen (Ressourcenbereich) und Sekunden später signalisiert sein verzweifeltes Weinen, das er Hunger hat (Überspannung). Erst mit der Zeit und durch viele positive Bindungserfahrungen, die von feinfühligen Reaktionen der Bindungspersonen geprägt sein sollten, wird sich das Toleranzfenster eines Säuglings langsam erweitern, wodurch er zunehmend in der Lage ist, kurze stresshafte Situationen zu kompensieren.

5 Körperliche und seelische Auswirkungen von Gewalt und Trauma

Gewalt ist eine häufige Ursache für Traumata. Gleichzeitig ist Gewalt immer mit einem großen Gesundheitsrisiko verbunden, sodass ich in diesem Kapitel allgemein auf die gesundheitlichen Auswirkungen von Gewalt eingehen möchte. Gewalt und Trauma beeinträchtigen die Gesundheit von Frauen und Männern. Da dieses Buch die Traumatisierung von Schwangeren, Gebärenden und Müttern im Fokus hat, beschränke ich mich im Folgenden jedoch auf die nähere Erläuterung der Folgen für Mädchen und Frauen ▸ Abb. 5.1.

5.1 Körperliche Folgen

Bei körperlichen und/oder sexualisierten Übergriffen kann es zu einer Vielzahl von Verletzungen bei den Opfern kommen. So sind häufig Schnittwunden, Knochenbrüche, Verbrennungen und Infektionen, zum Beispiel mit dem HI-Virus, zu beobachten. Die körperlichen Wunden können heilen, aber auch zu langfristigen Beeinträchtigungen, wie zum Beispiel bleibenden Behinderungen, führen. Im schlimmsten Fall sind die Folgen von Gewalt für die Opfer tödlich: infolge der Verletzungen, durch Mord, aber auch durch eine spätere

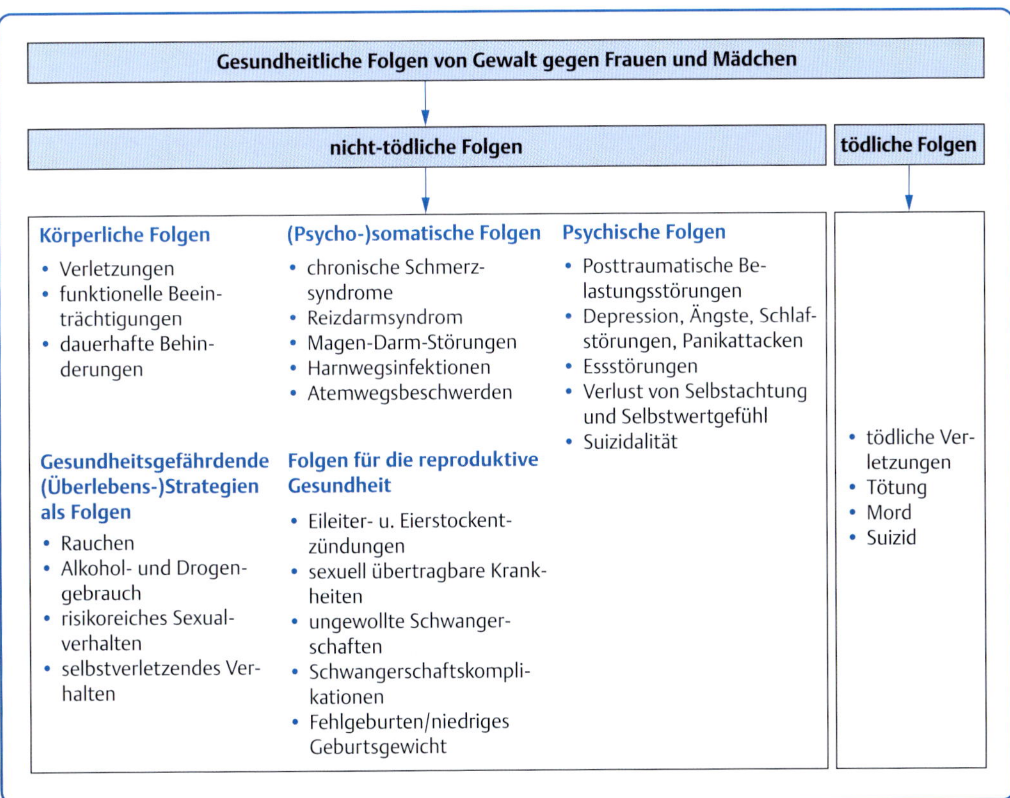

▸ **Abb. 5.1** Folgen für die Frauengesundheit. (Hellbernd et al. Häusliche Gewalt gegen gesundheitliche Versorgung. Das S.I.G.N.A.L. Interventionsprogramm. 2004: 28)

Selbsttötung, weil das Opfer die Tat seelisch nicht überwinden konnte. Denn die psychischen Folgen einer Gewalttat können gravierend sein: So kann es zum Verlust des Selbstwertes und der Selbstachtung kommen und/oder zu psychischen Erkrankungen wie Angst- oder Essstörungen. Die bereits erwähnte Prävalenzstudie aus dem Jahr 2004 [20] untersuchte auch den Zusammenhang zwischen Depressionen und Gewalt: 36–46 % der Befragten gaben als unmittelbare Folge physischer, psychischer oder sexualisierter Gewalt Niedergeschlagenheit und Depressionen bis hin zu Selbstmordgedanken an.

5.2 Psychosomatische Folgen

Ein weiterer Bereich, in dem sich die Auswirkungen von Gewalt zeigen, ist die Psychosomatik. Unser Gesund-Sein wird genauso wie unser Krank-Sein nicht nur von körperlichen Faktoren geprägt: Biologische, psychische und soziale Aspekte wirken zusammen. Das heißt, seelische Störungen und Belastungen können körperliche Symptome zur Folge haben, während gleichzeitig schwere körperliche Erkrankungen auch die Psyche beeinflussen. Asthma, Hauterkrankungen, Störungen im Magen-Darm-Trakt oder Schmerzerkrankungen sind dafür Beispiele.

Jeder Mensch versucht nach einem schweren Übergriff Strategien zu entwickeln, um mit einem Gewalterlebnis fertigzuwerden. Nikotin-, Alkohol- oder Drogenkonsum können Versuche darstellen, trotz der hohen Belastungen den Alltag mit Einkaufen, Haushalt, Kind bzw. Kindern und Berufstätigkeit zu bewältigen.

5.3 Selbstverletzendes Verhalten (SVV)

Selbstverletzendes Verhalten (SVV) sind Handlungen, bei denen es zu einer bewussten Schädigung der Körperoberfläche kommt. Diese Handlungen sind nicht suizidal intendiert, sondern ein Symptom einer psychischen Störung oder Erkrankung. Die häufigste Form der Selbstverletzung ist das Zufügen von Schnittverletzungen an Armen, Beinen, Brust oder Bauch mit scharfen oder spitzen Gegenständen wie Messern oder Rasierklingen und wird auch als „Ritzen" oder „Schneiden" bezeichnet. Aber auch das Ausreißen der Kopfhaare oder sich selbst Verbrennungen oder Verätzungen zuzufügen, kann zum Krankheitsbild gehören [67]. SSV wird oft mit überlebter körperlicher, emotionaler und sexualisierter Gewalt, mit einer emotional instabilen Persönlichkeitsstörung (nach der internationalen statistischen Klassifikation der Krankheiten und verwandter Gesundheitsprobleme mit ICD-10-GM F. 63.0 bezeichnet [25]) in Verbindung gebracht.

SVV ist *„Ausdruck eines inneren Konflikts.* Es geht darum, etwas zu *spüren*: den Körper, einen Schmerz, Tränen, nachlassenden Druck, Erleichterung … und gleichzeitig etwas *nicht zu spüren*: das ‚Eigentliche', die Realität des Traumas, die Wahrheit des eigenen früheren Leides, die Unmöglichkeit, so weiterzumachen; die ohnmächtige Erschöpfung, die Wut …" (Hervorhebung im Original) [68].

6 Posttraumatische Belastungsstörung (PTBS)

Viele Menschen, die eine traumatische Situation überlebt haben, zeigen in den ersten Tagen oder Wochen danach Symptome, wie panische Angst, übermäßiges Schwitzen, beschleunigte Herzfrequenz. Man spricht hier von einer akuten Belastungsreaktion (ICD-10-GM F 43.0) [25].

Nicht jedes traumatische Ereignis führt zu langfristigen gesundheitlichen Konsequenzen. Man schätzt, dass circa über die Hälfte aller Menschen im Laufe des Lebens eine traumatische Erfahrung machen, von der sich circa 30 % ohne professionelle Hilfe wieder erholen. Ungefähr weitere 30 % der Betroffenen entwickeln eine Traumafolgestörung, die sogenannte Posttraumatische Belastungsstörung (PTBS), im Englischen auch Posttraumatic Stress Disorder (PTSD) genannt. Für Deutschland wird eine Lebenszeitprävalenz von 1,5–2 % angegeben, wobei Frauen häufiger betroffen sind als Männer. Die Wahrscheinlichkeit, mit der Opfer von Gewalt in der Folge Symptome einer PTBS zeigen, wird unterschiedlich hoch angegeben. Bei Menschen, die Krieg und Folter oder eine Vergewaltigung erlitten haben, besteht eine Wahrscheinlichkeit von 50 %, an einer PTBS zu erkranken. Andere Gewaltverbrechen führen in ca. 25 % zu Symptomen einer PTBS, bei Opfern von Verkehrsunfällen oder Menschen, die in Folge einer schweren Erkrankung traumatisiert wurden, besteht eine Prävalenz von 10 % [42].

6.1 Symptome einer Posttraumatischen Belastungsstörung

Eine Posttraumatische Belastungsstörung (ICD 10 GM F43.1; [25]) ist **eine** mögliche Traumafolgestörung. Die Diagnose kann nur von dafür qualifizierten medizinischen Fachärztinnen und -ärzte, wie Psychologinnen und Psychologen sowie Neurologinnen und Neurologen, gestellt werden. Fachkräfte in der Geburtshilfe, aber auch Sozialarbeiterinnen und Sozialarbeiter haben immer wieder mit Betroffenen zu tun, bei denen eine PTBS (noch) nicht diagnostiziert wurde. Das kann unter anderem daran liegen, dass das verursachende traumatische Ereignis schon sehr lange zurückliegt und die aktuellen Symptome und Beschwerden nicht damit in Verbindung gebracht werden. Folgende Symptome sind typisch:

- Die Betroffene erleidet „Erinnerungsblitze", sogenannte **Intrusionen** in Form von Flashbacks, Bildern oder Albträumen. Dabei handelt es sich nicht um Erinnerungen, die mit einem bestimmten Zeitpunkt in Verbindung gebracht werden, sondern um das Wiedererleben der traumatischen Situation.
- Es besteht eine **Übererregbarkeit**, eine dauerhafte Anspannung, die sich zum Bespiel durch Schlafstörungen, Konzentrationsschwierigkeiten oder Reizbarkeit äußert (**Hyperarousel**).
- Die Betroffene zieht sich in sich zurück und versucht bestimmte (mit dem Trauma verbundene) Orte, Personen, Situationen oder Empfindungen zu meiden. Die betroffene Person fühlt sich von sich und anderen entfremdet, ist gleichgültig ihrer Umgebung gegenüber, empfindet Freudlosigkeit und meidet soziale Kontakte (**Konstriktion**).
- Kinder spielen traumatische Situation oft nach.

Die Symptome können entweder direkt nach der Traumatisierung oder mit zum Teil jahrzehntelanger Verzögerung auftreten. So zeigen zum Beispiel Menschen, die den Zweiten Weltkrieg erlebt haben, erst im Alter und bei zunehmender Pflegebedürftigkeit Symptome einer PTBS infolge ihres Kriegstraumas. Der Zweite Weltkrieg liegt mehr als 70 Jahre zurück, doch die damit verbundenen Erlebnisse, wie Bombennächte, Vertreibung, Vergewaltigung, Hunger und Not, sind den Betroffenen immer noch gegenwärtig.

6.2 Probleme bei der Diagnose

Menschen, die an einer PTBS leiden, haben häufig weitere Erkrankungen. Dieses zusätzliche Auftreten von Störungen und/oder Erkrankungen zu einer Grunderkrankung nennt sich **Komorbidität.** Komorbidität scheint bei einer PTBS eher die Regel als die Ausnahme zu sein [97]. Dazu gehören Depressionen, Suchterkrankungen, Angststörungen, dissoziative Störungen und **Somatisierungen**. Somatisierungen sind körperliche Symptome, die auf keine physische Ursache zurückzuführen sind. Eine PTBS kann leicht übersehen werden, wenn die Begleiterkrankungen im Vordergrund stehen, weil diese bereits behandelt werden. Bestimmte Erkrankungen gehen mit einem feindseligen und misstrauischen Verhaltensmuster der Betroffenen einher, zum Beispiel bei einer Persönlichkeitsstörung, was ebenfalls dazu führen kann, dass eine PTBS nicht erkannt wird. Auch Misshandlungen, die ein Kleinkind oder Säugling erlebt hat, werden oft nicht mit einer PTBS bei einer erwachsenen Person in Verbindung gebracht. Nach sehr schwierigen Geburten, bei denen „gerade noch mal alles gut gegangen ist", wird vermutlich auch zu selten an eine PTBS gedacht. Auftretende Symptome wie Rückzug, Albträume oder Teilnahmslosigkeit werden nicht als Symptome einer mütterlichen PTBS erkannt. Das gilt auch für andere medizinische Eingriffe [42].

6.3 Traumareaktive Entwicklungen

Die Übersicht in ▸ **Abb. 6.1** macht deutlich, dass ein schwerwiegendes, hoch belastendes Ereignis entweder relativ rasch von den Betroffenen bewältigt oder erst nach einer Zeit der Anpassung integriert werden kann.

Von einer **Anpassungsstörung** spricht man, wenn jemand zum Beispiel nach dem Verlust seiner Partnerin oder seines Partners in einen Zustand „subjektiver Bedrängnis und emotionaler Beeinträchtigung" [25] (ICD-10-GM F 42.2) gerät und in seinem Sozialleben oder seiner Leistungsfähigkeit eingeschränkt ist. Die **Akute Belastungsreaktion** (ABR) (ICD-10-GM F 43.0) tritt direkt nach einem traumatischen Ereignis ein und klingt in der Regel nach einigen Stunden bis zu wenigen Tage danach wieder ab. Falls jedoch keine Besserung eintritt, sollten Sie auch an eine PTBS denken. Die möglichen Komorbiditäten sind ebenfalls als Reaktion auf eine traumatische Situation in ▸ **Abb. 6.1** eingezeichnet. Deutlich wird aber auch, dass die traumareaktiven Entwicklungen nicht unumkehrbar sind. Zu jedem Zeitpunkt ist eine Besserung der Symptome und die Integration eines Traumas möglich.

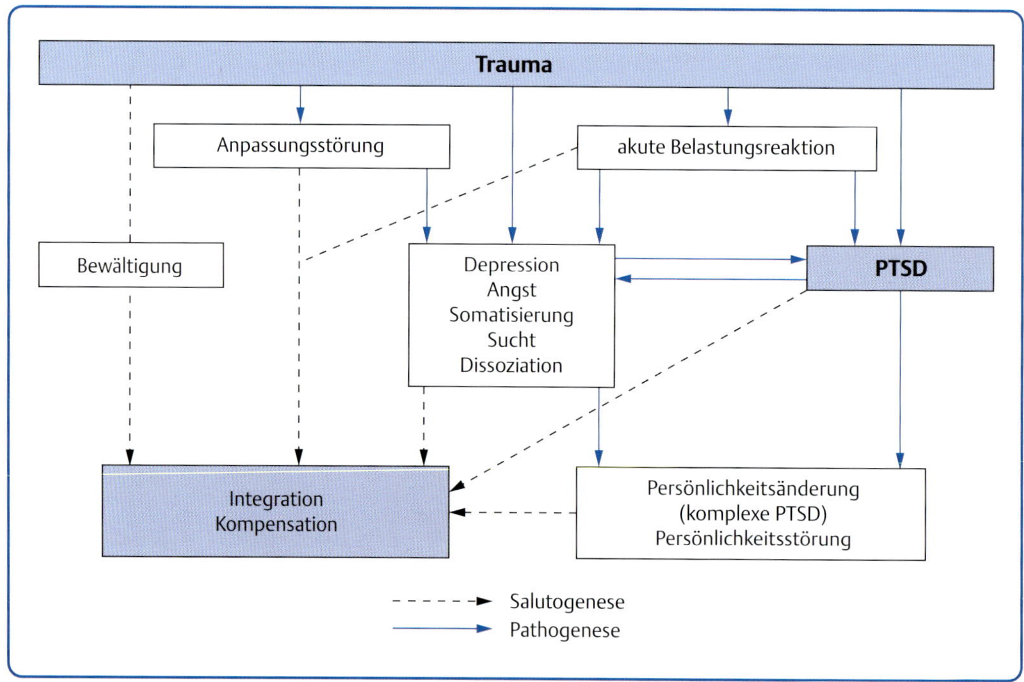

▸ **Abb. 6.1** Übersicht traumareaktive Entwicklungen. (Flatten et al. 2001, S. 202–210)

7 Auswirkungen auf die Schwangerschaft

Im Folgenden werde ich detaillierter darstellen, wie sich traumatischer Stress und Traumafolgen auf einen vorhandenen Kinderwunsch und eine Schwangerschaft auswirken können. Es lassen sich keine allgemeingültigen Aussagen dazu machen, denn jede traumatisierte Frau reagiert individuell verschieden. Es lässt sich daher nicht vorhersagen, wie eine Frau auf einen bestimmten Reiz reagieren wird. Insofern sind die folgenden Ausführungen zu den Auswirkungen eines Traumas auf eine Schwangerschaft lediglich als mögliche Auswirkungen zu verstehen. Es kann, muss aber nicht sein, dass eine traumatisch vorbelastete Frau, mit der Sie arbeiten, anders als andere Frauen auf ihre Schwangerschaft reagiert, anders damit umgeht oder das Trauma Folgen für ihr ungeborene Kind hat. Eine Schwangerschaft, Geburt und Mutterschaft können im Gegenteil sogar als heilsam erlebt werden und die Bindung kann sich zwischen Mutter und Kind unbelastet und sicher entwickeln.

7.1 Schwangerschaft

Für gewaltüberlebende Frauen, insbesondere nach sexualisierter Gewalt, ist ein normales Sexualleben manchmal erschwert bis unmöglich. „Ich konnte mir nicht vorstellen, dass ich überhaupt wieder mit einem Mann schlafen kann“, ist eine Äußerung, die ich in der Praxis öfter höre. Die Auswirkungen von Gewalt auf die Sexualität einer Frau können zur Folge haben, dass es trotz Kinderwunsch gar nicht zu einer Schwangerschaft kommen kann, weil Sexualität nicht oder nur eingeschränkt möglich ist.

Die Folgen von sexualisierter Gewalt können aber auch gesundheitliche Probleme sein, die eine Schwangerschaft verhindern oder beeinträchtigen können:

- So können sexuell übertragbare Infektionen zu Entzündungen der Eileiter oder Eierstöcke (Adnexitis), Menstruationsunregelmäßigkeiten und bei einem chronischen Verlauf sogar zur Unfruchtbarkeit führen.
- Infektionen können den Verlauf einer Schwangerschaft gefährden, unabhängig davon, wann und wodurch die Infektion entstanden ist. So können zum Beispiel Gonokokken (im Volksmund „Tripper“ genannt) zu Fehl- und Frühgeburten führen. Neugeborene können in der Folge an einer schwerwiegenden Augeninfektion (Ophthalmoblennorrhoea neonatorum) erkranken, die im schlimmsten Fall zur Erblindung führen kann [108].
- Eine Infektion der Mutter mit dem Bakterium Treponema pallidum (Syphilis) kann außer den Symptomen, die die Mutter zeigt, ebenfalls das Ungeborene schädigen. Der Erreger wird von der Mutter auf das ungeborene Kind übertragen und dies hat ein deutlich erhöhtes Risiko für Fehl-, Tod- und Frühgeburten zur Folge. Wird das Kind lebend geboren, so kann es mit einer sogenannten angeborenen Syphilis (Lues connata) zur Welt kommen. Direkt nach der Geburt und im späteren Verlauf kann es dadurch zu massiven gesundheitlichen Beschwerden und Fehlentwicklungen kommen [53].
- Auch eine Ansteckung mit dem Humanen Immundefizienz-Virus (HIV) hat sowohl für die Mutter als auch für das Neugeborene Konsequenzen, denn die Übertragung von HIV von der Mutter auf das Kind kann während der Schwangerschaft, der Geburt oder durch das Stillen erfolgen. Dank guter Therapiemöglichkeiten konnte das Risiko einer Ansteckung bei Säuglingen deutlich reduziert werden, unter Umständen kann der Mutter sogar eine vaginale Geburt ermöglicht werden. Die Betreuung und Überwachung der Schwangerschaft erfordert jedoch ein ganz besonderes Augenmerk [22].
- Auch andere Infektionen, zum Beispiel mit Chlamydien, dem Hepatitis- oder Herpes-Virus oder Humanpapillomaviren (HPV) beeinflussen die Gesundheit von Mutter und Kind [109].

7.2 Gesundheitsschädigende Bewältigungsstrategien

Um die traumatischen Erlebnisse besser bewältigen zu können, greifen Betroffene auch zu Mitteln, die sowohl die eigene als auch die Gesundheit ihres Kindes negativ beeinflussen und sogar zu erheblichen Schädigungen führen können. So greifen sie zum Beispiel verstärkt zum Alkohol, um sich zu betäuben und das psychische Leiden zumindest kurzfristig ausblenden zu können. Alkohol in der Schwangerschaft kann ein Kind im Mutterleib allerdings schwer schädigen. Daher wird allen schwangeren Frauen vom Alkoholkonsum schon in kleinsten Mengen abgeraten. Die von einer Alkoholspektrumstörung betroffenen Kinder können unter Wachstumsstörungen, Mikrozephalie, Herzfehlern, Fehlbildungen des Urogenitaltraktes und einer typischen Gesichtsveränderung leiden. Es ist auch möglich, dass solche Kinder zwar körperlich unbeeinträchtigt sind, aber unter Lern- und Konzentrationsschwierigkeiten und Hyperaktivität leiden oder andere Verhaltensauffälligkeiten zeigen [28].

Der Konsum harter Drogen oder der Missbrauch von Medikamenten sind ebenfalls häufig ein Versuch, mit Traumafolgen weiterleben zu können. Während der Schwangerschaft ist das mit erheblichen gesundheitlichen Risiken für das Kind behaftet.

Frauen, die Opfer von Gewalt wurden, rauchen signifikant häufiger als Frauen, die davon nicht betroffen sind [107]. Die Kinder rauchen dann bereits in der Schwangerschaft mit und nehmen Schaden: Unter anderem werden ein geringes Geburtsgewicht, ein höheres Risiko für den plötzlichen Kindstod (SIDS), Atemwegserkrankungen und Verhaltensauffälligkeiten beschrieben [96].

7.3 Teenagerschwangerschaften

Das Risiko für Teenagerschwangerschaften ist nach früherer sexualisierter Gewalt erhöht [92]. Betroffene Mädchen neigen in Folge von Gewalt zu einem riskanteren Sexualverhalten, was eine Schwangerschaft wahrscheinlicher macht. Eine frühe Schwangerschaft und Familiengründung spiegelt aber auch die Sehnsucht der Jugendlichen wider, einen Ausweg aus der bisherigen belastenden Lebenssituation zu finden [80].

Jugendliche Schwangere werden leider in der Öffentlichkeit häufig mit skeptischen Blicken betrachtet. Hier gilt es für uns als Fachkräfte der Geburtshilfe, den Blick zu erweitern: Wir sollten in schwangeren Teenagern nicht unverantwortliche junge Frauen sehen, die vielleicht keinen Schulabschluss haben und keine Ausbildung machen, sondern junge Frauen, die aufgrund ihrer Gewalterfahrungen keine andere Möglichkeit sehen. Diese jungen Frauen können aufgrund von Übergriffen, Bindungsstörungen oder Verlusten oft ihre eigenen Bedürfnisse nicht wahrnehmen und weder sich selbst noch ihren Partnern Grenzen setzen. Häufig sehen diese Teenager in einer Schwangerschaft die einzige Möglichkeit, aus ihrer Herkunftsfamilie, in der es ihnen nicht gut geht, auszubrechen. Die Gründung einer eigenen Familie ist oft mit dem Wunsch verbunden, dem eigenen Kind das zu geben, was ihnen selbst verwehrt blieb.

Unser Handeln als Fachkräfte wird bewusst und unbewusst von unseren Annahmen beeinflusst. Da eine junge, schwangere Frau spüren wird, mit welcher Haltung wir ihr begegnen, ist es wichtig, sie ebenso offen und wohlwollend zu behandeln wie andere schwangere Frauen auch. Nur so kann eine gute Zusammenarbeit funktionieren.

7.4 Körperwahrnehmung

Traumata können **Abspaltungen** (Dissoziationen) zur Folge haben, die sich auch darin zeigen, dass betroffene Frauen ihren Körper verändern oder Teile ihres Körpers nicht wahrnehmen, sodass sie beispielsweise versuchen, den Schwangerschaftsbauch zu verstecken. Wenn Bauch und Brust mit fortschreitender Schwangerschaft wachsen, wird sichtbar, dass die Betreffende Sexualität erlebt hat, die Frauen werden „gesehen“ und rücken, ob sie das wollen oder nicht, in den Mittelpunkt der Aufmerksamkeit von Freunden und Familie, aber auch gänzlich unbekannten Menschen. Die Beachtung und Blicke, mit denen schwangere Frauen in der

Öffentlichkeit häufig konfrontiert sind, sind für traumatisierte Frauen unter Umständen sehr problematisch. Wahrscheinlich begegnen Ihnen in der Praxis immer wieder schwangere Frauen, die ihre Schwangerschaft durch viel zu enge Kleidung zu verbergen suchen. Oder Frauen, die, trotz fortgeschrittener Schwangerschaft nur einen kleinen Bauch haben und diesen noch unter weiter Kleidung verstecken. Die Botschaft dieser Frauen lautet: Nur nicht schwanger sein!

7.4.1 Gesellschaftliche Erwartungen und individuelle Wirklichkeit

Eine schwangere Frau wird mit vielen Erwartungen konfrontiert, wie sie sich in ihrer Schwangerschaft zu verhalten hat. Familie, Freunde, Medien, aber auch Fachkräfte wissen, manchmal zu Recht, was richtig und was falsch ist, geben willkommene und unwillkommene Ratschläge und Tipps, was für Mutter und Kind das Beste ist. Mit dem Mutterpass erhalten Frauen heutzutage viele Informationen und Anweisungen von den Fachkräften der Geburtshilfe gleich mitgeliefert: wie sie sich ernähren und verhalten sollen, welche Genussmittel erlaubt und welche verboten sind, ob und wohin sie reisen dürfen und vieles mehr. Neben wichtigen medizinischen Ratschlägen zu gesunden Verhaltenshinweisen, fühlen sich aber auch immer wieder Menschen, die die betroffene Frau nicht einmal kennen, bemüßigt, Schwangere für bestimmte Verhaltensweisen zu kritisieren. So ist es keine Seltenheit, dass schwangere Frauen von Fremden öffentlich kritisiert werden, wenn sie beispielsweise Alkohol trinken (selbst wenn es sich zum Beispiel um ein alkoholfreies Bier handelt) oder rauchen. Immer wieder müssen Schwangere erleben, dass ihnen Menschen ungefragt die Hand auf den Bauch legen, um die Schwangerschaft fühlen zu können. Das sind persönliche Grenzüberschreitungen, die für jede schwangere Frau unangenehm, wenn nicht gar belastend sind. Für traumatisierte Frauen können neugierige Blicke, öffentliche Kritik oder unerlaubte Berührungen jedoch zu traumatischem Stress führen, der einen Flashback auslösen kann.

Zudem kreieren die Medien und oft auch das soziale Umfeld ein unrealistisches Bild von der Zeit der Schwangerschaft und von schwangeren Frauen, das nicht nur Frauen unnötig unter Druck setzt, sondern für traumatisierte Frauen schwere Folgen haben kann. Im öffentlichen Bewusstsein haben schwangere Frauen schön, gesund und zuversichtlich auszusehen, besitzen ein gesundes Körpergefühl und den idealen Partner. Dieses Puderzuckerbild entspricht nicht der Realität traumatisierter Frauen. Im Gegenteil. Da viele dieser Frauen unter einem geringen Selbstwertgefühl leiden, suchen sie den Grund dafür bei sich selbst und haben das Gefühl, etwas falsch zu machen. Dieses Gefühl verstärkt den inneren Druck und erhöht gleichzeitig die innere Anspannung, was dazu führen kann, dass sich die Wahrnehmung für den eigenen Körper durch Abspaltung einschränkt. Das kann sogar schwere gesundheitliche Folgen haben: So spalten betroffene Frauen zum Beispiel körperliche Warnsignale ab und bemerken zum Beispiel nicht, wenn die Wehen vorzeitig einsetzen, sie Schmerzen haben oder sich die Bewegungen des Kindes vermindern. Das kann negative Konsequenzen für Mutter und Kind haben, weil notwendige Behandlungen nicht eingeleitet werden können. Es kann auch vorkommen, dass bestimmte Körperwahrnehmungen als bedrohlich erlebt werden: Eine Schwangere, die wenige Wochen vor dem errechneten Geburtstermin stand, sagte einmal zu mir: „Die Bewegung in meinem Bauch fühlt sich an, als lebe ein Alien in mir, ich will, dass das aufhört!" Die Kindsbewegungen machten ihr solche Angst, dass sie Gewaltphantasien gegen ihren Körper und das Ungeborene entwickelte. Nur die Aussicht auf Erlösung durch einen baldigen Kaiserschnitt machten es möglich, dass die Frau keine Gewalt gegen sich und das Kind ausübte.

7.4.2 Verdrängte und verheimlichte Schwangerschaft

Es kommt immer wieder vor, dass Frauen ihre Schwangerschaft nicht spüren, verneinen oder verleugnen und diese daher erst sehr spät, manchmal sogar erst bei der Geburt wahrnehmen.

Eine **verdrängte Schwangerschaft** wird von der betroffenen Frau weder körperlich noch psychisch wahrgenommen, die Symptome einer Schwangerschaft werden umgedeutet, die Verdrängung ist umfassend [132]. Es findet daher auch keine Vorbereitung und Anpassung im Hinblick auf die Geburt statt, denn sowohl die Frau als auch ihr soziales Umfeld sind davon überzeugt, dass die betroffene Frau **nicht** schwanger ist. Unter Umständen gibt es Momente, in denen die Frau überlegt, ob sie vielleicht ein Kind erwartet, sie verdrängt diesen Gedanken aber sofort und erfolgreich. Wessel hat in einer Studie in den 1990er-Jahren festgestellt, dass eine Verdrängung bis mindestens zur 20. Schwangerschaftswoche kein seltenes Ereignis ist: Auf ca. 500 Geburten kommt eine verdrängte Schwangerschaft. Kein Einzelfall ist auch, dass eine Schwangerschaft erst bei der Geburt offensichtlich wird: 1:2455. Die Untersuchung von Wessel konnte das Problem einer verdrängten Schwangerschaft keiner bestimmten Bevölkerungsgruppe (psychosozial belastet, schlechte soziale Verhältnisse etc.) zuweisen. Verantwortlich für das Phänomen ist zumeist ein unlösbarer innerer Konflikt, der durch die Abspaltung abgewehrt wird [131]: Es kann nicht sein, was nicht sein darf.

Bei einer **verheimlichten Schwangerschaft** sind sich die betroffenen Frauen darüber bewusst, dass sie schwanger sind, aus verschiedenen Gründen können oder wollen sie ihre Schwangerschaft aber nicht öffentlich machen.

Ob verdrängte oder verheimlichte Schwangerschaft, in den meisten Fällen stellen die betroffenen Frauen ihre Lebensweise nicht auf die neue Situation um, was häufig mit Risiken für Mutter und Kind einhergeht, zum Beispiel durch den Konsum von Nikotin und Alkohol. Sie suchen in der Regel nur selten ärztliche Hilfe oder Vorsorgeuntersuchungen auf. Daher besteht auch ein Risiko, dass Erkrankungen und Fehlentwicklungen des Kindes nicht oder zu spät festgestellt werden.

Beispiel aus der Praxis

In meiner Praxis lernte ich eine schwangere Frau kennen, die erst wenige Wochen vor der Geburt ihre Schwangerschaft bemerkte. Im Bewusstsein dieser Frau durfte die Schwangerschaft nicht sein, denn sie würde die gesamte Lebensplanung der jungen Frau in Frage stellen und sie selbst damit in große Schwierigkeiten bringen. Erst nachdem eine Freundin Verdacht geschöpft und die Frau direkt auf eine mögliche Schwangerschaft angesprochen hatte, konnte sie sich die Schwangerschaft eingestehen. Als ich die Frau das erste Mal sah, war sie ungefähr in der 37. Schwangerschaftswoche und bis auf eine kleine Rundung am Bauch noch sehr schlank. Innerhalb der kurzen Zeit von knapp drei Wochen, die noch bis zur Geburt verblieben, konnte man täglich beobachten, wie sehr sich der Bauch der Frau, nachdem ihre Schwangerschaft kein Tabu mehr war, vergrößerte: Sie brachte schließlich ein über 4 000 Gramm schweres Kind zur Welt.

Soziale Folgen verdrängter oder verheimlichter Schwangerschaften

Neben den gesundheitlichen Risiken, die mit verdrängten oder verheimlichten Schwangerschaften verbunden sind, führen diese „verkürzten“ Schwangerschaften meist zu sozialen Problemen. Normalerweise haben Frauen und ihre Partner oder Partnerinnen während einer Schwangerschaft neun Monate Zeit, um sich auf die Geburt und Elternschaft vorzubereiten. In den ersten Monaten steht in der Regel die körperliche Anpassung im Vordergrund. So leiden viele Schwangere in dieser Zeit unter Übelkeit oder fühlen sich müde und erschöpft. Im zweiten Drittel einer Schwangerschaft hat sich der Körper an den veränderten Stoffwechsel gewöhnt. Wenn keine körperlichen Komplikationen vorliegen, haben die werdenden Eltern dann Zeit, sich auf die Elternschaft einzustellen: Sie suchen zum Beispiel nach einem geeigneten Geburtsort, denken über den Namen des Kindes nach oder darüber, wie sie das Kinderzimmer gestalten wollen. Familie und Freunde sind informiert und freuen sich in der Regel mit den zukünftigen Eltern auf den neuen Lebensabschnitt. Im letzten Drittel rückt die Geburt in den Vordergrund, viele werdende Eltern besuchen einen Geburtsvorbereitungskurs und besprechen ihre Sorgen und Ängste die Geburt betreffend mit ihrer Hebamme, ihrer Gynäkologin oder ihrem Gynäkologen. Sie beginnen auch damit, sich intensiv mit der kommenden Elternschaft auseinanderzusetzen.

Bemerkt eine Frau aber erst wenige Wochen vor dem Geburtstermin, dass sie schwanger ist, so verkürzt sich diese Vorbereitungszeit und somit die nötigen Anpassungsvorgänge auf Geburt und Elternschaft um die Wochen, in der die Schwangerschaft unbemerkt blieb. Wird die Schwangerschaft zum Beispiel erst in der 35. Woche realisiert, bleiben nur noch 5 Wochen für Akzeptanz, Anpassung und Vorbereitung. Wenn ich mit Frauen arbeite, die eine derart kurze bewusste Schwangerschaft haben, fällt mir immer wieder auf, wie schwierig die Umstellung für sie ist: Sie selbst fühlen sich erst im zweiten Monat schwanger, sollen sich aber bereits überlegen, wo das Kind auf die Welt kommen soll, welches Kinderbett sie haben und ob sie das Kind stillen möchten. Die Helferinnen und Helfer – gleich ob professionelle Kräfte oder Angehörige – drängen berechtigterweise darauf, das zu tun, was in der kurzen Zeit bis zur Geburt noch erledigt werden muss. So müssen zum Beispiel Anträge gestellt, Wohnraum für das Kind geschaffen und Geldfragen geklärt werden. Eine schwierige Situation, die in den Familien oft zu Konflikten führt. Konflikte, die durch die Gewalterfahrungen der betroffenen Frauen oft besonders schwer zu lösen sind.

Der Kindsvater Die Situation des Kindsvaters ist in solchen Fällen ebenfalls häufig erschwert, denn ihm fehlt ebenfalls häufig die Anpassungszeit einer bewussten neunmonatigen Schwangerschaft. Den werdenden Vätern bleibt wie den werdenden Müttern nur wenig Zeit, um sich darauf vorzubereiten, dass sich ihr Leben deutlich verändern wird. Dazu gehört bei Vätern oft die Übernahme einer ganz neuen Form von Verantwortung, die Klärung finanzieller Fragen, aber auch Veränderungen bei der gewohnten Freizeitgestaltung sowie eine neu zu gestaltende Beziehung zur Partnerin. Bei verdrängten oder verheimlichten Schwangerschaften kommt es häufig vor, dass vor allem sehr junge Männer mit deutlicher Abwehr auf die Schwangerschaft reagieren – und sich fragen, ob sie tatsächlich der Vater des Kindes sind. Viele reagieren wütend, weil sie glauben, hereingelegt worden zu sein, und wollen mit der Schwangerschaft nichts zu tun haben! Das kann selbst in Beziehungen, die bis dahin recht stabil schienen, passieren.

Zusatzinfo

Über Frauen, die ihre Schwangerschaft nicht wahrnehmen und/oder sich in dieser Zeit anders verhalten, als von ihnen erwartet wird, zum Beispiel, weil sie weiterhin rauchen oder nicht zu den Vorsorgeuntersuchungen gehen, werden immer noch vorschnell negative Urteile gefällt. Fachkräfte der Geburtshilfe und andere professionelle Helferinnen und Helfer sollten stattdessen mit besonderer Aufmerksamkeit an die sozialen und psychischen Ursachen sowie an die außergewöhnliche psychische Belastung der betroffenen Frauen denken. Nur so können sie diesen die Unterstützung zukommen lassen, die Frauen in dieser Situation benötigen.

7.4.3 Mögliche Probleme bei Vorsorgeuntersuchungen

Schwangerschaft, Geburt und Wochenbett sind aus verschiedenen Gründen für traumatisierte Frauen oft psychisch sehr belastend. Das gilt besonders für Frauen, die sexualisierte Gewalt erlebt haben. Bei einer Schwangerschaft sind anatomisch die gleichen Körperregionen einer Frau betroffen, die bei einer Vergewaltigung oder sexuellem Missbrauch verletzt wurden, weshalb das Körpergedächtnis besonders leicht und häufig aktiviert werden kann. Dies wird besonders deutlich, wenn man bedenkt, wie oft eine Frau während der Vorsorgeuntersuchungen und der Geburt vaginal untersucht wird. Auch andere körperliche Untersuchungen, wie das Abtasten des Bauches und der Brust, gehören zu den Vorsorgeuntersuchungen. Wird das Kind mittels Kardiotokografie (CTG, Herzton-Wehenschreiber) oder Ultraschall über die Bauchdecke untersucht, sollten Sie bedenken, dass das dabei verwendete Gel die betroffene Frau an Sperma erinnern – und so ein Flashback ausgelöst werden kann. Ein weiterer möglicher Trigger ist der gynäkologische Untersuchungsstuhl. Die Haltung, die Frauen in diesem Stuhl einnehmen müssen, empfinden viele Frauen als unangenehm, an Traumafolgen leidende Frauen können sich dabei leicht gänzlich ausgeliefert vorkommen. Belastend können auch andere invasive Methoden wie Blutentnahmen sein.

„Vergessene“ Termine

Für traumatisierte Frauen, insbesondere Frauen, die durch sexuelle Übergriffe traumatisiert wurden, sind körperliche Untersuchungen während der Schwangerschaft und Geburt häufig sehr belastend. Viele vermeiden Vorsorgeuntersuchungen und vergessen die dafür vorgesehenen Termine oder sagen diese kurzfristig ab. Für Fachkräfte der Geburtshilfe ist es wichtig zu wissen, dass diese Frauen sich nicht so verhalten, weil ihnen die Gesundheit ihres Kindes unwichtig ist, sondern weil sie darin meist unbewusst eine Möglichkeit sehen, eine Retraumatisierung durch Abspaltung zu vermeiden.

Vorbereitung auf die Geburt

Vor allem im letzten Drittel einer Schwangerschaft beschäftigen sich schwangere Frauen zunehmend mit dem Thema Geburt. Geburtsvorbereitungskurse sollen dabei helfen, die Geburt des Kindes so vorzubereiten, dass Mutter und Kind das große Ereignis möglichst gut überstehen. Dabei gilt es, vorab viele Fragen zu klären: Soll das Kind auf natürlichem Weg oder mit Hilfe eines Kaiserschnitts zur Welt kommen? Im Krankenhaus oder zuhause? Mit Schmerzmitteln oder ohne Betäubung?

Mittlerweile werden Schwangerschaften und Geburten auch in TV-Serien und Reportagen gezeigt. Diese geben nicht nur intime Einblicke in eine an sich sehr private Situation, sondern stilisieren eine Geburt teilweise zu einem Event, das geplant und kontrolliert werden kann – und für das es einen „richtigen“ Weg gibt. Solche unrealistischen Bilder beschönigen oder verschweigen die Realität: Eine Geburt kann nur sehr begrenzt geplant und kontrolliert werden. Aber auch die Darstellungen von Gebärenden, die lautstark Wehen verarbeiten oder hilflos zwischen CTG-Geräten und Infusionen im Bett liegen, sind nicht geeignet, um schwangere Frauen sinnvoll auf die Geburt vorzubereiten. Mir wird im Gegenteil immer wieder von schwangeren Frauen berichtet, dass Geburten, die sie im Fernsehen gesehen haben, ihre Angst vor der Geburt noch verstärkt haben. Mit der Angst wächst der Wunsch, die Unberechenbarkeit einer solchen Situation in den Griff zu bekommen – und die Geburt planbar zu machen. Auf medizinisch sinnvollem Weg ist das jedoch nicht möglich. Eine Situation, die vor allem für traumatisierte Frauen oft nur schwer zu bewältigen ist.

7.4.4 Grenzerfahrungen und Kontrollverlust

Eine Geburt stellt in jedem Fall für alle Schwangeren eine Grenzerfahrung dar, sowohl körperlich als auch psychisch. Der Geburtsverlauf lässt sich bei einem natürlichen Verlauf nicht vorherbestimmen, daher entzieht er sich der Kontrolle der Gebärenden und der geburtshelfenden Personen. Eine Geburt ist immer mit Schmerzen und mit unvorhersehbaren Situationen verbunden. So gibt es zum Beispiel zwar einen errechneten Geburtstermin, doch nur ein Teil der Kinder wird wirklich an diesem Tag geboren. Die werdende Mutter kann weder kontrollieren, wann die Wehen einsetzen, noch wie die Geburt verläuft. Die Gebärende kann die bei einer Geburt stattfindenden körperlichen Prozesse nicht beeinflussen und muss sich diesen überlassen. Niemand kann einer Schwangeren wirklich beschreiben, wie sich Wehen anfühlen. Selbst Frauen, die schon ein oder mehrere Kinder geboren haben, können diesen körperlichen Zustand nicht nachfühlbar beschreiben. Zumal jede Geburt anders und einzigartig ist. Daher geht eine Geburt für die Gebärende immer mit einem Kontrollverlust über ihren Körper einher. Eine Geburt ist eine unbekannte Situation, für die eine Frau zumindest beim ersten Kind keine Bewältigungsstrategie hat. Sie ist daher aufgefordert, den betreuenden Fachkräften, die ihr zudem mehr oder weniger unbekannt sind, zu vertrauen. Zudem findet eine Geburt häufig im Krankenhaus und damit in Räumlichkeiten statt, die einer Gebärenden fremd sind. Sie weiß weder, wie lange die Geburt dauern wird, noch wie diese ausgehen wird. Sie wird sich fragen: Schaffe ich das? Bin ich der Herausforderung gewachsen? Werden das Kind und ich die Geburt gesund überstehen? Wird während der Geburt gut für mich gesorgt und werde ich geschützt? Lauter Fragen, auf die sie keine Antworten hat.

Für Frauen, die an Traumafolgen leiden, ist diese Situation oft nur schwer auszuhalten. Die Kontrolle zu verlieren, ist ein Gefühl, das sie kennen und mit dem traumatischen Erlebnis assoziiert ist. Dieses Gefühl erneut zu erfahren, wird als Trigger erlebt.

7.4.5 Mögliche Probleme im Geburtsvorbereitungskurs

In einem Geburtsvorbereitungskurs erhalten Schwangere und deren Partner und Partnerinnen wichtige Informationen über den Ablauf einer Geburt und über die Vorgänge, die das Wochenbett und das Leben mit einem Neugeborenen betreffen. So lernen sie etwa Atemtechniken kennen, die dabei helfen sollen, die Wehen besser zu verarbeiten, mögliche Geburtspositionen und Techniken zur Stärkung des Beckenbodens. Die Partner und Partnerinnen lernen, wie sie der Gebärenden helfen können, zum Beispiel durch eine Rückenmassage. Manchmal werden auch Filme gezeigt, in denen Geburten zu sehen sind oder ein Kreißsaal vorgestellt wird. Bei dieser Gelegenheit werden auch die Funktionen von Saugglocken oder Geburtszangen vorgeführt. Alle Informationen und praktischen Übungen sollen schwangeren Frauen und deren Partnern und Partnerinnen die unbekannte Situation Geburt näherbringen und mögliche Ängste abbauen.

Für traumatisierte Frauen kann ein solcher Vorbereitungskurs jedoch zu großem Stress führen, denn viele Übungen können ihre Ängste triggern: So können sie zum Beispiel durch das Einnehmen einer Geburtsposition oder das Aufstellen und Öffnen der Beine in einer halbsitzenden Position an frühere Gewaltsituationen erinnert werden. Informationen über körperliche Vorgänge können sie ebenso triggern wie die Vorstellung, exponiert und unbekleidet auf einem Kreißbett zu liegen. Allein der Gedanke an die möglichen Vorgänge unter der Geburt können bei Betroffenen starke Gefühle von Ausgeliefertsein, Ohnmacht und Hilflosigkeit erzeugen, was dazu führt, dass ihr Notfallmechanismus aktiviert wird: Dissoziationen und Panikattacken können die Folge sein. Der Vorbereitungskurs kann von traumatisierten Frauen als retraumatisierend erlebt werden.

7.5 Erzwungene Schwangerschaft

Eine erzwungene Schwangerschaft kann verschiedene Ursachen haben:

- Der betroffenen Frau wurden bei einvernehmlichem Sex Verhütungsmittel vorenthalten.
- Die betroffene Frau wurde mit psychischem Druck zum Sex gedrängt, zum Beispiel mit der Drohung „Wenn du nicht mit mir schläfst, verlasse ich dich".
- Die betroffene Frau wurde sexuell missbraucht oder vergewaltigt.

Für Deutschland gibt es keine aussagekräftigen Daten zu erzwungenen Schwangerschaften. In den USA gehen ältere Schätzungen [65] davon aus, dass jede 20. Vergewaltigung zu einer ungewollten Schwangerschaft führt. Erst seit 1997 ist die Vergewaltigung in der Ehe strafrechtlich jeder anderen Vergewaltigung gleichgestellt. Trotz der rechtlichen Gleichbehandlung ist Vergewaltigung in der Ehe aber immer noch tabuisiert. Über erzwungene Schwangerschaften, die nicht in Folge sexueller, sondern psychischer Gewalt entstanden sind, wird ebenfalls nicht gesprochen. Ich höre immer wieder von Frauen, dass sie beim Sex zwar nicht mitmachen wollten, aber „um des lieben Friedens willen" mitgemacht haben. Noch immer leben viele Frauen in einer Situation, in der sie sich nicht trauen, „Nein" zu sagen, da sie die Konsequenzen fürchten. Eine erzwungene Schwangerschaft ist immer als Risikoschwangerschaftt zu betrachten. Auch die Unterstützung der Frau und des Kindes nach der Geburt erfordern von den Fachkräften besondere Aufmerksamkeit.

7.5.1 Unter Entscheidungsdruck

Wenn eine sexuell missbrauchte Frau gleichzeitig eine gewollte sexuelle Beziehung hat, kommen in allen drei Fällen als Erzeuger des Kindes auch der aktuelle Partner oder Ehemann in Frage. Es macht allerdings einen Unterschied, ob die Schwangere mit dem Täter in einer Beziehung lebt oder ob der Vergewaltiger ein Fremder war. Wurde die Schwangerschaft innerhalb einer Beziehung erzwungen, verbleiben die Opfer oft in der gewalttätigen und bedrohlichen Umgebung. Natürlich besteht auch die Möglichkeit, dass eine erzwungene Schwangerschaft von der Frau zum Anlass genommen wird, sich vom Täter zu trennen und ihrem Leben eine neue Wendung zu geben. In der Regel findet eine Auseinandersetzung der Schwangeren mit sich selbst und der Situation statt. Laut Heyen [65] steckt die Frau in mehreren Dilemmata fest:

Abbruch versus Fortsetzung der Schwangerschaft Die Schwangere muss sich zwischen ihrem Recht auf Selbstbestimmung und dem Lebensrecht des Ungeborenen entscheiden. Ein nahezu unlösbarer Konflikt, weshalb viele Betroffene die Schwangerschaft bewusst oder unbewusst zumindest eine Zeit lang verdrängen. Ein Schwangerschaftsabbruch (**Interruptio**) ist grundsätzlich möglich, die Entscheidung dafür oder dagegen muss jedoch bereits zu einem Zeitpunkt getroffen werden, wenn die Frau in der Regel aufgrund der akuten Belastungsreaktionen meist noch gar nicht in der Lage ist, eine überlegte Entscheidung zu treffen.

Annahme des Kindes Die Entscheidung, dass Kind auszutragen, ist für die Mutter mit einer hohen Belastung verbunden, denn allein durch die Existenz des Kindes, seine Bewegungen im Mutterleib oder seine Gestalt auf Ultraschallbildern, wird die betroffene Frau immer wieder an ihr Trauma erinnert. Das Risiko, dass sie durch das Kind getriggert wird und eine Retraumatisierung erlebt, ist hoch, weshalb die Frau unter einem enormen psychischen Druck steht.

Pflege- oder Adoptionsfamilie Nach der Geburt muss sich die Mutter entscheiden, ob sie das Kind behalten und mit ihm zusammenleben will bzw. zusammenleben kann oder ob es in einer Pflege- oder Adoptionsfamilie möglicherweise besser aufgehoben ist. Beide Möglichkeiten beinhalten Lösungs- und Konfliktpotential. Die Abgabe des Kindes kann eine Erleichterung bedeuten, aber auch Gefühle von Schuld und Scham auslösen. Während die Unterbringung in einer Pflegefamilie weitere Kontakte zum Kind ermöglicht, ist eine Adoption eine endgültige Entscheidung.

Leben mit dem Kind Hat sich die Mutter für ein Leben mit dem Kind entschieden, steht sie vor einem weiteren Problem: Sie kann versuchen, eine angemessene Mutter-Kind-Beziehung zu entwickeln und das Kind als eigenständiges Wesen anzunehmen, oder ihr Kind zurückweisen, indem sie es etwa erst zu einem späteren Zeitpunkt in eine Pflege- oder Adoptionsfamilie gibt oder indem sie es ablehnt und vernachlässigt.

Vergewaltigung als Kriegswaffe

Vergewaltigungen werden immer wieder als Mittel der Kriegsführung eingesetzt. Geplante und systematische Massenvergewaltigungen sind der europäischen Öffentlichkeit dank der engagierten Arbeit der Frauenrechtsorganisation medica mondiale e. V. [87] in jüngerer Vergangenheit aus den Kriegen in Ruanda und Bosnien bekannt. Aber auch in aktuellen Kriegen wird sexuelle Gewalt gegen Frauen und Mädchen als Waffe benutzt, zum Beispiel in den vom sogenannten Islamischen Staat besetzten Gebieten. Die Frauen stehen unter starkem Druck, die erlebte Gewalt zu verheimlichen, da Vergewaltigung oftmals als Angriff auf die Ehre der Familie verstanden wird. Tritt eine Schwangerschaft ein, kann dies den Ausschluss aus dem Familienverband bedeuten [87]. Der UN-Sicherheitsrat hat zu diesem Thema im Jahr 2008 erklärt: „Noting that civilians account for the vast majority of those adversely affected by armed conflict; that women and girls are particularly targeted by the use of sexual violence, including as a tactic of war to humiliate, dominate, instil fear in, disperse and/or forcibly relocate civilian members of a community or ethnic group; and that sexual violence perpetrated in this manner may in some instances persist after the cessation of hostilities“ [123]. Damit erkennen die Vereinten Nationen an, dass Gewalt gegen Frauen im Krieg gezielt als Kriegstaktik eingesetzt wird, um diese zu diskriminieren und zu erniedrigen. Die Mitgliedsstaaten der Vereinten Nationen ächten diese Form der Gewalt und Kriegsführung.

7.6
Auseinandersetzung mit der Mutterrolle

Mutter zu werden stellt die meisten Frauen vor eine enorme Herausforderung. Sie übernehmen die Verantwortung für ein neues Leben, müssen und wollen ihr Kind fördern, erziehen und durch das Leben begleiten. Die damit verbundenen Aufgaben stellen eine enorme Entwicklungsaufgabe auch für die eigene Persönlichkeit dar, weshalb die Umstellung auf die neue Rolle mit einer Entwicklungskrise einhergehen kann.

Die anstehenden Veränderungen betreffen alle wesentlichen Lebensbereiche: soziale, familiäre und partnerschaftliche Beziehungen, Berufstätigkeit, allgemeine Lebensplanung, Wohnen und Finanzen. Meist ist die Elternschaft mit dem Umbau der bisherigen Rollenverteilung verbunden. Zwar haben die Väter heutzutage die Möglichkeit, mehr Erziehungsverantwortung zum Beispiel durch Elternzeit zu übernehmen, als ihre eigenen Väter. Dennoch bleiben meist zunächst die Mütter nach der Geburt zu Hause und versorgen den Nachwuchs. Die Paarbeziehung erfordert ebenfalls eine Neugestaltung, denn beide sind nun auch Eltern. Dieser Prozess kann eine Paarbeziehung vertiefen, aber auch eine Beziehungskrise auslösen.

Vor einer ersten Geburt erlebt die werdende Mutter zudem umwälzende seelische Veränderungen: Sie ist nicht mehr länger nur die Tochter ihrer Eltern, sondern muss eine neue Identität als Mutter entwickeln. Dieser Prozess bringt es in der Regel mit sich, dass eine Frau sich mit den Erfahrungen, die sie mit ihrer eigenen Mutter gemacht hat, verstärkt auseinandersetzt. Ihre Erwartungen an die eigene Mutterrolle werden mit dem Bild, das sie von ihrer Mutter hat, abgeglichen. Wird die Beziehung zu den eigenen Eltern, insbesondere der eigenen Mutter, als konflikthaft erinnert, kann dieser Prozess sehr schmerzhaft sein [132]. In der Praxis erlebe ich bei Frauen, die kaum oder keine positiven Erinnerungen an ihre eigene Mutter haben und von dieser kaum unterstützt wurden, mehrere mögliche Reaktionen:

- Die Schwangere zweifelt stark an ihren eigenen mütterlichen Fähigkeiten. Sie traut sich nicht oder kaum zu, ihrem Kind eine fürsorgliche Mutter zu sein, und stellt ihre Handlungen in Frage. Häufig ziehen sich diese Frauen in sich zurück und überlassen dem anderen Elternteil oder Fachkräften die Fürsorge.
- Die Schwangere versucht, ihre eigenen negativen Erfahrungen zu kompensieren, in dem sie beim eigenen Kind alles besser machen will. Ihre Erwartungshaltung an sich selbst ist extrem hoch. Hilfe und Entlastung durch den Partner, die Partnerin oder eine außerhäusliche Betreuung des Kindes werden selten in Anspruch genommen, da die Annahme von Hilfe das eigene Scheitern impliziert.
- Die Schwangere reagiert scheinbar gleichgültig. Interaktionen mit dem Kind finden kaum statt und dem Bindungsaufbau wird wenig Bedeutung beigemessen.

Zusatzinfo

Die Umstellung auf die Mutterschaft wird von vielen Frauen als Krise erlebt, die so lange andauert, bis sie sich in ihre neue Rolle eingefunden haben. Dieser Prozess kann allerdings emotional deutlich belastender werden und andauern, wenn die Frau traumatisiert wurde und in der Folge in ihrer Selbstwahrnehmung beeinträchtigt ist.

7.7
Psychische Erkrankungen

Traumatisierte schwangere Frauen können eine Schwangerschaft als stärkend und positiv erleben, sie können durch eine Schwangerschaft sogar einen Schritt in Richtung „Gesundung" machen. Symptome von psychischen Störungen oder Erkrankungen, die sich durch eine Traumatisierung entwickelt haben, können in dieser Zeit abklingen. Infolge einer Schwangerschaft können gesundheitliche Belastungen, die durch ein Trauma hervorgerufen wurden, aber auch negativ verstärkt werden.

7.7.1 Depressionen

Traumatisierte Frauen können in der Folge an Depressionen leiden. Diese beeinträchtigen die Kontaktaufnahme zum Kind sowohl in der Schwangerschaft als auch nach der Geburt deutlich. Der Kontakt zum ungeborenen Kind wird beispielsweise dadurch aufgenommen, in dem die Frau ihre Hand auf ihren Bauch legt, dabei mit ihrem Kind spricht, ihm Musik vorspielt oder auch versucht, ein lebhaftes und kräftig tretendes Kind dadurch zu beruhigen. Viele werdende Mütter, aber auch Väter und andere nahestehende Personen, freuen sich über Ultraschallbilder, sie spekulieren über das Aussehen des Kindes oder seine Charaktereigenschaften. Eine Depression oder depressive Verstimmung erschwert diese Form der Kontaktaufnahme, denn häufig gehen damit ablehnende oder aggressive Gefühle gegenüber dem Kind einher. Betroffene Frauen grübeln mitunter sehr viel, bis hin zu Zwangsgedanken. Diese immer wiederkehrenden Gedanken – dass sie zum Beispiel nicht gut genug für das Kind sorgen kann oder ihm gar etwas antun könnte – können sehr quälend und zeitraubend sein, sodass die Betroffenen in ihrer normalen Alltagsbewältigung eingeschränkt sind.

Eine mütterliche Depression während der Schwangerschaft hat zudem direkte Auswirkungen auf die Gesundheit des Kindes: Eine amerikanische Meta-Analyse aus dem Jahr 2010 hat gezeigt, dass für die Kinder ein erhöhtes Risiko besteht, mit einem verringerten Geburtsgewicht (small for date) oder zu früh geboren zu werden [49]. Andere Studien zeigen, dass die Föten depressiver Mütter eine veränderte Herzaktivität zeigen: Sie haben trotz Ruhemodus eine erhöhte Herzfrequenz und sind motorisch aktiver [71]. Der Grund dafür ist eine Ausschüttung von Stresshormonen, was durch die Depression hervorgerufen wird. Die mütterlichen Stresssymptome betreffen natürlich auch das Kind – mit allen dazugehörigen Folgen.

7.7.2 Essstörungen

Etwa 7 bis 9% der traumatisierten Frauen entwickeln in der Folge eine Essstörung [107]. Während einer Schwangerschaft werden diese Frauen immer wieder mit dem für sie schwierigen Thema „Essen und Ernährung" konfrontiert, denn die richtige Ernährung spielt in der Schwangerschaft und in der anschließenden Stillzeit eine große Rolle. Eine schwangere Frau ist verantwortlich für die Gesundheit des Kindes. Es heißt daher nicht mehr länger „Ich ernähre mich gesund", sondern „Ich ernähre **uns** gesund." Unzählige Broschüren und Ratgeber, aber auch Ärztinnen und Ärzte sowie Hebammen beraten die Frauen über die optimale Ernährung in dieser Phase. Viele Frauen eignen sich in dieser Zeit profunde Kenntnisse über Nahrungsmittel und Nährstoffe an. Zumal es nicht nur darum geht, was sie essen, sondern auch, wie viel sie essen – und während der Schwangerschaft an Gewicht zunehmen. Es gibt genaue Richtwerte dafür, wie viel eine schwangere Frau im Laufe der Zeit zunehmen soll und darf. Zu jeder Vorsorgeuntersuchung gehört daher auch der Gang auf die Waage. Ich glaube wir können alle ermessen, wie belastend diese Situation für Schwangere sein muss, die an einer Essstörung leiden.

Wenn es während der Schwangerschaft zu einer Stoffwechselstörung kommt, wie zum Beispiel einem Gestationsdiabetes, rückt die Ernährung noch mehr in den Fokus. Eine Zuckererkrankung birgt nicht nur für die Mutter ein hohes Risiko, auch das Ungeborene ist betroffen: Es besteht die Gefahr einer Frühgeburt sowie eines intrauterinen Fruchttodes. Aufgrund des speziellen mütterlichen Stoffwechsels können die Föten makrosom werden, das heißt, ihr Geburtsgewicht ist deutlich höher als bei Kindern von gesunden Müttern, was zu längerfristigen Gesundheitsrisiken führen kann. Ein Gestationsdiabetes führt in jedem Fall zu einer Risikoschwangerschaft. Die Geburt sollte in einer geeigneten Klinik mit angeschlossener Kinderklinik stattfinden. In der Regel erfolgt eine Geburtseinleitung vor dem errechneten Termin, was das Risiko für Komplikationen während der Geburt erhöht. In Deutschland wird bei großen Föten zudem häufig eine Kaiserschnittentbindung vorgeschlagen. Auch nach der Geburt sind die Kinder Risiken ausgesetzt: Ihr Blutzucker kann absinken, es kann zu Atemstörungen oder zu einer Neugeborenengelbsucht (Hyperbilirubinämie) kommen [76].

Eine Schwangere, die an Essstörungen leidet, ist einem hohen emotionalen Druck ausgesetzt. Einerseits will sie für die Gesundheit ihres Kindes sorgen, was bedeutet, dass sie ihre Ernährung kontrollieren und überlegen muss, was sie wann zu sich nimmt. Das Thema „Essen" nimmt dadurch einen noch höheren Stellenwert ein als das ohnehin bei Frauen mit Essstörungen der Fall ist. Eine gesunde und vernünftige Ernährung kollidiert unter Umständen mit dem durch die Essstörung geprägten Essverhalten. In meiner Praxis betreute ich einmal eine schwangere Frau, die unter einer Essstörung litt, die ihr Dilemma so beschrieb: „Essen hilft mir, den Stress auszuhalten. Wenn ich nicht esse, sind zwar die Zuckerwerte gut, aber ich fühle mich schlecht und fange an, mich selbst zu verletzen. Was soll ich also tun?"

Paradoxerweise erhöhen die Interventionen und Beratungen durch das Fachpersonal noch den Druck und die Ratschläge erreichen eher das Gegenteil von dem, was gewünscht wird. Die erwähnte Frau wusste genau, wie sie mit Ernährung und Blutzuckerkontrollen umgehen sollte, und hätte es auch gerne so gehandhabt. Es war ihr aber aus emotionalen Gründen nicht möglich. Sie versäumte die Termine zur Ernährungsberatung, ging nicht zu ihrem Hausarzt und ließ auch Vorsorgeuntersuchungen ausfallen – weil sie ahnte, was sie dort hören würde. Je mehr sie beraten wurde, desto weniger konnte sie ihre Ernährung kontrollieren.

7.7.3 Suchterkrankungen

Die Dynamik, die ich anhand von Essstörungen geschildert habe, kann sich auch bei anderen psychischen Erkrankungen entwickeln, beispielsweise bei Suchterkrankungen. Die Ursache für eine Suchterkrankung kann ebenfalls in traumatischem Stress vermutet werden, auch hier sind ähnliche Wechselwirkungen bei einer Schwangerschaft zu beobachten. Drogenabhängige Frauen wissen sehr genau, dass der Konsum von Drogen ihrem Kind schadet. Je mehr ihnen dieses Problem bewusst wird, desto größer wird der emotionale Druck – und damit wächst die Wahrscheinlichkeit, dass sie erneut konsumieren. Allein, wie aufhören? Nikotinrauchende Schwangere spalten meines Erachtens die negativen Auswirkungen auf das Ungeborene oft ab. Sie finden Beispiele von anderen Kindern, die kein bisschen kleiner sind als Kinder von Nichtraucherinnen. Außerdem wisse man ja, dass das Kind, wenn sie jetzt aufhörten, Entzugserscheinungen habe, also besser nicht aufhören! Solche Erklärungen stellen für sie eine Möglichkeit dar, dem Dilemma, einerseits aufhören zu wollen und andererseits nicht aufhören zu können, zu entkommen.

7.8 Fazit: Trauma und Schwangerschaft

Eine Schwangerschaft ist ein sehr komplexer Vorgang, der mit vielen Veränderungen und Gefühlen einhergeht. Nicht nur der Körper verändert sich, auch die Psyche der werdenden Mutter ist einem Wandel unterworfen. Das in ihr wachsende Leben erfordert den Aufbau einer Beziehung zu ihrem Kind. Sie muss beginnen, eine Vorstellung von sich als Mutter zu entwickeln, und wird dieses Bild mit dem Vorbild, das sie in ihrer eigenen Mutter hatte, vergleichen.

Neben der emotionalen und mentalen Auseinandersetzung mit sich selbst verändert sich auch die Paarbeziehung: aus einer Dyade wird eine Triade und das erfordert eine weitere Anpassungsleistung. Dazu kommen häufig berufliche Veränderungen, die mit finanziellen Belastungen verbunden sind, und eventuell eine zumindest vorübergehende ökonomische Abhängigkeit vom Partner oder der Partnerin. Das sind Vorgänge und Herausforderungen, die alle Schwangeren betreffen. Traumatisierte Frauen müssen jedoch zusätzlich die Belastungen, die infolge eines Traumas entstehen, verkraften und mit der Schwangerschaft in Einklang bringen. Man kann sicher von einer Doppelbelastung für traumatisierte Frauen und ihre Partner oder Partnerinnen sprechen, die von professionellen Kräften unbedingt berücksichtigt werden muss, um die Schwangerschaft sensibel zu begleiten.

8 Auswirkungen auf die Geburt

Die Geburt ist bei den meisten schwangeren Frauen mit Ängsten und Befürchtungen verbunden. Selbst unter günstigsten Voraussetzungen wird die Geburt für eine Gebärende häufig zu einer Grenzerfahrung. Traumatisierte schwangere Frauen erleben eine Geburt jedoch oftmals deutlich emotional belastender als nicht traumatisierte Frauen [80]. Denn eine Geburt wird häufig als ein körperlicher Vorgang erlebt, der ebenso wie die Situation, die das Trauma verursachte, mit einem Kontrollverlust einhergeht – und mit Gefühlen von Hilflosigkeit und Handlungsunfähigkeit. Das ist schwer auszuhalten und nicht selten kämpfen traumatisierte Frauen unter der Geburt darum, die Kontrolle über ihren Körper und die Situation zu behalten.

Wir Fachkräfte erwarten von den Frauen im Kreißsaal, dass sie uns ihr Vertrauen schenken. Wir vergessen dabei aber oft, dass ein Trauma in vielen Fällen im Zusammenhang mit einem extrem bedrohlichen Vertrauensbruch steht. Wir sollten uns daher bewusstmachen, wie schwierig es für Frauen mit Gewalterfahrung ist, sich gerade in einer solchen existentiellen Ausnahmesituation, in der sie sich mehr oder weniger hilflos ausgeliefert fühlen, auf eine ihr unbekannte Person zu verlassen. Es ist für uns Fachkräfte wichtig zu wissen, dass der Geburtsvorgang an sich und die ihn begleitenden medizinischen Maßnahmen angefüllt sind mit möglichen Triggerreizen und Flashbacks, die Dissoziationen und Retraumatisierungen auslösen können.

Stressfaktor Geburtsposition Eine Gebärende sollte grundsätzlich – soweit keine medizinischen Gründe dagegensprechen – frei wählen können, ob sie ihre Wehen aufrecht, liegend oder sitzend verarbeitet. Aus unterschiedlichen Gründen kann es aber dazu kommen, dass eine Gebärende auch körperliche Haltungen einnehmen muss, die traumatisierte Frauen triggern und dadurch zusätzlichen emotionalen Stress oder gar einen Flashback auslösen können. So kann es beispielsweise vorkommen, dass die Lagerung in Steinschnittlage zur Durchführung einer operativen Geburtsbeendigung, das Festhalten der Beine oder der Handgriff nach Kristeller notwendig sind, alles Positionen und Handlungen, die stark die Abhängigkeit von anderen Personen betonen [80]. Beim Handgriff nach Kristeller drückt die Hebamme oder der Arzt bzw. die Ärztin synchron zu den Wehen mit großer Kraft auf den Fundus, also den oberen Rand der Gebärmutter, um den Austritt des kindlichen Kopfes zu beschleunigen. Von Frauen wird dieser Vorgang meist als sehr schmerzhaft, sogar traumatisch erlebt. Es lässt sich aber vorher nicht sagen, welche Position besonders triggert, das kann ebenso die Rückenlage oder der Vierfüßlerstand sein. Doch je weniger einer Frau das Recht zugestanden wird, über ihre Gebärhaltung mit zu entscheiden, desto mehr verliert sie die Kontrolle. Daher sollten geburtshilflich tätige Personen die Gebärende nach Kräften motivieren, die Position zu finden, in der sie sich am ehesten wohl fühlt.

Untersuchungen im Genitalbereich Bei der Geburt steht der mütterliche Genitalbereich im wahrsten Sinne des Wortes im Blickpunkt. Unter der Geburt kommt es zu vaginalen Untersuchungen, unter Umständen sind vaginale Eingriffe bei Komplikationen notwendig, beispielsweise eine Untersuchung mit dem Spekulum-Instrument. Zur Ableitung der kindlichen Herztöne muss vielleicht eine Elektrode am Köpfchen des Ungeborenen befestigt oder etwas Blut aus dessen Kopfhaut entnommen werden, um besser einschätzen zu können, wie es dem Baby geht. Es kann auch zu anderen invasiven Interventionen, wie Blasenkatheter, Spritzen oder Infusionen, kommen. Diese – wenn sie fachlich angezeigt sind, durchaus sinnvollen – Maßnahmen bedeuten für Frauen, die (sexualisierte) Gewalt erlebt haben, jedoch enormen Stress und verstärken unter Umständen das Gefühl ihrer Hilflosigkeit. Sie erleben solche Eingriffe möglicherweise nicht als hilfreich, sondern im Gegenteil als Übergriff – und die Hebamme als Täterin. Daher wird ihre Amygdala aktiviert und die bereits beschriebene Notfallreaktion ausgelöst. Gebärende, die unter der Geburt einen erhöhten Stresslevel haben, werden wahrscheinlich häufiger mit Hilfe von Saugglocke, Zange oder Kaiserschnitt entbunden. Obwohl es hierzu unterschiedliche Studienergebnisse gibt, ist unbestritten, dass Geburten per Saugglocke oder Zange von gebärenden Frauen in der Regel als sehr schmerzhaft empfunden werden. Dadurch steigt die Gefahr einer Retraumatisierung. Nach oralen Gewalterfahrungen können bei Gebärenden zudem Atemschwierigkeiten auftreten [80].

Sensible Kommunikation Hebammen, Ärztinnen und Ärzte sprechen Gebärenden unter der Geburt häufig Mut zu, vor allem wenn diese Anzeichen von Erschöpfung oder Verzweiflung zeigen. Vielleicht haben Sie selbst schon in bester Absicht zu einer Gebärenden gesagt: Es ist gleich vorbei! Versuchen Sie, sich zu entspannen. Oder: Keine Sorge, ich tue Ihnen nichts. Oder bei einer Untersuchung: Das kann gar nicht wehtun. Stellen Sie die Beine nur weit auf! Sicher war Ihnen dabei nicht bewusst, dass es sich dabei um die gleichen Sätze handelt, die Frauen oft hören, wenn sie sexuell missbraucht werden – und dass sie solche Sätze mit ihrem Trauma bzw. mit dem Täter in Verbindung bringen. Und in der Folge dissoziiert die Gebärende oder erlebt eine Retraumatisierung. Die Fachkräfte können nicht wissen, was eine Frau gehört oder erlebt hat. Doch wir können versuchen, in einer frauenfreundlichen Sprache mit der Gebärenden zu sprechen, die sie in ihrer Wahrnehmung bestätigt. Zum Beispiel: „Ich merke, dass Ihnen die Untersuchung wehtut, sollen wir unterbrechen?“

Mehr praktische Tipps für eine sensible Kommunikation finden Sie in Kapitel Kap. 12.2.

Einsatz von Schmerzmitteln Geburten werden von traumatisierten Frauen insgesamt als schmerzhafter erlebt, einige Frauen wünschen sich daher dringend Schmerzmittel, andere befürchten hingegen, dadurch erst recht die Kontrolle zu verlieren oder gar einen Flashback zu erleben.

Geburtsdauer Es lassen sich dazu keine allgemeingültigen Aussagen treffen. Die Geburt kann protrahiert verlaufen, es ist aber auch möglich, dass es durch die Ausblendung und Nicht-Wahrnehmung von Schmerzen zu Sturzgeburten kommt [31].

Aufmerksamkeit schenken Die Frauen, die infolge eines Traumas vielleicht verlernt haben, ihre eigenen Bedürfnisse zu spüren, können entweder dadurch auffallen, dass sie unter der Geburt ungewöhnlich viel Aufmerksamkeit fordern (in Geburtsberichten findet sich dann manchmal der Eintrag: unkooperative Gebärende) oder im Gegenteil überhaupt keine Bedürfnisse äußern. Diese Frauen werden im Kreißsaal von Fachkräften oft zu wenig beachtet – obwohl gerade sie dringend unserer Unterstützung bedürfen.

8.1 Der geplante Kaiserschnitt (Sectio)

Etwa ein Drittel aller Kinder in Deutschland wird per Kaiserschnitt geboren. Die Gründe dafür sind vielfältig. Die meisten Frauen erhoffen sich von einem Kaiserschnitt eine leichtere und sichere Geburt. Da die natürliche, also die vaginale Geburt häufig mit Ängsten verbunden ist, scheint die operative Methode vielen Gebärenden als der einfachere Weg:

- **Planbarer Zeitpunkt.** Die Schwangere muss nicht tage- oder wochenlang darauf warten, dass die Wehen (endlich) einsetzen. Und das vielleicht noch an einem öffentlichen Ort, wie zum Beispiel im Büro oder Supermarkt.
- **Schnelle Geburt.** Morgens ins Krankenhaus fahren, kurz operiert werden und spätestens gegen Mittag mit dem Kind auf dem Arm ausruhen zu können – das hört sich sehr viel einfacher an als die Aussicht auf stundenlange Wehen.
- **Schmerzfreie Geburt.** Eine gute Betäubung, im Idealfall eine Spinalanästhesie, verspricht eine schmerzfreie Geburt bei vollem Bewusstsein. Das klingt angenehmer als die lediglich angestrebte Schmerzerleichterung bei einer vaginalen Geburt.
- **Keine Ohnmacht.** Die Frau kennt bereits vor der Geburt den genauen Ablauf der Geburt. Die Häufigkeit von Kaiserschnitten gibt vielen Schwangeren ein Gefühl von Sicherheit, was ihre Angst mindert, den körperlichen Vorgängen bei der Geburt hilflos ausgeliefert zu sein [46].

Sicher gibt es noch weitere individuelle Gründe, die Frauen zu einem Kaiserschnitt motivieren, die hier nicht aufgeführt sind. Die Ängste vor der Geburt können individuell sehr stark ausgeprägt sein und eine operative Geburt zunächst als sinnvolle Lösung erscheinen lassen. Fachkräfte wissen aber, dass die Realität im Zusammenhang mit einem Kaiserschnitt häufig anders aussieht:

- Ein geplanter Kaiserschnitt wird zwar in der Regel auf einen Tag etwa eine Woche bis zehn Tage vor dem errechneten Geburtstermin festgelegt. Dennoch kann es sein, dass die Wehen bereits früher einsetzen und die Frau von der Geburt überrascht wird.
- Die Operation dauert in Regel nicht länger als ungefähr 45 Minuten. Allerdings kann es vorher zu langen Wartezeiten kommen, da eine geplante Sectio kein Notfall ist und dringende Operationen vorgezogen werden. Manchmal wird der Operationstermin auch aus organisatorischen Gründen gänzlich verschoben. In der Regel ist der Krankenhausaufenthalt nach einer Sectio länger als nach einer komplikationsfreien vaginalen Geburt, bei der die Mutter schon einige Stunden später das Krankenhaus wieder verlassen kann.
- Während der Operation wird für eine gute Anästhesie der Frauen gesorgt. Es gibt jedoch Frauen, die dennoch etwas fühlen und das als sehr schwierig empfinden. Bei vielen Frauen mit Sectio ist die Zeit nach der Geburt von Schmerzen geprägt, denn ein Kaiserschnitt ist eine größere Bauchoperation, die in der Regel mit Beschwerden einhergeht. Auf der Wochenstation erfolgt selbstverständlich eine Schmerzmedikation. Diese ist allerdings selten 100-prozentig. Hinzu kommt, dass die Beweglichkeit der Mütter durch die Operationswunde und die Schmerzen oft über einen längeren Zeitraum eingeschränkt ist.
- Der Kaiserschnitt ist eine Routine-Operation, dennoch besteht dabei, wie bei jeder Operation, immer das Risiko, dass es zu verschiedenen und teilweise gefährlichen Komplikationen kommen kann.

8.1.1 Ohnmachtsgefühle und Kontrollverlust

Ein geplanter Kaiserschnitt ist häufig der Versuch, die Unwägbarkeiten einer natürlichen Geburt zu vermeiden und eine Antwort auf die mit der Geburt verbundenen Ängste zu finden. Es gibt Frauen, die berichten, dass ein Kaiserschnitt für sie die richtige Entscheidung war und er ihnen die Geburt erleichtert hat. Es darf aber nicht vergessen werden, dass für viele Frauen, insbesondere für traumatisierte Frauen, der vermeintlich leichtere Weg der schwerere ist. Denn viele machen sich nicht bewusst, dass sie ihre Angst vor dem Gefühl, hilflos ausgeliefert zu sein und die Kontrolle über den eigenen Körper zu verlieren, bei einem operativen Eingriff mit hoher Wahrscheinlichkeit ebenfalls erleben werden.

Die OP: Eine beängstigende Situation Sie werden nur mit einem offenen OP-Hemdchen bekleidet in einen sterilen, kalten Raum gebracht und auf einem Operationstisch fixiert. Vom Personal sehen sie nicht mehr als Mundschutz und Operationshaube. Selbst ihre Begleitperson, die mit in den Operationssaal kommen darf, ist steril vermummt. Vor dem Sichtfeld hängen Tücher, damit die Gebärende das Operationsfeld nicht sehen kann. Sie weiß, dass an ihrem Bauch „gearbeitet" wird, und spürt vielleicht ein schmerzfreies Ruckeln und Reißen. Da sie bei Bewusstsein ist, wird sie sich angespannt fühlen und fragen: Wird alles gut gehen? Wird das Kind gesund auf die Welt kommen? Wir können uns alle vorstellen, dass diese Situation von der Gebärende nicht als eine Zeit erlebt wird, die von Handlungsfähigkeit und Kontrolle, sondern von Ohnmacht und Abhängigkeit geprägt ist. Für traumatisierte Frauen eine besonders schwierige Situation, die zu einer Retraumatisierung führen kann.

Hilflosigkeit nach der Entbindung Nach der Entbindung wird eine Frau mit Sectio in den ersten Stunden beim Aufsetzten und Umdrehen ebenfalls auf Hilfe angewiesen sein. Die wenigsten Frauen sind anschließend wieder so fit, dass sie sich oder ihr Kind auf der Wochenstation selbst versorgen können. Die meisten Frauen brauchen in den ersten Tagen Hilfe beim Aufstehen und Waschen und nehmen das Essen lieber im Bett als im Speiseraum ein. Die Neugeborenen sind oft in den ersten ein bis zwei Nächten im Säuglingszimmer untergebracht, weil die Mütter ihr Kind nicht aus eigner Kraft aus dem Bettchen heben können, wenn es weint. In manchen Fällen ist es möglich, dass eine Begleitperson mit der jungen Mutter in einem sogenannten Familienzimmer untergebracht werden kann. Das hängt aber von der aktuellen Belegung im Krankenhaus und den finanziellen Möglichkeiten der Patientin ab. Die Unterbringung in einem Familienzimmer ist keine Krankenkassenleistung, sondern die Mehrkosten müssen privat gezahlt werden. Die Anwesenheit des Kindsvaters oder der Partnerin bedeutet auch nicht unbedingt eine Entlastung: Viele traumatisierte Frauen erfahren gerade in der aktuellen Beziehung Gewalt. In einem solchen Fall wird ein gemeinsamer Klinikaufenthalt schnell zu einer zusätzlichen Belastung.

Zusatzinfo

Wenn wir Fachkräfte Frauen, die über eine Sectio nachdenken, beraten, sollten wir alle Aspekte, die ein geplanter Kaiserschnitt mit sich bringt, in unsere Überlegungen einbeziehen. Das gilt für alle Frauen, besonders aber für Frauen, die in ihrem Leben mit Ohnmacht und Hilflosigkeit in einem traumatisierenden Maß konfrontiert waren.

Wer mehr über die Gefühle, Verletzungen und Erfahrungen von Frauen, die durch einen Kaiserschnitt entbunden haben, erfahren wollen, empfehle ich den Film: *Meine Narbe – Ein Schnitt ins Leben* von Mirjam Unger und Judith Raunig (NGF Geyrhalterfilm). Ein sehr einfühlsamer Film, der deutlich macht, was diese Operation für eine Frau und junge Mutter bedeuten kann.

8.2 Das Trauma der Geburt

Neben Gewalt und Vernachlässigung kann auch eine Geburt die Ursache für ein Trauma sein. Das ist aus unterschiedlichen Gründen möglich:

Existenzielle Krise der Mutter Die Geburt eines Kindes stellt für die Mutter (und nicht selten auch für die Begleitpersonen) häufig eine existentielle Krise dar. Vor allem die erste Geburt ist eine Reise ins Ungewisse, keine Frau weiß genau, was auf sie zukommt. Häufig stellt sie sich die kaum zu beantwortende Frage: Schaffe ich das? Ist mein Körper überhaupt dazu fähig, das Kind auf die Welt zu bringen?

Geburtsvorbereitungskurse und Ratgeber können nur ungenügend auf das vorbereiten, was auf die Gebärende bei der Geburt zukommt. Für die Schmerzen und das bedrohliche Gefühle der Situation hilflos ausgeliefert zu sein, hat sie in der Regel (noch) keine Bewältigungsstrategien. Viele glauben unter der Geburt, dass sie die Wehen und die damit verbundenen Schmerzen nicht länger aushalten können. Viele Mütter beschreiben das, was bei einer Geburt passiert, später als Urgewalt. „Ich dachte, es zerreißt mich" oder „Ich dachte, das überlebe ich nicht!" sind typische Aussagen für das Ausmaß an existenzieller Bedrohung, die viele Frauen unter der Geburt erleben. Diese Empfindungen können bereits ausreichen, um eine Geburt zu einem traumatischen Erlebnis werden zu lassen.

Existenzielle Krise des Säuglings Häufig wird eine Geburt von der Angst der Mutter, aber auch der Begleitperson um das Wohl des Säuglings begleitet. Kommt es zu Komplikationen, zum Beispiel, weil die Herztöne des Ungeborenen deutlich abfallen, zeigt sich auch das Fachpersonal besorgt. Das kann die Angst der Gebärenden noch verstärken. Unter Umständen folgen medizinische Interventionen, wie die intravenöse Gabe von Wehenhemmern, Umlagerungen oder eine Mikroblutentnahme aus der kindlichen Kopfhaut. Es kann zu einer schwierigen Schulterentwicklung (Schulterdystokie) oder anderen Komplikationen kommen, die Hebammen und Ärztinnen oder Ärzte in Anspannung und Unruhe versetzen, die sich meist auch auf die werdende Mutter übertragen. Gelingt dem Neugeborenen nicht gleich die Anpassung an die neue Umgebung, kommt es oft zu einer vorübergehenden Trennung von der Mutter, da das Kind in einem anderen Raum mit Sauerstoff versorgt und medizinisch betreut werden muss. Die Eltern können in solchen Situationen die Gefahr, in denen ihr Kind schwebt, nicht einschätzen – und fürchten um dessen Leben.

Frühgeburten und andere Komplikationen
Im Falle einer Frühgeburt ist in der Regel eine Trennung von Mutter und Kind notwendig. Die Mutter kommt auf die Wochenstation und kann meist nach einigen Tagen nach Hause, während das Baby häufig über mehrere Wochen oder Monate auf der Intensivstation verbleibt. Die sehr klein geborenen Kinder wirken ungeheuer verletzlich und zerbrechlich, liegen in einem Inkubator, der sie noch zierlicher wirken lässt, und sind an Infusionsschläuche und Monitore angeschlossen. Die Eltern fürchten um das Leben ihres Kindes und befinden sich über einen langen Zeitraum in einer unsicheren Lebenssituation. Sie schwanken oft zwischen Hoffnung und Ängsten, wenn es zu neuen Komplikationen kommt. Auch bei reifgeborenen Kindern ist manchmal eine Verlegung in die Kinderklinik notwendig, was die Eltern in große Sorge versetzt. Für traumatisierte Frauen kann eine solche Situation besonders belastend sein. Dazu kommt, dass selbst eine zeitlich weniger lange Trennung ohne lebensbedrohende Umstände den Bindungsaufbau empfindlich stören und Folgen für Eltern und Kind haben kann.

Mangel an Empathie und Gewalt durch Fachkräfte Durch die unachtsame Betreuung der Mutter durch die beteiligten Fachkräfte kann die Geburt ebenfalls zu einem traumatischen Ereignis für die Mutter werden. Über das Thema, dass es im Kreißsaal gar zu psychischer und/oder körperlicher Gewalt durch Fachkräfte kommen kann, sprechen Hebammen, Geburtshelfer und Pflegepersonen auf Wochen- und Kinderstationen natürlich nicht gerne. Wenn sich das Fachpersonal jedoch wenig mitfühlend, grob oder gar gewalttätig verhält, steigt das Risiko, dass die Geburt für die Gebärende zum Trauma wird. Folgende Beispiele beschreiben, was passieren kann, wenn es Fachkräften an der nötigen Sensibilität mangelt:

- Unvorsichtige vaginale Untersuchungen ohne Vorbereitung: „Und dann hatte sie einfach ihre Finger in mir drin und es hat so weh getan!"
- Medizinische und andere Handlungen, die nicht angekündigt werden, zum Beispiel das Setzen von Injektionen und Infusionen, ohne die Betroffene vorher zu fragen.
- Ein barscher Tonfall, Anschreien: „Jetzt drücken Sie doch endlich!"
- Das Übergehen von Wünschen: „Ich wollte das nicht, aber ich bin nicht gefragt worden!"
- Fehlender Respekt vor der Intimsphäre der Frau, zum Beispiel indem Türen nicht geschlossen und Gebärende unbekleidet den Blicken Fremder ausgesetzt werden: „Die Tür stand immer offen. Mein Mann hat sie geschlossen, aber die Hebamme meinte, das müsse so sein, sonst könne sie das CTG nicht hören. Ich wusste gar nicht, wer meine Schmerzlaute alles gehört hat."
- Die Anwesenheit von mehreren unbekannten Personen unter der Geburt ohne Absprache, zum Beispiel Praktikantinnen und Praktikanten: „Plötzlich waren da ganz viele Menschen und haben mir zwischen die Beine geschaut, ich wusste nicht, wo sie plötzlich herkamen und was sie wollten!"
- Nicht selten wird im Beisein der Gebärenden **über** sie, aber nicht **mit ihr** geredet. Im schlimmsten Fall spricht das Fachpersonal über den Kopf der Gebärenden hinweg, als ob diese nur aus ihrem Unterleib bestünde.
- Es erfolgt keine persönliche Ansprache an die Gebärende, kein freundliches, Mut machendes Wort und kein Blickkontakt. So kann es zum Beispiel vorkommen, dass ein Arzt oder eine Ärztin, die wegen Komplikationen hinzugerufen werden, die Gebärende nicht einmal begrüßen und sich nur mit ihrer Vagina beschäftigen.

8.2.1 Tabuthema: Körperliche Gewalt durch Fachkräfte

Es kommt auch vor, dass Frauen unter der Geburt von Fachkräften geschlagen werden, zum Beispiel, wenn eine Gebärende emotional so außer sich gerät, dass sie mit Worten nicht mehr zu beruhigen ist. Mit einer Gebärenden umzugehen, die unter der Geburt völlig aufgelöst und erregt oder apathisch reagiert, ist für die beteiligten Fachkräfte oft sehr schwierig, denn sie sind auf die Mitarbeit der Gebärenden angewiesen, damit die Geburt gelingt. Ich habe als Hebamme selbst Geburten erlebt, bei denen die Gebärende emotional so außer sich war, dass ich nicht mehr wusste, wie ich den Kontakt zu ihr hätte herstellen können. Einmal fühlte ich mich derart hilflos, dass ich der Frau in einer solchen Situation auf den Oberschenkel schlug. Und ich weiß, dass ich nicht die Einzige bin, die in einer solchen Situation gewalttätig reagiert hat. Ich bin überzeugt, dass niemand mit Absicht diese oder andere Formen von Gewalt ausübt. Es ist vielmehr der Ausdruck von Unachtsamkeit oder nachlassender Aufmerksamkeit, von Unsicherheit und Überforderung.

Wenn wir das Thema Trauma und Geburt betrachten, müssen wir Fachkräfte in der Geburtshilfe jedoch genau hinschauen und unser eigenes Verhalten reflektieren. Wir müssen unsere Haltung und unsere Arbeit überprüfen, um den uns anvertrauten Schwangeren eine fördernde Begleitung anbieten zu können. Wir tragen eine Verantwortung für die Mütter und Kinder und müssen uns so qualifizieren, dass uns andere Handlungsmöglichkeiten zur Verfügung stehen. Eine Geburt darf nicht aufgrund von Hilflosigkeit oder Überforderung des Fachpersonals zu einem traumatischen Ereignis für die Mutter werden.

Beck hat 2004 ihre Studie veröffentlicht, in der sie untersuchte, wann Mütter eine Geburt als traumatisch erleben. Das Ergebnis ist in den folgenden vier Punkten zusammengefasst [2]:

- To care for me: Was that too much to ask?
  (Ist es zu viel verlangt, wenn ich mir eine fürsorgliche Betreuung wünsche?)
- To communicate with me: Why was this neglected?
  (Warum ist die Kommunikation mit mir vernachlässigt worden?)
- To provide safe care: You betrayed my trust and I felt powerless.
  (Mein Vertrauen, dass die Geburt sicher verlaufen wird, wurde betrogen. Ich fühlte mich machtlos.)
- The end justified the means: At whose expense? At what price?
  (Der Erfolg rechtfertigt die Mittel – Auf wessen Kosten? Zu welchem Preis?)

Demnach sind die Gründe für ein Trauma unter der Geburt interpersoneller Natur. Die (fehlende) Zusammenarbeit, das (fehlende) Miteinander zwischen geburtshilflichem Personal und Gebärenden scheint der Hauptfaktor zu sein, der darüber entscheidet, ob eine Geburt als traumatisch erlebt wird oder nicht. Reed et al. kamen 2017 zu ähnlichen Ergebnissen: „Four themes were identified in the data: 'prioritizing the care provider's agenda'; 'disregarding embodied knowledge'; 'lies and threats'; and 'violation'" [104]. Neben der Interaktion zwischen Hebammen, medizinischem Fachpersonal und der Gebärenden werden in der Studie noch weitere Aspekte genannt, die traumatisierend wirken können: Die Fachkräfte sprechen der Gebärenden die eigene Körperwahrnehmung und das Wissen über ihren Körper ab und/oder äußern sich ihr gegenüber auf beängstigende Art und Weise und/oder üben direkt Gewalt aus mit dem Ziel, die Gebärende im Sinne des Personals zur Mitarbeit zu bewegen.

Zusatzinfo

Jede Frau, die ein Kind zur Welt bringt, wünscht sich Unterstützung durch kompetentes und empathisches Fachpersonal. Gebärende erwarten zu Recht eine verlässliche medizinische und menschliche Betreuung, damit sie und ihr Ungeborenes in diesem existentiellen Moment sicher und geschützt sind. Das bedeutet, dass sie das Gefühl haben können, sich fallen lassen zu können, ernst genommen zu werden und nicht als Objekt, sondern als mündiges Subjekt behandelt zu werden. Keine Frau sollte sich unter der Geburt hilflos und ausgeliefert fühlen müssen, sondern durch das Fachpersonal die Wertschätzung erfahren, die es ermöglicht, dass sie die Situation mitgestalten kann. Auch Helferinnen und Helfer können das Gefühl von Hilflosigkeit in schwierigen Situationen überwinden, in dem sie lernen, diese Situationen empathisch zu gestalten.

9 Auswirkungen auf Wochenbett und Stillzeit

Die meisten Frauen rechnen damit, dass die Zeit der Schwangerschaft und die Geburt selbst sie in hohem Maße fordern. Dann, so glauben viele, ist es geschafft – und alles ist gut. So denken häufig auch Fachkräfte, vor allem Hebammen und Geburtshelfer, die Frauen in diesen Phasen eng begleiten. Doch für die meisten Frauen ist die Zeit nach der Geburt, das Wochenbett und die Stillzeit, die Fortschreibung eines Abhängigkeitsverhältnisses, das mit der Schwangerschaft beginnt. Eine junge Mutter, die die Zeit nach der Geburt als viel schwieriger empfunden hat als die Geburt selbst, bat mich, allen anderen Müttern und Hebammen folgende Worte mit auf den Weg zu geben:

„Im Wochenbett kann man ganz schnell das Gefühl haben, verlassen und alleine zu sein. Es ist eine ganz neue Situation, in der man plötzlich 24 Stunden lang jeden Tag die Verantwortung für ein Kind hat. Das Kind hat man immer um sich und man muss rund um die Uhr Präsenz zeigen. Ich glaube, dass viele Frauen, die Gewalterfahrungen gemacht haben, deshalb lieber ungesehen bleiben. Auch in der Familie, vor dem Mann, den Angehörigen, vor allen. Egal wie es ihr selbst gerade geht, sie kann in einer schwierigen Situation nicht einfach mal weggehen, so wie sonst. Die Probleme, die sie dadurch bekommt, werden oft völlig unterschätzt."

Zusammengefasst können im Wochenbett unter anderem folgende Schwierigkeiten entstehen:

Kontrollverlust Die Bedürfnisse eines Neugeborenen bringen die Mutter in neue Abhängigkeiten. Ein Säugling benötigt eine Rund-um-die-Uhr-Betreuung, die meist von der Mutter in weiten Teilen alleine geleistet wird. Das Kind äußert seine Bedürfnisse zu jeder Tages- und Nachtzeit, sowohl überraschend als auch erwartet, und verlangt naturbedingt die sofortige Befriedigung seiner Wünsche. Wenn die Mutter ihr Kind stillt, kann sie ihren Tagesablauf gar nicht mehr selbst bestimmen. Die Mutter kann dadurch das Gefühl haben, nicht sie selbst, sondern das Kind kontrolliere ihren Tagesablauf – und ihren Körper.

(Nächtliche) Ruhestörungen Nur selten schlafen Kinder schon kurze Zeit nach der Geburt die Nacht durch. In der Regel kommt eine monate-, manchmal jahrelange Zeit von unterbrochenem Nachtschlaf auf die Eltern zu. Diese Störungen der Nachtruhe können auf zweierlei Weise zu einer Belastung werden. Einerseits sind sie Ausdruck des Kontrollverlustes. Andererseits kann es sein, dass die Mutter das während der traumatisierenden Situationen erlebt hat. Vielleicht ist der Täter in der Nacht zu ihr als Kind ins Bett gekommen? Dann kann ein abruptes Wecken auch Flashbacks auslösen. Hinzu kommt, dass die Störungen in der Nacht auf Dauer zu Schlafmangel führen, was den Stresspegel zusätzlich erhöht.

Mangelnde Privatsphäre Auf den Wochenstationen erfolgt die Unterbringung in der Regel in einem Mehrbettzimmer. Wer schon einmal im Krankenhaus war, weiß, wie gering dort die Chance auf Privatsphäre ist. Im besten Fall klopfen Personal, Besucherinnen und Besucher zwar an, selten warten sie jedoch, bis sie auch tatsächlich hereingebeten werden. Tag und Nacht gibt es ein ständiges Kommen und Gehen von Pflegepersonen, ärztlicher Visite, Reinigungspersonal und anderen Hilfskräften sowie Besucherinnen und Besuchern. In jedem Fall bietet diese Unterbringung traumatisierten Frauen keinen geschützten Raum – und damit die nötige Sicherheit. Diese Situation kann für traumatisierte Frauen sehr stressig sein und sie emotional stark unter Druck setzen.

Versagensängste und Überforderung Frauen, die unter Traumafolgen leiden, fühlen sich ihrem Körper häufig entfremdet und haben wenig Gespür für das, was sie körperlich und seelisch brauchen. In der Zeit nach der Geburt kann das leicht dazu führen, dass sich die jungen Mütter mehr abverlangen, als sie tatsächlich schon leisten können. Statt innerer Ruhe herrscht nicht selten Rastlosigkeit. Hinzu kommen Versagensängste und die Furcht vor Überforderung und/oder Kontrollverlust. Um ihre Ängste zu kompensieren, sind viele

Frauen auf eine Art und Weise aktiv, die ihnen gesundheitlich schaden kann. So laufen sie zum Beispiel trotz Dammschnitt stundenlang herum oder heben schwere Dinge. Die Folgen körperlicher Überforderung können Fieber, Rückbildungsverzögerungen, Nahtheilungsstörungen oder Stillschwierigkeiten sein. Das führt zu weiteren Einschränkungen, denn Fieber zwingt die junge Mutter ins Bett, Schwierigkeiten beim Stillen führen zu Schmerzen in der Brust und in der Folge zu noch mehr Stillproblemen.

Körperliche Trigger Geburtsverletzungen, Nahtpflege, Wochenfluss, Schmerzen und Druck im Genitalbereich: Körperliche Beschwerden, die infolge der Geburt entstehen, können das Körpergedächtnis traumatisierter Frauen triggern und Flashbacks auslösen. Auch das Gefühl, ihr Körper führe ein „Eigenleben", weil sie zum Beispiel Nachwehen und Bewegungseinschränkungen in den ersten Tagen nach der Geburt erleben, kann bei traumatisierten Müttern zu Stress oder einer Retraumatisierung führen. Häufig kommt es bei oder nach der Geburt zur Bildung von Hämorrhoiden, was besonders Frauen, die analen sexuellen Missbrauch erlitten haben, triggern kann [80].

Eine ganz „normale" Geburt

Für jede Frau stellt die Geburt ihres Kindes einen Übergang dar. Die Schwangerschaft endet und das Leben mit Kind beginnt. Wie dieser Übergang erlebt und wahrgenommen wird, ist individuell sehr unterschiedlich. Oft nehmen Gebärende die Geburt anders wahr als das begleitende Fachpersonal. Ich erinnere mich an eine Geburt, die ich als Hebamme leicht und problemlos erlebte, die von der Mutter jedoch später mit den Worten kommentiert wurde: „Das war das Schlimmste, was ich je erlebt habe!" Geburten können als heilsam oder verletzend erinnert werden, dazwischen liegt eine weite Spanne. Das geburtshilfliche Fachpersonal kann jedoch in keiner Weise beurteilen, wie eine Frau die Situation tatsächlich erlebt. Darum gilt es, achtsam mit entsprechenden Kommentaren umzugehen. Hätte ich der Frau geantwortet: „Das war doch eine ganz normale Geburt!", hätte ich ihre Wahrnehmung verneint. „Es tut mir leid, dass Sie das so erlebt haben!" ist in diesem Fall die mitfühlendere Antwort, durch die sich eine junge Mutter im Wochenbett besser unterstützt fühlen wird. Denn Fakt ist, Mütter müssen das außergewöhnliche Erlebnis Geburt in jedem Fall verarbeiten und das braucht Zeit, Ruhe und Verständnis. Zeit und Ruhe sind während des Wochenbetts eine Seltenheit. Empathie und Verständnis sind da umso mehr willkommen!

9.1 Stillen

Kaum eine Beziehung zu einem anderen Menschen hat das Potential für so tiefe Nähe wie eine Stillbeziehung. Traumatisierte Frauen haben genauso häufig wie nicht traumatisierte Frauen den Wunsch, ihr Kind zu stillen. Sie können sich diesen Wunsch auch ebenso erfolgreich erfüllen und die Stillzeit positiv erleben [23]. Es kann sogar einen Schritt zu ihrer Gesundung bedeuten. Für viele Frauen, ob traumatisiert oder nicht, ist das Stillen zu Beginn jedoch mit Schwierigkeiten verbunden: Oft sind die ersten Wochen von Schmerzen durch geschwollene oder entzündete Brüste und/oder wunde Brustwarzen begleitet. Mutter und Säugling müssen beide erst „lernen", wie die Brust zu geben und zu nehmen ist. Viele Frauen, auch viele traumatisierte Frauen, überwinden die anfänglichen Probleme jedoch und stillen ihr Kind über einen langen Zeitraum hinweg. Dennoch ist das Thema Stillen für traumatisierte oder psychisch sehr belastete Frauen häufig von ambivalenten, widersprüchlichen oder ablehnenden Gefühlen und damit von besonderen Herausforderungen begleitet, die professionellen Fachkräften bekannt sein sollten [44].

9.1.1 Probleme und Möglichkeiten

Die Frage, wie das Kind nach der Geburt ernährt wird, stellt sich bereits in der Schwangerschaft. Die Ernährung mit Muttermilch ist gesund, senkt das Allergierisiko und stärkt die Bindungsfähigkeit. Daher wird Stillen aus medizinischer Sicht gefördert, es gibt sogar das Label „Stillfreundliches Krankenhaus". Bei Schwangeren entsteht so häufig das Bild, dass gute Mütter ihren Kindern in jedem Fall die Brust geben. Traumatisierte Frauen haben oft eine veränderte Selbstwahrnehmung, zweifeln häufig an sich und stellen ihr eigenes Handeln in

Frage. Wenn sie sich nicht vorstellen können, zu stillen, nimmt ihre Unsicherheit meist noch zu, in der Folge entwickeln sie vielleicht zudem ein schlechtes Gewissen, weil sie glauben, ihr Kind nicht gut zu versorgen. Manchmal empfinden traumatisierte Frauen ihren Körper auch als Feind. Sie vertrauen ihren körperlichen Funktionen nicht, was dazu führen kann, dass sie befürchten, nicht oder nicht ausreichend stillen zu können. Kommt es dann tatsächlich zu Problemen, erleben sie ihren Körper erneut als unfähig, was ihr ohnehin geringes Selbstwertgefühl weiter negiert.

Folgende Probleme erschweren traumatisierten Frauen die Entscheidung für das Stillen:

Lebenserhaltende Ernährung Wie in der Schwangerschaft ist die Mutter beim Stillen in der Lage, die Ernährung ihres Kindes sicherzustellen. Dadurch ist sie in der Lage, seine Existenz zu sichern. Viele Mütter erfüllt dieses Gefühl mit großem Stolz und tiefer Freude. Wenn es mit dem Stillen nicht klappt oder die Milch der Mutter zur Ernährung des Kindes nicht reicht, fühlen sich viele Frauen als Versagerin und leiden darunter, dass sie ihr Kind nicht vollständig nähren können.

Emotionale Nähe durch Körperkontakt Durch die körperliche Nähe beim Stillen entsteht in der Regel auch eine tiefe emotionale Beziehung zwischen Mutter und Kind. Die beiden sind sich nah, nehmen Blick- und Hautkontakt auf, Mutter und Kind genießen diese innigen Momente. Auf diese Weise verstärkt sich die Bindung zwischen beiden. Diese große emotionale Nähe kann für traumatisierte Mütter aber auch zu einer Belastung werden, wenn sie dadurch getriggert werden [31].

Körperliche Verfügbarkeit Stillen bedeutet, dass die Mutter ihre eigenen Bedürfnisse zugunsten ihres Kindes zurückstellt. Sie steht dem Kind mit ihrem Körper zur Verfügung, das Baby bestimmt sozusagen über ihre Brüste. Für Frauen, die durch sexuelle Übergriffe traumatisiert wurden, kann diese körperliche Verfügbarkeit eine besondere Herausforderung darstellen. Besonders schwierig wird es, wenn die betroffene Frau beim Stillen Schmerzen in den Brüsten oder wunde Brustwarzen hat und sich dadurch abwehrend verhält. Kinder spüren eine solche Abwehrreaktion der Mutter und reagieren sensibel darauf, manche weinen und schreien oder verweigern gar die Brust. Bei der Wöchnerin kann so das Gefühl aufkommen, dass das sie von ihrem eigenen Kind abgelehnt wird [31].

Schamgefühle Traumata sind häufig mit dem Gefühl von Scham verbunden [31]. Stillen erfordert allerdings das Entblößen der Brust, manchmal auch in der Öffentlichkeit. Frauen, die sich für Flaschenernährung entscheiden, begründen dies häufig damit, dass sie sich nicht vorstellen können, in der Öffentlichkeit ihre Brust zu enthüllen. Im Krankenhaus gibt es meist zwei Möglichkeiten: Entweder die junge Mutter stillt in ihrem Klinikzimmer oder in einem sogenannten Stillzimmer. So oder so wird am Anfang eine Hebamme oder Pflegekraft dabei sein, um ihr dabei zu helfen. Klappt das Stillen nicht auf Anhieb, kann die Mutter leicht unter Stress geraten, denn für viele signalisiert das Weinen des Kindes: „Schnell, tu etwas, ich verhungere sonst und du bist schuld daran!" Die Frau sitzt oder liegt in dieser Situation mit freiem Oberkörper in einem kaum geschützten Raum – und fühlt Schuld und Scham. Es gibt Mütter, die in solchen Situationen aufgeben oder gar in Apathie versinken und nicht einmal mehr ihr Kind auf den Arm nehmen können.

Hat sich eine traumatisierte Mutter für das Stillen entschieden, besteht die Gefahr, dass sie dabei getriggert wird und in der Folge einen Flashback erlebt. Mögliche Auslöser können sein:

- Das Saugen an der Brust sowie schmerzhafte und wunde Brustwarzen können eine Körpererinnerung auslösen.
- Das gilt ebenso für den Milchfluss: Austretende Milch kann die Betroffene an Sperma auf dem eigenen Körper erinnern.
- Während des Stillens kann die Erinnerung an abwertende Äußerungen des Täters über die Brust aufkommen.
- Der Körperkontakt zum Baby kann unter Umständen triggern.
- Die Berührungen der Hebammen und Gesundheitskinder- und Krankenpflegenden können frühere Übergriffe ins Gedächtnis rufen.
- Neben Worten und körperlichen Berührungen können auch Gefühle, die mit dem Stillen verbunden sind, zum Beispiel das Gefühl von Kontrollverlust, Flashbacks auslösen [31].

Zusatzinfo

Selbst wenn die aktuelle Lebenssituation der Mutter stabil ist und ihr keine akute Gefahr droht, ist es möglich, dass eine traumatisierte Frau das Stillen nicht als positive Erfahrung erleben kann, weil sie diesen Vorgang emotional nicht von der früher erlebten Gewalt trennen kann. Sie empfindet dadurch die besondere Nähe zum Kind als Belastung. Es ist auch möglich, dass sie, wie andere Mütter auch, beim Stillen angenehme und lustvolle Gefühle empfindet, die sie jedoch angstvoll abwehrt, da sie diese als sexuellen Übergriff bewertet und fürchtet, selbst zur Täterin zu werden. Ein Ablehnen der Brusternährung stellt dann den Versuch da, durch die so geschaffene Distanz das Kind vor dem zu bewahren, was der Betroffenen selbst widerfahren ist.

9.2 Postpartale Depression (PPD)

Das Thema Depression ist in unserer Gesellschaft nach wie vor tabuisiert. Das betrifft auch den Zusammenhang zwischen einer Depression und (häuslicher) Gewalt sowie die sogenannte Postpartale Depression (PPD). Janz et al. beschreiben die Situation wie folgt: „So passt die PPD nicht zum Mythos einer *glücklichen Mutterschaft* bzw. einer *glücklichen Mutter*, während Partnergewalt nicht zum Beziehungs- und Familienideal gehört“ [72]. Von Fachleuten werden die beiden Themenbereiche zurzeit aus dem jeweiligen professionellen Blickpunkt untersucht und behandelt. Es wäre allerdings zum Wohle der betroffenen Frauen notwendig, eine interdisziplinäre Betrachtung voranzutreiben, da bei einer Depression im Wochenbett durchaus die Möglichkeit besteht, dass diese auch auf häusliche Gewalt zurückzuführen ist. Notwendig zum Wohle der Frauen und ihrer Familien ist eine Verknüpfung: die Gesundheitsberufe haben zwar die Depression im Wochenbett im Blick, beziehen aber die Möglichkeit der häuslichen Gewalt nicht oft genug in Betracht. Es ist für das Fachpersonal in der Geburtshilfe wichtig, sich mit dem Thema Postpartale Depression intensiver zu beschäftigen.

9.2.1 Was ist eine Depression?

Unter einer Depression versteht man „Störungen, die durch einen Zustand deutlich gedrückter Stimmung, Interesselosigkeit und Antriebsminderung über einen längeren Zeitraum gekennzeichnet sind“ [26]. Bei einer Depression leiden die Betroffenen häufig zusätzlich unter verschiedenen körperlichen Beschwerden, das können zum Beispiel Verdauungsbeschwerden, Muskelverspannungen, Kopfschmerzen oder Sehstörungen sein. „Depressive Menschen sind durch ihre Erkrankung meist in ihrer gesamten Lebensführung beeinträchtigt. Es gelingt ihnen nicht oder nur schwer, alltägliche Aufgaben zu bewältigen, sie leiden unter starken Selbstzweifeln, Konzentrationsstörungen und Grübelneigung. Depressionen gehen wie kaum eine andere Erkrankung mit hohem Leidensdruck einher, da diese Erkrankung in zentraler Weise das Wohlbefinden und das Selbstwertgefühl von Patienten beeinträchtigt“ [26]. Neben weiteren Faktoren scheint es so zu sein, dass chronischer Stress das Auftreten einer späteren Depression begünstigt. Betroffene haben auch zwei bis dreimal häufiger ein frühes Verlusterleben erlitten als gesunde Menschen. Frauen sind häufiger als Männer von Depressionen betroffen, die Gründe, so vermuten Experten, liegen in der unterschiedlichen psychischen und sozialen Situation der Geschlechter [26]. Unterschieden werden unterschiedliche Schweregrade einer Depression, von einem vorübergehenden Stimmungstief bis hin zur Psychose.

9.2.2 Der Babyblues

In den letzten Jahren rückt die Postpartale Depression immer mehr in das Blickfeld von Fachleuten. Das ist auch dringend erforderlich, wenn man sich die Häufigkeit und die Auswirkungen anschaut, mit der diese spezielle Form der Depression auftritt. 50 bis 80 % aller Frauen bekommen wenige Tage nach der Geburt einen **Babyblues**, der meist nach wenigen Stunden oder Tagen von alleine wieder verschwindet. Vor allem, wenn die Wöchnerin die sensible Unterstützung durch das familiäre Umfeld und das betreuende Fachpersonal erhält, lassen die Symptome in der Regel nach kurzer Zeit wieder nach. Dieses Stimmungstief ist nicht behandlungsbedürftig, kann aber schleichend in eine PPD übergehen. Als Auslöser für den Babyblues werden die Umstellung auf den neuen Lebensabschnitt, die Übernahme der Verantwortung für ein neues Leben sowie die hormonellen Veränderungen nach der Geburt betrachtet. Begünstigt wird der Babyblues auch durch operative Geburtsbeendigungen und das damit oft einhergehende Gefühl der Betroffenen, etwas „verkehrt" gemacht zu haben. Zeitlich fällt eine PPD oft mit dem Milcheinschuss und den häufig damit verbundenen Stillproblemen zusammen. Ich finde die Beschreibung „himmelhoch jauchzend, zu Tode betrübt" sehr passend für diesen Zustand, denn Wöchnerinnen erleben in dieser Zeit ein Wechselbad der Gefühle. Viele Hebammen kennen diesen Zustand aus Erfahrung. Wenn sie junge Mütter fragen: „Wie fühlen Sie sich heute?", antworten viele mit Tränen in der Stimme: „Eigentlich geht es mir gut. Gerade war ich noch so glücklich, aber jetzt bin ich so traurig."

Typische Symptome für einen Babyblues können sein:

- Die Frauen fühlen sich müde und energielos.
- Sie reagieren empfindlich und haben Stimmungsschwankungen.
- Sie sind leicht reizbar.
- Sie weinen häufig scheinbar grundlos.
- Sie finden nur schwer zur Ruhe und in den Schlaf.
- Die Konzentrationsfähigkeit ist eingeschränkt.
- Sie verlieren den Appetit.
- Sie sind sehr ängstlich.

9.2.3 Die Postpartale Depression

Dauern diese Symptome über einen längeren Zeitraum an, kann das ein Anzeichen dafür sein, dass ein nicht behandlungsbedürftiges Stimmungstief in eine Postpartale Depression übergeht. Hebammen und andere Fachkräften der Geburtshilfe sollten bei der Begleitung von Familien darauf achten. Unter der Postpartalen Depression versteht man eine psychische Reaktion, die circa 10 bis 15 % aller Frauen nach einer Geburt betrifft und die behandlungsbedürftig ist [119]. Der Beginn einer PPD liegt oft in den ersten Wochen post partum, kann aber auch jederzeit im ersten Lebensjahr des Kindes auftreten. Der Beginn einer PPD ist häufig mit Müdigkeit und scheinbar grundloser Traurigkeit verbunden. Weitere Symptome, die auch vom jeweiligen Schweregrad einer PPD abhängen, können sein:

- Interessenverlust
- Antriebsmangel
- gedrückte, depressive Stimmung
- verminderte Konzentration und Aufmerksamkeit
- vermindertes Selbstwertgefühl und Selbstvertrauen
- Schuldgefühle und Gefühle von Wertlosigkeit
- negative und pessimistische Zukunftsperspektiven
- Suizidgedanken, erfolgte Selbstverletzung oder Suizidhandlungen
- Schlafstörungen
- verminderter Appetit [26].

Finden sich in der Anamnese einer jungen Mutter depressive oder andere psychische Erkrankungen, ist das Risiko für eine Depression im Wochenbett erhöht. Weitere Ursachen können traumatische Erlebnisse in der Vergangenheit oder auch traumatische Geburten sein. Begünstigend für das Entstehen einer PPD scheinen auch fehlende psychosoziale Unterstützung, sozioökonomische Faktoren, instabile Partnerschaften, Vernachlässigung in der Kindheit und hohe Stressbelastung in der Schwangerschaft zu sein [119].

Zusatzinfo

Eine Postpartale Depression muss behandelt werden und gehört in die entsprechend fachlichen Hände von Psychotherapeuteninnen und -therapeuten und von Fachärztinnen und -ärzten. Schwierig ist allerdings, dass Patientinnen nicht gerne über diese Erkrankung sprechen. Gerade im Wochenbett glauben viele junge Mütter (und ihr Umfeld), sie müssten besonders glücklich sein, weshalb es vielen schwerfällt zuzugeben, dass sie eher tieftraurig sind. Sie suchen häufig den „Fehler" bei sich selbst und denken, sie hätten als Mutter versagt, Schuldgefühle und Scham sind die Folge.

10 Auswirkungen auf die Beziehung zum Kind

Die Entwicklung einer Beziehung zwischen Mutter und Kind beginnt bereits in der Schwangerschaft. Beide Elternteile verbinden mit dem Kind bereits vor der Geburt Vorstellungen, wie es aussehen wird, welchen Charakter es haben wird und was sie alles mit ihrem Kind in Zukunft unternehmen werden. Sie haben die Hoffnung, dass es ein „gutes und erfolgreiches Leben" führen wird – wie auch immer das im Einzelnen aussehen mag. Sie machen sich schon Sorgen und fragen sich, ob es gesund sein wird oder welche Probleme die Tochter oder der Sohn einmal haben wird. Sie fragen sich auch, ob sie als Eltern den Herausforderungen, die damit verbunden sind, gewachsen sein werden.

Erwartungen der Eltern Spätestens mit der Information, ob das Kind im Mutterleib ein Mädchen oder Junge ist, beginnen sich in den Köpfen der meisten Eltern unwillkürlich Bilder zu formen, was das Geschlecht für das Kind und die Familie bedeutet. Es ist ein Klischee und dennoch sehen viele Eltern beim Blick in die Zukunft den ungeborenen Jungen später einmal Fußball spielen und das Mädchen mit niedlichen Zöpfen und in hübschen Kleidchen. Eine schwangere Frau berichtete mir einmal von ihrer Ultraschalluntersuchung, bei der festgestellt worden war, dass sie statt eines Mädchens einen Jungen erwartete – und brach dabei in Tränen aus. „Verstehen Sie mich nicht falsch", sagte sie, „ich freue mich auf den Jungen, aber ich habe gerade eine Tochter verloren!" Dieses Beispiel macht deutlich, wie stark die Vorstellungen, die Eltern von ihrem Kind bereits während der Schwangerschaft entwickeln, die Erwartungen an das Leben mit ihrem Kind prägen.

Zwiegespräche der Eltern mit dem Kind im Mutterleib, die Wahrnehmung seiner Bewegungen, aber auch Vorsorge- oder Ultraschalluntersuchungen können die Kontaktaufnahme mit dem Kind fördern. Schlenske spricht von einem „emotionalen Dialog zwischen Mutter und Ungeborenem" [113]. Durch die Ultraschallbilder des Ungeboren können Eltern ihr Kind sehen und ihre bis dahin eher noch abstrakte Vorstellung wird realer. Viele Eltern berichten, dass die Ultraschallbilder ihre Fantasie beflügeln und die Erwartungen, die sie an ihr Kind und das Leben stellen, konkreter werden lassen. Gerade die Partner und Partnerinnen der Mütter berichten, dass ihnen durch diese Bilder der Aufbau einer Beziehung zum Ungeborenen leichter fällt.

Erwartungen an die Mutterschaft Die Beziehung, die werdende Mütter zu ihrem ungeborenen Kind entwickeln, kann durch negative innere Bilder, äußere Umstände und Stress beeinträchtigt werden. Die Auseinandersetzung mit der zukünftigen Mutterrolle kann ihre Vorstellungen von einem zukünftigen Leben und damit die Beziehung zum Kind stark prägen. Die Mutterschaft ist eine neue Lebenserfahrung, für die es noch keine festgelegten Vorstellungen, keinen Leitfaden und keine Bewältigungsstrategien gibt. Um sich ein Bild von sich selbst als Mutter machen zu können, setzen sich schwangere Frauen in der Regel automatisch mit den Erfahrungen auseinander, die sie mit ihren eigenen Müttern gemacht haben, und vergleichen sich mit diesen. Was für eine Mutter hatte ich? Wurde ich von ihr geliebt, geschützt und gefördert? Oder war meine Mutter in den wichtigen Momenten meines Lebens nicht für mich da? Hatte ich in der Kindheit vielleicht vor allem das Gefühl, alleine und schutzlos gewesen zu sein? Diese Fragen beschäftigen viele Frauen auf der Suche nach ihrer neuen Identität als Mutter.

Hat die werdende Mutter an ihrer eigenen Mutter ein gutes Vorbild, kann sie sich daran orientieren und entsprechend eine eigene positive Haltung zur Mutterschaft entwickeln. Wurde sie von ihrer Mutter jedoch vernachlässigt oder gar misshandelt, fehlt ihr dieses positive Vorbild. Bestenfalls kann eine werdende Mutter dann eine Idee entwickeln, wie sie als Mutter **nicht** sein will. In der Beratung höre ich häufig Sätze wie „Anders als meine Mutter werde ich mein Kind nicht schlagen!" oder „Ich will alles besser machen, meine Mutter war nie für mich da!"

Der Vater als positives oder negatives Vorbild ist in dieser inneren Auseinandersetzung natürlich auch von Bedeutung. Wie er seine Rolle als Elternteil ausgefüllt hat, ob er seinem Kind gegenüber fürsorglich war oder es vernachlässigt hat, beeinflusst ebenfalls das Bild, dass sich eine werdende Mutter von sich als Mutter macht. Frauen, die keine oder ungenügende Rollenvorbilder in ihren eigenen Eltern haben, können häufig zwar sehr genau sagen, was sie als Mutter **nicht** machen wollen, es fällt ihnen allerdings schwer auszudrücken, wie sie stattdessen ihre Mutterrolle ausfüllen möchten. In der Praxis erlebe ich dann häufig, dass sich diese Frauen sehr hohe Ziele setzen: Sie wollen **immer** für das Kind da sein, **immer** die Bedürfnisse des Säuglings über die eigenen stellen, **immer** geduldig, aber **nie** ungehalten sein oder laut werden und ihr Kind **nie** jemand anderem überlassen, um mal eine Pause zu machen. Diese Frauen legen die Latte ihrer Erwartungen an sich sehr hoch, wodurch ein immens hoher Druck entsteht. Für traumatisierte Frauen, die ohnehin unter einer hohen Stressbelastung stehen, bedeutet das eine zusätzliche psychische Belastung, die die Beziehung zu ihrem Kind bereits im Mutterleib negativ beeinflussen kann.

Selbstzweifel traumatisierter Mütter Um zu verstehen, wie ein traumatisches Erlebnis die Beziehung zwischen Mutter und Kind belasten kann, ist es wichtig, die Auswirkungen von Traumafolgen zu kennen. Infolge eines Traumas wandelt sich in der Regel die Wahrnehmung einer Betroffenen von sich selbst als Person. Riedesser spricht in seiner Definition von Trauma von einem veränderten **Selbstbild**. Damit meint er, dass das Selbstwertgefühl und das Vertrauen in die eigene Person und in die eigenen Fähigkeiten nach dem traumatisierenden Ereignis ein vollkommen anderes ist als zuvor [38]. Anstelle von Zuversicht und dem grundsätzlichen Gefühl „Das schaffe ich“ herrschen Ängste und Zweifel. Das bleibt nicht ohne Auswirkungen auf die Beziehung zum Kind.

Das neue Leben mit Kind ist voller „Premieren“: Das erste Mal mit einem Baby in einem öffentlichen Verkehrsmittel oder Auto fahren, das erste Mal mit einem Baby duschen, aufräumen, spazieren gehen, einkaufen oder verreisen. Diese Premieren sind für unbelastete Mütter schon aufregend und stellen wichtige Entwicklungsschritte in der neuen Lebensphase dar. Frauen, die in ihrer Wahrnehmung von sich selbst jedoch tief erschüttert wurden, erleben diese Herausforderung anders: Sie werden dabei von Zweifeln und Ängsten und dem Gefühl begleitet, dass sie scheitern werden. Sie vertrauen ihren Fähigkeiten weniger als unbelastete Mütter und darauf, dass sie **spüren** werden, wenn etwas nicht stimmt. Kürzlich schilderte mir eine mehrfache Mutter, dass sie bei ihrer vier Monate alten Tochter eine App nutze, die sie an die Essenszeiten erinnere, denn sie wisse nicht, ob ihr Kind, wenn es weine, Hunger habe. Sie fühlte sich in vielen Situationen unsicher und ließ sich daher auch leicht durch Dritte verunsichern. So fuhr sie ihr Baby, das viel weinte, häufig im Kinderwagen spazieren, um es zu beruhigen. Als ihr die Kinderärztin sagte, sie verwöhne ihr Kind, und riet, sie solle das Kind besser im Bett zum Schlafen bringen, stellte die Mutter ihr Handeln sofort in Zweifel. Traumatisierte Mütter geben sich aus Selbstzweifeln auch häufig die Schuld, wenn etwas nicht klappt, zum Beispiel, wenn ein Kind viel weint. Sie glauben, als Mutter zu versagen, was dann Schamgefühl auslöst: Sie halten ihr Empfinden und Handeln für falsch. Da sie die überhöhten Erwartungen an sich selbst nicht erfüllen können, fühlen sie sich schuldig und sind wütend, was sich zunächst gegen sie selbst, aber auch gegen den Säugling richten kann.

Folgen eines erhöhten Stresslevels Das permanent hohe Erregungsniveau traumatisierter Frauen führt zu einer erhöhten Ausschüttung von Stresshormonen, die auch das ungeborene Kind zu spüren bekommt. Säuglinge, die in der Schwangerschaft einem hohen mütterlichen Stressniveau ausgesetzt waren, sind häufig unruhiger. Nach der Geburt sind alle Neugeborenen darauf angewiesen, dass ihnen Sicherheit vermittelt wird: je ruhiger die Bezugsperson, desto ruhiger das Kind. Kinder, die während der Schwangerschaft vermehrt Stress ausgesetzt waren, stellen durch ihre Unruhe erhöhte Fürsorgeanforderungen an die Eltern. Da traumatisierte Mütter aber auch nach der Geburt ein erhebliches Erregungsniveau haben, können sie diese Anforderung vielleicht weder gut erfüllen noch aushalten. Im Gegenteil, das häufige Weinen und Schreien des Kindes führt zu einer Übererregung der Mutter, was die Unruhe des Säuglings verstärkt, da seine Bedürfnisse nicht befriedigt werden [31].

Der Stress traumatisierter Mütter zeigt sich auf unterschiedliche Weise. Die einen zeigen typische Symptome einer Notfallreaktion, bei der die Herz- und Atemfrequenz ansteigen und Schweißausbrüche und körperliche Unruhe die Folgen sind. Diese Frauen laufen dann häufig ziellos durch die Wohnung oder schreien herum. Die anderen reagieren hingegen eher mit Apathie. Auf Außenstehende wirken sie seltsam ruhig, ihr Gesicht zeigt kaum noch eine Mimik, die Augen blicken ins Leere. Sie reagieren nicht auf das Weinen ihres Babys, scheinen es nicht einmal mehr wahrzunehmen. Diese Mutter ist vermutlich nach einer Phase der Überspannung bereits in die Phase der Untererregung gekommen. In keinem der beiden Stresszustände ist eine adäquate Versorgung des Kindes noch möglich. Das ist den Müttern meist bewusst, was dazu führt, dass ihr Stresslevel weiter ansteigt – ein Teufelskreis: Die Hilflosigkeit des weinenden Kindes triggert die Ohnmachtsgefühle der Mutter, sie dissoziiert und befindet sich damit emotional im „Damals", weshalb sie ihr Kind im Hier und Heute nicht versorgen kann.

Die Angst, selbst „Täterin" zu werden Frauen, die sexualisierte Gewalt erlebt haben, haben zudem manchmal die Befürchtung, sie könnten selbst „Täterin" von sexualisierter Gewalt werden. Ist das Kind ein Mädchen, hat die Mutter oft Angst, ihr Kind nicht gut genug vor sexualisierter Gewalt schützen zu können und ihm ein ähnliches Leid, wie sie es selbst erlebt hat, ersparen zu können. Ist es ein Junge, so fällt es ihr vielleicht schwer, in ihrem eigenen Kind **keinen** potenziellen Täter zu sehen. Unabhängig vom Geschlecht des Kindes kann die Mutter beim Wickeln auch ihre Unbefangenheit verlieren. Sie beobachtet sich selbst dabei und fragt sich, ob dieser Vorgang nicht doch eine sexuelle Note hat. Die Reinigung und Pflege des Genitalbereiches kann zum Problem für sie werden [80]: Wird sie gar zur „Täterin" an ihrem eigenen Kind? Sie kontrolliert sich selbst und ihre Handlungen. Das Bemühen, ein Trauma – nämlich Missbrauch – zu vermeiden, führt zu einem neuen Trauma. Die Beziehung zum Kind kann sich nicht frei entfalten [133].

Die Folgen von Intrusion: Kontakt und Nähe vermeiden Unter Intrusion verstehen wir sich plötzlich aufdrängende Bilder, Albträume und Erinnerungsblitze. Wenn die erste Zeit der Kontaktaufnahme zum Kind durch Intrusion geprägt ist und bei der Mutter durch Gefühle von Ausgeliefertsein, Hilflosigkeit, Angst, Schuld und Scham Flashbacks ausgelöst werden, kann das die Beziehung zwischen Mutter und Kind erheblich belasten. Um die Intrusion zu vermeiden, versuchen traumatisierte Mütter häufig, Situationen, die diese auslösen können, zu vermeiden – Konstriktion. Sie werden also zum Beispiel das Wickeln an jemanden anderen abgeben oder den Körperkontakt zum Kind einschränken, auf Kuscheln und Wiegen möglichst verzichten oder notwendige Arztbesuche unterlassen, um der Gefahr zu entgehen, getriggert zu werden.

Eine Frau, die ich über einen langen Zeitraum nach der Geburt begleitete, hatte große Probleme damit, ihren Sohn zu baden. In der ersten Zeit hatte es ihr noch Freude gemacht, auch deshalb, weil der Junge das Baden sichtlich genoss. Während eines Krankenhausaufenthaltes, bei dem ihr Sohn sie begleiten durfte, sagte ihr eine Pflegerin, sie könne das Kind auch ohne Waschlappen baden. Anstatt sich auf ihre eigene positive Erfahrung zu verlassen, deutete sie diesen Rat um in „Ich muss mein Kind ohne Waschlappen baden". Da ihr das ohne dieses Hilfsmittel aber unmöglich war, vermied sie es in Zukunft ganz, ihr Kind selbst zu baden. Der direkte Körperkontakt löste bei ihr Stress aus, den sie nun zu vermeiden suchte. Ich bin fest davon überzeugt, dass die Pflegerin dieser Mutter die Pflege des Kindes nur erleichtern wollte. Dennoch führte ihr gut gemeinter Rat dazu, dass die ohnehin schwierige Kontaktaufnahme der Mutter zum Kind um eine wertvolle Möglichkeit reduziert wurde.

10.1 Bindung und Trauma

Die Bindung zwischen Mutter und Kind ist für Hebammen, Sozialarbeiterinnen und Sozialarbeiter, Fachkräfte aus dem Gesundheits- und Kinderkrankenpflegebereich sowie für andere Professionen, die um die Geburt und in den ersten Lebensjahren Mütter und Kinder begleiten, ein zentrales Thema, denn sie beeinflusst wesentlich die spätere Bindungsfähigkeit und Entwicklung eines Menschen.

10.1.1 Bindungsentwicklung in der Schwangerschaft

Bindung beginnt idealerweise bereits während der Schwangerschaft, wenn die Mutter mit dem Fötus kommuniziert, zum Beispiel, indem sie die Hand beruhigend auf ihren Bauch legt, wenn er strampelt. Mütter bemerken in der fortgeschrittenen Schwangerschaft aber auch Zusammenhänge zwischen ihrem Verhalten und den Reaktionen des Kindes. So berichten Mütter zum Beispiel: „Immer, wenn ich auf der rechten Seite liege, beschwert es sich, bis ich mich wieder umdrehe!" „Wenn ich schlafen will, wird es aktiv und strampelt wie verrückt!" Oder: „Wenn es sich so heftig bewegt, kann es nur mein Mann beruhigen." Die Beziehung zwischen Mutter und Kind wird auch verbal aufgebaut, in dem die Mutter mit dem Ungeborenen redet und es so mit ihrer Stimme vertraut macht.

Auch die Vorstellungen und Erwartungen, die Eltern mit dem zukünftigen Leben mit Kind verbinden, tragen zur Bindung bei. Der „Nestbautrieb" setzt ein und damit wird Raum für das neue Familienmitglied geschaffen und gestaltet. Ein Geburtsvorbereitungskurs stellt für viele Eltern eine gute Gelegenheit dar, sich auf das Baby einzustimmen und sich bewusst Zeit für ihr Kind zu nehmen. So entsteht eine emotionale Verbindung zum Nachwuchs. Ultraschallbilder sind ebenfalls eine gute Möglichkeit, die Bindung zu entwickeln: So können Bilder vom Kind jederzeit betrachtet, Freunden und Verwandten gezeigt und erste Ähnlichkeiten festgestellt werden: Das Kinn hat sie vom Vater, die Nase von mir. Auditiv unterstützt das Abhören der Herztöne die Verbindung zwischen Eltern und Kind, denn es ist ein sicheres Signal, dass es dem Kind gut geht. Der Herzschlag von Föten schwankt sehr stark. Schläft das Kind, ist der Herzschlag ruhig und gleichmäßig, bewegt es sich, steigt die Frequenz sofort an. Diese Formen der Kontaktaufnahme zum Kind während der Schwangerschaft legen den Grundstein zu einer Bindung. Kommt es zu wenig Störmomenten, kann sich die Bindung weiter vertiefen, nachdem das Baby auf die Welt gekommen ist. Die Bindung zwischen Mutter und Kind oder Vater und Kind ist das Vorbild für viele weitere Bindungserfahrungen, die das Kind in seinem Leben noch machen wird.

10.1.2 Bindungsentwicklung im ersten Lebensjahr

Die ersten zwölf Monate des Lebens sind für Neugeborene eine besonders wichtige Zeit. In dieser Periode werden **Bindungsmuster** entwickelt, die prägend und für die weitere seelische Entwicklung ausschlaggebend sind [11]. „Das Bindungssystem, das sich im ersten Lebensjahr entwickelt, bleibt während des gesamten Lebens aktiv. Auch Erwachsene suchen in Gefahrensituationen die Nähe zu anderen Personen, von denen sie sich Hilfe und Unterstützung erwarten" [9]. Hebammen, Ärztinnen und Ärzte, Pflegende und Sozialarbeitende begleiten folglich Mütter und Kinder in einer sensiblen Zeit und müssen diesem Aspekt Aufmerksamkeit schenken. Ainsworth und Wittig legten mit ihrer Studie „Bindungs- und Explorationsverhalten einjähriger Kinder in einer Fremden Situation" [1] den Grundstein für die heute gebräuchliche Benennung von vier verschiedenen Bindungsstilen: sicher, unsicher-vermeidend, unsicher-ambivalent und desorganisiert.

„Vererbter" Bindungsstil Sicher gebundene Mütter haben in der Mehrzahl Kinder mit dem gleichen Bindungsstil, ebenso wie Kinder von Müttern mit unsicherem Bindungsverhalten. Der Grad der Feinfühligkeit der primären Bezugsperson trägt zu einem großen Teil dazu bei, welcher Bindungsstil beim Kind ausgebildet wird. Feinfühlige Personen beantworten die Signale des Säuglings prompt und angemessen. Das setzt voraus, dass diese Bedürfnisse richtig und ohne Beeinträchtigung durch die Bedürfnisse der primären Bezugsperson wahrgenommen werden [9]. Traumatisierte Mütter sind jedoch oft mit ihren eigenen Bedürfnissen und Belastungen so beschäftigt, dass sie die Wünsche ihres Säuglings nicht angemessen wahrnehmen und befriedigen können. Das beeinträchtigt nicht nur die Kontaktaufnahme zum Kind, auch das spätere Erziehungsverhalten einer traumatisierten Mutter ist eher ängstlich oder ängstigend, hilflos oder unbeständig [48]. Das Verhalten der Mutter prägt damit wesentlich den Bindungsstil ihres Kindes.

10.1.3 Gefährdete Bindung durch Gewalt

Bei Kindern von Müttern, die Missbrauch und Gewalt erfahren haben, besteht ein erhöhtes Risiko, dass sie ebenfalls körperlich misshandelt werden. Dieses Risiko sinkt, wenn die Mutter ihre Gewalterfahrung mit Hilfe therapeutischer Unterstützung bearbeitet hat und in einer stabilen Partnerschaft lebt. Wurden traumatisierte Mütter in ihrer Kindheit zumindest von einer verlässlichen erwachsenen Person unterstützt, ist das ebenfalls ein Schutzfaktor für ihre Kinder [80]. Kinder traumatisierter Mütter weisen häufig ein desorganisiertes Bindungsverhalten auf und unter den misshandelten Kindern entwickeln 48 bis 77 % einen desorganisiert gebundenen Bindungsstil [9]. Diese Zahlen sprechen eine deutliche Sprache und zeigen die Bedeutung des Themas Bindung für die Arbeit mit traumatisierten Frauen. Denn für traumatisierte Mütter ist es besonders erstrebenswert, sich selbst als kompetente und „gute Mutter"' zu erleben. Wenn sie mit oder ohne Unterstützung diese Rolle zu ihrer Zufriedenheit ausfüllen, können sie auf eine positive Erfahrung zurückblicken. Sie erleben sich als stark und können Selbstbewusstsein aufbauen. Für Kinder stellt eine gelingende Mutter-Kind-Bindung die Basis für die eigene Bindungsfähigkeit dar. Wenn es gelingt, dass sich die Mutter-Kind-Bindung von traumatisierten Frauen zu einer starken und sicheren Bindung entwickelt, kann die Weitergabe von instabilem Bindungsverhalten an die nächste Generation – und damit ein Teufelskreis – verhindert werden.

10.2 Transgenerationales Trauma

Traumatische Erlebnisse können Generationen überdauern und so werden Kinder von Ereignissen beeinflusst, die sie persönlich nie erlebt haben. Fischer und Riedesser sprechen in diesem Kontext von „transgenerationalen Effekten oder transgenerationalen Traumatisierungen" [40].

10.2.1 Psychosoziale Ursachen

Besonders untersucht wurde dieses Phänomen bei Holocaust-Überlebenden, ihren Kindern und Enkelkindern. Die Menschen der ersten Generation waren kaum vorstellbar grausamen Situationen ausgesetzt, über die sie später nicht sprechen wollten oder konnten, es fehlten ihnen im wahrsten Sinne des Wortes die Worte dafür. Die Kinder wurden in dieses Schweigen der Eltern hineingeboren, sie waren jedoch mit den damit zusammenhängenden Gefühlen der Eltern konfrontiert und spürten bzw. erlebten so den Schrecken ihrer Eltern. Zum Teil übernahmen sie die Rollen, die die ermordeten Verwandten in der Familie innehatten. Vielleicht trugen sie die Namen der toten Verwandten oder ihre Berufswahl wurde durch die schweigende Erinnerung beeinflusst. So übernimmt die nächste Generation die Bürde der Eltern. Es gibt vier verschiedene Konstellationen, wie ein Trauma transgenerational vererbt werden kann:

- Auf die Kinder der Überlebenden werden unwillentlich nicht verarbeitete Gefühle übertragen. Dadurch werden auch die Kinder traumatisiert.
- Die Eltern sind durch das Erlebte so belastet, dass sie emotional für die Kinder nicht erreichbar sind. Deren Bedürfnisse nach Nähe, Wärme und Zuwendung können nicht erfüllt werden. Es kann eine Umkehrung der Rollen stattfinden, indem die zweite Generation versucht, sich ihrerseits den Eltern emotional anzunähern.
- In der eigenen inneren Welt erleben die Nachfahren die Traumata nach. Auf diese Weise erleben sie auch die Folgen der Traumatisierung.
- Die Kinder können nur schwer ein eigenes Selbst entwickeln, da die Beziehung zwischen den Eltern und ihnen sehr eng ist. Diese Eltern klammern sich eventuell sehr eng an den Nachwuchs. „Traumatisierung durch Selbstverlust" [41]: Das Kind kann sich nicht frei entwickeln, da sich die Eltern sehr eng an das Kind klammern.

Diese Aufstellung wurde speziell für Holocaust-Überlebende und ihre Familien erstellt. Sie lässt sich aber in weiten Teilen auch auf andere Traumata übertragen, zum Beispiel auf die der Kinder von Holocaust-Tätern [38] oder auf Kinder von Menschen, die auf andere Weise im Zweiten Weltkrieg unfassbare Gräueltaten erlebt haben. Hier sind unter anderem Flucht, Vertreibung, Bombenhagel, Vergewaltigung und der Verlust von nahestehenden Menschen zu nennen. Andere Kriege liegen zeitlich nicht so weit zurück. Zu den zahlreichen jüngeren Krisen- und Kriegsgebieten dieser Welt gehören u. a. Bosnien, Afghanistan, Sudan, Irak, Ruanda. Traumatisierte Menschen aus diesen Ländern sind auch nach Deutschland geflüchtet und leben hier mit ihren Kindern, die zwar die Schrecken eines Krieges oder der Flucht davor nicht selbst erlebt haben, aber bei traumatisierten Eltern aufgewachsen sind. Diese erste und zweite Nachkriegsgeneration ist heute alt genug, um selbst Familien zu gründen.

Literaturtipp

Die Autorin Sabine Bode hat sich sehr ausführlich mit dem Thema transgenerationales Trauma befasst. Ich empfehle ihre beiden Bücher „Die vergessene Generation. Die Kriegskinder brechen ihr Schweigen" (Klett-Cotta: Stuttgart 2013) und „Kriegsenkel. Die Erben der vergessenen Generation" (Klett-Cotta: Stuttgart 2013) allen, die sich näher damit beschäftigen möchten.

10.2.2 Ursache Epigenetik

Die Epigenetik zeigt uns noch eine weitere Möglichkeit, wie die Folgen eines Traumas von einer Generation an die nächste weitergegeben wird. „Der Begriff Epigenetik umschreibt Mechanismen und Konsequenzen vererbbarer Chromosomen-Modifikationen, die nicht auf Veränderungen der DNA-Sequenz beruhen" [126]. Die Vorsilbe „Epi" kommt aus dem Griechischen und bedeutet „dazu" – zusätzlich zur Genetik. Die Epigenetik stellt die Verbindung zwischen Umwelteinflüssen und Vererbung dar und erklärt uns, wieso Informationen, die nicht im Genom verankert sind, dennoch an die nächste Generation weitergegeben werden. Biochemische und molekulare Prozesse bestimmen darüber, ob ein bestimmtes Gen aktiviert oder deaktiviert wird. Das Gen selbst bleibt von diesen Veränderungen, die vererbt werden können, unberührt. Auf diese Weise können Umwelteinflüsse, veränderte Lebensweisen und Stresserfahrungen für eine Veränderung beim Ablesen der Gene sorgen – und ebenfalls vererbt werden.

Dieser Zusammenhang zeigt sich beispielsweise im Rahmen von Interaktionen. Macht ein Kind gute Erfahrungen mit feinfühligen Eltern, regt diese Erfahrung die Produktion von neuronalen Wachstumshormonen an, die Synapsenbildung im Gehirn wird intensiviert. Verantwortlich dafür sind epigenetische Prozesse: Das für die Hormonausschüttung zuständige entsprechende Gen muss zuvor „angeschaltet" worden sein. Macht ein Säugling negative Erfahrungen mit seiner primären Bindungsperson – da diese zum Beispiel aufgrund einer Traumatisierung emotional nicht zur Verfügung steht –, wird die Ausschüttung des neuronalen Wachstumshormons reduziert. Auf diesem Weg wird die Hirnentwicklung und somit die gesamte Entwicklung des Kindes beeinflusst. Diese veränderte Epigenetik kann an die nächste Generation weitergegeben werden.

Epigenetische Folgen durch mütterlichen Stress konnten ebenfalls nachgewiesen werden: Kinder von stressbelasteten Mütter werden ihrerseits anfälliger für Stress, die Ausschüttung von Kortisol in der Nebennierenrinde ist deutlich erhöht [10]. Meany [86] konnte in einem Tierexperiment eindrucksvoll zeigen, wie das funktioniert. Im Versuch hinderte er Rattenmütter nach der Geburt daran, ihre Jungen angemessen zu versorgen, was für die Jungtiere eine enorme Stressbelastung darstellte. Die Muttertiere waren stressanfälliger und die Versorgung der Jungen fiel weniger fürsorglicher aus als bei Tieren, die nicht dieser Belastung ausgesetzt waren. Die Effekte konnten bis in die übernächste Generation nachgewiesen werden. Gleichzeitig konnte gezeigt werden, dass die Effekte gemindert werden, wenn sich die Muttertiere nach einer kurzen Zeit wieder angemessen um ihren Nachwuchs kümmern konnten.

Infolge eines Traumas kann die Mutter an der angemessenen Versorgung ihres Kindes gehindert sein, dieser Stress kann also auf epigenetischem Weg an die folgende Generation „vererbt" werden, ohne dass das Genom selbst verändert wurde.

10.2.3 Das transgenerationale Trauma und seine Folgen

Depressive Kontaktaufnahme Der Verlust eines geliebten Menschen, sei es durch Gewalt oder durch einen natürlichen Tod, kann zu einem Trauma bei den Angehörigen führen. Der Verlust des Partners oder der Partnerin oder gar des eigenen Kindes führt in der Regel zu tiefer Trauer und Verzweiflung. Auch der Verlust der Heimat kann große Trauer bei den Betroffenen auslösen. Wird diese Trauer nicht verarbeitet, kann das eine Depression auslösen. Menschen mit depressiven Symptomen sind in ihrer Wahrnehmung vor allem nach innen gerichtet. Andere Menschen, selbst das eigene Kind, werden kaum noch mit ihren Bedürfnissen wahrgenommen. Das kann sich auch in einer reduzierten Mimik ausdrücken. Gerade die Bewegungen der Gesichtsmuskeln und der Gesichtsausdruck der Bezugsperson sind für den Säugling auch ein wichtiger Spiegel, um seine eigene Gefühlswelt ausbilden und ausdrücken zu können. Es kann sogar vorkommen, dass depressive Mütter ihre Säuglinge vernachlässigen, aber auch depressive Väter sind selten in der Lage, ihr Kind emotional noch so zu versorgen, wie es angemessen wäre. Ist dies der Fall, so sehen wir Auswirkungen einer Traumatisierung über die Generationengrenzen hinweg.

Prekäre Lebenssituation Viele der Familien, die wir begleiten, leben in unsicheren Verhältnissen. So wissen Flüchtlinge zum Beispiel nicht, ob und wie lange sie in Deutschland bleiben können, es mangelt ihnen an einer Perspektive, aber auch an sicherem Wohnraum und Arbeitsmöglichkeiten. Migranten, die auf der Suche nach Arbeit nach Deutschland gekommen sind, müssen ebenfalls oft um ihre Existenz bangen, weil zum Beispiel ihre Aufenthaltsgenehmigung von einem unsicheren Job abhängt. Viele haben keine geregelte Krankenversicherung und schwangere Frauen sind nicht selten in der Situation, dass ihr Aufenthaltsrecht von einem berufstätigen Partner abhängt. Bei Paarkonflikten sehen sie sich dann unter Umständen damit konfrontiert, dass eine Trennung für sie mit dem Verlust von Einkommen, Krankenversicherung und ihrem Aufenthaltsrecht verbunden ist. Viele Familien in Deutschland sind auf staatliche Transferleistungen, wie zum Beispiel Arbeitslosengeld II (Hartz IV), Kindergeld, Sozialhilfe oder Leistungen aus dem Asylbewerberleistungsgesetzt angewiesen und damit von Armut bedroht, was häufig zu stressigen Situationen führt: Mal kommt die Miete nicht beim Vermieter an, weshalb dieser mit Kündigung droht, mal ist der Kühlschrank leer und der Gerichtsvollzieher steht vor der Tür. Gewalt innerhalb der Familie ist keine Seltenheit. Die prekäre Lebenssituation hat zur Folge, dass die Betroffenen meist nur noch auf ihre Existenzsicherung fokussiert sind. Für die Kinder und eine feinfühlige Wahrnehmung ihrer Bedürfnisse sind nicht mehr genügend Energien und Ressourcen vorhanden, sodass sie vernachlässigt werden – emotional, kognitiv und körperlich. Die Bedrohung der elterlichen Existenz spiegelt sich in der Versorgung der Kinder und wird diese entsprechend in ihrer Entwicklung beeinträchtigen.

Vermeidung körperlicher Nähe In Folge früherer Gewalterfahrungen kann die Akzeptanz von körperlicher Nähe beeinträchtigt sein. Das betrifft sowohl die Paarbeziehung und das Erleben der gemeinsamen Sexualität als auch die Kontaktaufnahme zum Kind. Säuglinge benötigen viel körperliche Zuwendung. Sie werden gewickelt, gepflegt, gebadet, gehalten, gewiegt und gefüttert. All dies erfordert Berührung. Wenn die Bezugsperson Gewalt erfahren hat, fällt ihr genau dies vielleicht schwer und sie erlebt den Wunsch des Kindes nach Nähe als Übergriff. Der vom Kind geforderte Körperkontakt triggert sie und bringt sie emotional in die früheren gewalthaften Momente. Dem Säugling fehlen so für seine Entwicklung notwendige Bindungsangebote, der Aufbau eines sicheren Bindungsstils ist beeinträchtigt.

Zusatzinfo

Traumata „vererben“ sich an die nachfolgende(n) Generation(en) sowohl auf psychosozialem Weg als auch über epigenetisch gespeicherte Informationen. Das Thema transgenerationales Trauma ist für Fachkräfte vor allem dann wichtig, wenn ihre Arbeit zwei Generationen umfasst. Denn die Weitergabe von Traumafolgen von Eltern an ihre Kinder ist kein unbeeinflussbares Ereignis. Durch eine angemessene, traumasensible Unterstützung können wir dazu beitragen, dass dieser Kreislauf durchbrochen wird und die Traumafolgen für die Kinder zumindest gemindert werden. Elternstärkung bedeutet gleichzeitig auch, dass die Versorgung der Babys verbessert wird. Ihre Chance, gesund und bindungsfähig aufzuwachsen, wird dadurch deutlich steigen.

11 Trauma im Kontakt

11.1 Auswirkungen auf die Partnerschaft

Bisher wurden die Auswirkungen von Traumata auf Frauen bzw. Mütter und auf die Beziehung zu ihrem Kind erläutert. Da viele dieser Frauen aber nicht alleinerziehend sind, ist es wichtig, auch einen Blick auf ihre Partner und Partnerinnen zu werfen. Denn diese übernehmen in vielen Fällen nicht nur die Rolle der primären Bezugsperson für das Kind, sie sind auch häufig vom Trauma der Partnerin direkt betroffen.

Übernahme der Verantwortung für das Kind durch die Bezugsperson Die Bindungsforschung zeigt, wie wichtig das Vorhandensein einer stabilen Bezugsperson für Kinder ist. Vielfach wird in unserer Gesellschaft noch immer davon ausgegangen, dass das in jedem Fall die Mutter sein muss. Diese Rolle kann aber ebenso von einer anderen Bezugsperson ausgefüllt werden. Eine Familie besteht in der Regel nicht nur aus Mutter und Baby, im Idealfall gibt es einen Partner oder eine Partnerin, Großeltern und andere nahestehende Personen. Diese können dem Baby ebenfalls zur Verfügung stehen, ihm eine sichere Bindung anbieten und das ausgleichen, was die Mutter aktuell nicht leisten kann. Befindet sich die Mutter in einer stabilen Partnerschaft, wird der andere Elternteil alles tun, um das Kind feinfühlig zu versorgen. Selbstverständlich bedeutet das für diese Person mehr Verantwortung, mehr Arbeit und mehr Organisation, aber diese Umstände meistern auch unzählige Alleinerziehende. Gleichzeitig bekommt der Vater oder die Co-Mutter dadurch die Gelegenheit, eine innige Beziehung zum Kind aufzubauen, intensiver vielleicht, als wenn die Familie das klassische Rollenmodell – Mutter bleibt beim Kind in Elternzeit und der andere Elternteil geht weiter einer Berufstätigkeit nach – leben würde. So gesehen kann die Belastung der traumatisierten Mutter auch zu einer Chance für den Partner, die Partnerin oder andere Angehörige werden.

Übertragungsphänomen: Auswirkungen eines Traumas auf die Bezugsperson Von einer **Übertragung** sprechen wir, wenn positive oder negative Gefühle, Affekte, Wünsche und Erwartungen aus früheren Beziehungen auf die aktuelle Beziehung übertragen werden [47]. Wenn die Mutter sexualisierte Gewalt erlebt hat, kann es passieren, dass der Partner oder die Partnerin beim Wickeln oder Spielen vor allem mit der Tochter, aber auch mit dem Sohn unter Beobachtung oder gar Verdacht der Mutter gerät. Dann überträgt sie ihre Gefühle, die eigentlich gegen den früheren Täter gerichtet sind, auf die andere Bezugsperson. Sie wird diesem eventuell vorwerfen, das Kind zu missbrauchen. Eine Situation, die für die andere Bezugsperson nicht immer leicht zu verstehen ist. Zumal diese plötzlich unter Rechtfertigungsdruck steht und ihr Verhalten erklären soll. Selbst wenn die Mutter etwas später ihr eigenes Verhalten reflektieren kann und den Vorwurf zurücknimmt, kann ein unsicheres Gefühl bei der anderen Bezugsperson zurückbleiben. Unter Umständen wird diese ihr Verhalten versuchen zu kontrollieren und zurückhaltender mit dem Säugling umgehen. So kann eine spielerische Unbefangenheit verloren gehen, die für das Kind sehr wichtig gewesen wäre.

11.2 Auswirkungen auf Fachkräfte

Gefühle, Empfindungen, Reaktionen und Verhalten, die Folgen eines Traumas sind, können von der betroffenen Frau auch auf Hebammen und andere Fachkräfte aus dem Bereich Geburtshilfe und Sozialarbeit übertragen werden, denn sie sind Teil des Systems, zu dem Mutter und Kind gehören. Obwohl diese im Regelfall nur punktuell bei der Familie anwesend sind, können sie die Auswirkungen eines Traumas auch bei sich selbst wahrnehmen. Es ist wichtig, dass sich professionelle Fachkräfte die Auswirkungen auf sich selbst bewusstmachen, denn ihre Unterstützung stellt für die Mutter und die ganze Familie eine große Ressource dar: Sie können erklären, anleiten, stabilisieren und der Familie die nötige Sicherheit vermitteln. Was Sie im Einzelnen tun können, damit Ihnen das auch ohne eigene Beeinträchtigung gelingen kann, erkläre ich in Kap. 21 Selbstfürsorge im Praxisteil dieses Buches.

Beispiel aus der Praxis

Als Hebamme betreute ich eine junge Mutter, die von ihrem Vater über einen langen Zeitraum Gewalt erfahren hat. Während der Wochenbettbetreuung wickelte ich ihr Kind und sah mich unerwartet mit dem Vorwurf konfrontiert, dass ich ihr Baby sexuell missbrauchen würde. Dadurch wurde die bis dahin gute Zusammenarbeit plötzlich sehr schwierig. Mein Umgang mit Mutter und Kind veränderte sich, weil ich vorsichtiger wurde. Ich wusste zwar um das Phänomen der Übertragung, dennoch war ich getroffen und musste überlegen, wie ich mit dieser Situation umgehe. Das Misstrauen, das die Mutter mir in diesem Moment entgegengebracht hatte, hatte weniger mit mir als mit ihrem gewalttätigen Vater zu tun. Dennoch hat ihre Übertragung mein Handeln beeinflusst.

Zusatzinfo

Die Arbeit mit traumatisierten Menschen ist nicht einfach, deshalb müssen wir Fachkräfte dem Aspekt der Übertragung auf uns ebenfalls Rechnung tragen. Unser Verhalten hat direkte Auswirkungen auf die Mutter und auf eine professionelle Beziehung zu ihr. Wenn Fachkräfte versuchen, die Kontrolle über eine Situation zu übernehmen, die Mutter nicht wertschätzend behandeln, nicht transparent arbeiten oder sich nicht an Absprachen halten, wird das die berufliche Beziehung zur Klientin bzw. Patientin belasten. Dann wird das Handeln der Fachkräfte zu einer weiteren Belastung für die Mutter.

Teil 2
Praxis

12 Grundprinzipien

Der zweite Teil des Buches widmet sich den Handlungsmöglichkeiten, die professionelle Kräfte haben, um traumatisierte Frauen und Mütter und damit auch deren Kinder sinnvoll zu unterstützen, ohne dabei den Rahmen ihrer beruflichen Kompetenzen zu verlassen. Teilnehmerinnen und Teilnehmern von beruflichen Fortbildungen zum Thema Trauma fürchten manchmal, dass ihnen damit eine zusätzliche Aufgabe auf ihre Schultern gebürdet wird. Das ist nicht der Fall, im Gegenteil, ich möchte Ihnen die Arbeit mit diesem Buch erleichtern. Als Fachkraft werden Sie mit Traumafolgen konfrontiert, vielleicht berichtet Ihnen eine Patientin von ihren Problemen, vielleicht erleben Sie während der Arbeit mit einer traumatisierten Frau die Folgen. So oder so müssen Sie einen professionellen Umgang mit den Auswirkungen finden – für Ihre Patientinnen, aber auch zu Ihrem eigenen Schutz. Je mehr Sie über das Thema wissen und je besser Ihre praktischen Fähigkeiten im Umgang damit sind, desto leichter wird Ihnen die Beratung und konkrete Unterstützung betroffener Frauen fallen.

Dieses Buch richtet sich an verschiedene Professionen, von denen jede ihren eigenen Schwerpunkt und Blickwinkel hat. Fachkräfte im Gesundheits- und Sozialwesen arbeiten zwar mit der gleichen Zielgruppe, sind aber mit verschiedenen Aufgaben innerhalb der Familie betraut. Sie arbeiten aufsuchend im häuslichen Umfeld, in einem Krankenhaus oder in einer Praxis oder den Räumen einer Beratungsstelle. Für Sie als Leserin oder Leser bedeutet das, dass Sie die hier beschriebenen Vorgehensweisen, Übungen und Methoden an Ihr persönliches Arbeitsfeld anpassen müssen. Die Arbeit mit Menschen erfordert immer ein individuelles Vorgehen, insofern sind Sie daran gewöhnt, neue Arbeitsideen darauf zu überprüfen, ob und wie sie in Ihre Arbeits- und Rahmenbedingungen passen.

Im folgenden Praxisteil geht es zunächst um grundsätzliche Fragen, die die Arbeit mit Menschen prägen. Wie begegnen wir Menschen, mit welcher Haltung und welcher Grundeinstellung? Wie kann Kommunikation gestaltet werden, sodass diese zum Wohlbefinden und zur Sicherheit von Frauen beiträgt? Und den Fachkräften die Arbeit erleichtert? Die Beantwortung dieser Fragen erfordert unter Umständen ein Überdenken Ihrer bisherigen Arbeitsweise. Vieles von dem, was Sie auf den folgenden Seiten lesen werden, wird Ihnen bekannt vorkommen. Manches vielleicht nicht. Einige von Ihnen werden die beschriebenen Grundsätze und Haltungen bereits verinnerlicht haben – umso besser! Denjenigen, die beim Lesen auf neue Perspektiven stoßen, wünsche ich viel Freude dabei, diese kennenzulernen und auszuprobieren!

Neben unserer persönlichen Haltung, mit der wir Menschen begegnen, gibt es viele praktische Möglichkeiten, hochbelasteten Frauen sinnvoll dabei zu helfen, die Zeit der Schwangerschaft, der Geburt und der ersten Monate danach so positiv wie möglich zu erleben. Dazu gehört, diesen Frauen Methoden und Fähigkeiten zu vermitteln, mit deren Hilfe sie sich auch selbst helfen können, um ihre Unabhängigkeit zu stärken. Methoden sind Mittel zum Zweck, nicht jede wird zu Ihnen oder zu den von Ihnen betreuten Frauen passen. Bevor Sie eine Übung mit einer Klientin oder Patientin durchführen, probieren Sie diese bitte zunächst aus, sodass Sie ein Gefühl für die Wirkweise und Sicherheit im Umgang erhalten. Die Menschen, mit denen wir arbeiten, benötigen Sicherheit, sie dürfen keinesfalls unsere Versuchsobjekte werden.

Fachkräfte aus dem Gesundheits- und Sozialwesen wissen oft nicht, ob eine Frau an Traumafolgen leidet oder nicht, denn für Diagnosen sind sie nicht zuständig. Dies sollte unser Handeln auch nicht bestimmen. Wenn ich von **Traumasensibilität** spreche, meine ich, dass wir sensibel sein sollten für die Möglichkeit eines Traumas und seine Folgen – und unser Handeln danach ausrichten. Diese Haltung ist nicht nur traumatisierten Frauen vorbehalten. Jede schwangere Frau profitiert von einer traumasensiblen Begleitung und Förderung. Diese darf nicht verwechselt werden mit einer traumatherapeutischen Behandlung, wie sie von speziell ausgebildeten Therapeutinnen und Therapeuten der Traumatherapie angeboten wird. Doch eine traumasensible Arbeitsweise würdigt immer die besonderen Umstände, versucht, die Frauen zu stärken, und hat sowohl deren Bedürfnisse als auch die ihres Kindes im Blick.

12.1 Haltung

Der Duden definiert „Haltung" unter anderem als „innere [Grund]einstellung, die jemandes Denken und Handeln prägt" oder als „Verhalten, Auftreten, das durch eine bestimmte innere Einstellung, Verfassung hervorgerufen wird" [7]. Kurz gesagt, das Menschenbild, das jemand hat, prägt sein Handeln, Denken und seine Kommunikation. Die Haltung, mit der man einem anderen Menschen begegnet, ist nicht auf einen bestimmten Kontext beschränkbar, das heißt, sowohl privat als auch beruflich ist die Grundeinstellung dem Leben und Menschen gegenüber deckungsgleich. Haltung bezieht sich auf jeden selbst: Sie bestimmt das Handeln einer Person. Gleichwohl bezieht sich Haltung auch auf ein Gegenüber: Grundannahmen und Haltungen werden auf andere Personen übertragen.

Ein Beispiel: Ich übernehme die Beratung einer Familie stets in der Annahme, dass jeder Mensch seine Kinder bestmöglich und mit allen ihm zur Verfügung stehenden Mitteln durch das Leben begleiten möchte. Diese Haltung prägt meine Arbeit. Ich sehe in einem bestimmten Verhalten den Versuch, zur Lösung eines Problems beizutragen. Nähme ich an, dass ein in seiner Konsequenz schädliches Verhalten dem Kind gegenüber mit der Absicht erfolgt, dem Kind zu schaden, würde mein Verhalten den Eltern gegenüber anders aussehen. Meine positive Annahme, die Eltern wollten nur das Beste für ihr Kind, übertrage ich also ganz selbstverständlich auf die Eltern, mit denen ich arbeite.

Mehrere Grundsätze prägen meine Haltung, insbesondere in der Arbeit mit traumatisierten Frauen. Diese sind einerseits geprägt von den Erkenntnissen der Psychotraumatologie, andererseits von der systemischen Sicht- und Arbeitsweise.

Traumafolgereaktionen sind keine krankhaften, defizitären Vorgänge Ich verstehe die Reaktionen, die Menschen infolge von traumatischen Ereignissen zeigen, als kompetente und komplexe körperliche und seelische Reaktionen auf außergewöhnliche, bedrohliche Situationen. Damit versuchen Betroffene, ihr Überleben zu sichern. Wir reden also nicht von Defiziten, sondern von einer persönlichen Fähigkeit. Dass die Amygdala in Situationen, die potentiell gefährlich sein könnten, den Körper in Alarmbereitschaft versetzt, kann das eigene und andere Leben retten. Die Mobilisierung von körperlichen Reserven, Dissoziation, Übererregung oder Todstellreflex können überlebenswichtig sein, falls die Situation wirklich bedrohlich ist. In Krisensituationen würden andere Reaktionen vermutlich nicht zum Erfolg führen. Diese Haltung hat auch die Ursache im Blick: Die auslösende Situation ist das Problem, daran muss gearbeitet werden. Gewalt in jeglicher Form als Verursacherin von Traumafolgen ist nicht hinzunehmen. Das muss klar benannt werden. Zu einer traumasensiblen Arbeitsweise und Haltung gehört selbstverständlich dazu, an der Bekämpfung der Ursachen mitzuwirken und Position gegen jede Form von Gewalt zu beziehen.

Jeder Mensch reagiert nach seinen Möglichkeiten Die Haltung impliziert, dass jeder Mensch eine außergewöhnliche Lebenssituation und die damit verbundene Herausforderung so gut, wie es ihm möglich ist, bewältigt. Wenn die betreffende Person einen anderen, besseren Weg wüsste, würde sie diesen wählen. Diese Haltung ermöglicht eine andere Sicht auf scheinbar nicht hilfreiche Bewältigungsstrategien. Zum Beispiel kann der Konsum von Alkohol oder Nikotin dann – gerade im Kontext einer Schwangerschaft – neu bewertet werden. Ein solches gesundheitsschädliches Verhalten wird zu einem Versuch, zu überleben, was mir zunächst einmal Respekt abnötigt.

Unsere Klientinnen und Klienten verdienen unsere Wertschätzung Rogers versteht unter Wertschätzung die bedingungslose Annahme unserer Mitmenschen [110]. Respekt, Wohlwollen und Zuwendung werden das Selbstwertgefühl unseres Gegenübers steigern und so eine Basis für Veränderung schaffen. Wir nehmen unsere Klientinnen und Klienten demzufolge so an, wie sie sind, als eigenständige und einzigartige Individuen. Wir gehen davon aus, dass ihr Handeln im Rahmen der ihnen bisher zur Verfügung stehenden Möglichkeiten einen Sinn ergibt – auch wenn wir diesen auf den ersten Blick nicht erkennen können und uns ihre Versuche, eine bestimmte Situation zu bewältigen, eher kontraproduktiv erscheinen. Wenn sie eine bessere Idee hätten, würden sie sie mit hoher Wahrscheinlichkeit auch umsetzten. Wer wählt in Krisensituationen wissentlich einen Weg, von dem er annimmt, dass er schlechtere Ergebnisse bringt, als eine andere zur Verfügung stehende Möglichkeit?

Wertschätzung bedeutet allerdings nicht, dass wir als professionelle Fachkräfte alles gutheißen, was wir beobachten oder erleben. In keinem Fall können wir zum Beispiel der Vernachlässigung oder der Gewalt an Kindern oder anderen Personen zustimmen. Wertschätzung bedeutet vielmehr, die Zusammenhänge zu verstehen, die dazu führen, dass sich ein Mensch gewalttätig verhält. Es macht einen Unterschied, ob wir denken „Dieser Mensch ist schlecht" oder „Dieser Mensch handelt in dieser Situation schlecht – was bewegt ihn dazu?" Und: „Wie kann ich ihn motivieren, sich anders zu verhalten?" Eine wertschätzende Haltung führt dazu, dass sich unser Gegenüber nicht abgewertet fühlt, seine – wenngleich erfolglosen – Versuche zur Lösung werden anerkannt. Er wird dadurch vermutlich eher bereit sein, mit uns nach alternativen Umgangsweisen zu suchen. Wir können und müssen natürlich dennoch deutlich machen, dass eine bestimmte Handlungsweise nicht förderlich ist. Das ist besonders wichtig, wenn wir mit Müttern zusammenarbeiten, die ihren Säugling (scheinbar) ablehnen, zurückweisen und dem Kind dadurch eine feinfühlige Beziehung versagt bleibt. Fühlt sich die Mutter als Person abgelehnt, wird sich ihr Schuldgefühl jedoch verstärken, was die Situation eher verschlechtert – sowohl für die Mutter als auch für das Baby. Erkennen wir dagegen ihre Leistungen an, so wird sie die Wertschätzung spüren und dadurch eher zu einer Veränderung motiviert werden können.

Klientinnen und Klienten sind ihre eigenen Expertinnen und Experten Jede Person kennt sich selbst am besten. Damit ist sie auch die Expertin für ihre Probleme und Lösungen. Als Fachkräfte können wir nicht annehmen, dass wir nach nur wenigen Stunden der Zusammenarbeit für unsere Klientinnen und Klienten die passende Lösung parat haben. Ihre Lebenserfahrungen, ihr Wissen, ihre Gefühle und ihre Ziele sind uns in Bruchstücken vielleicht zugänglich. „Die Umwelt, so wie wir sie wahrnehmen, ist unsere Erfindung" [43], beschrieb von Foerster sehr anschaulich diese Situation. Von Foerster war Konstruktivist, das heißt, er ging davon aus, dass es keine real existierende Wahrheit gibt, sondern dass das, was der Mensch für wahr hält, von ihm selbst geprägt wurde. Aber selbst das, was uns offenbart wird, unterliegt unserer Deutung. Beobachtbares Verhalten und Äußerungen treffen auf Vorerfahrungen, Einstellungen, Annahmen und Haltungen. So entsteht ein subjektives Bild.

Klientinnen und Klienten tragen die Verantwortung für sich selbst Unsere Klientinnen und Klienten übernehmen bereits seit vielen Jahren die Verantwortung für sich selbst, auch ohne unsere Begleitung. Im Falle einer Traumatisierung lässt sich sogar sagen, dass sie dies sehr erfolgreich praktizieren. Sie haben Unvorstellbares überlebt und sind immer noch hier. Sie werden und müssen die Verantwortung weiter für sich übernehmen, wenn unser Auftrag beendet ist. Die Verantwortung sollte also von vornherein da bleiben, wohin sie gehört: bei unseren Klientinnen und Klienten. Als Fachkräfte sind wir verantwortlich für unser eigenes Handeln – und damit haben wir genug zu tun.

Jeder Mensch trägt Ressourcen in sich Eine wichtige Ressource von traumatisierten Menschen wird regelmäßig übersehen: die Tatsache, dass sie leben und das Trauma und seine Folgen überlebt haben. Eine Frau, die Krieg, Flucht, körperliche, sexualisierte und/oder psychische Gewalt überstanden hat, die den Mut aufbringt, neu zu beginnen, an eine bessere Zukunft – oder überhaupt an eine Zukunft – glaubt und sogar neues Leben auf diese Welt bringen will, muss über ungeheure innere Kräfte verfügen. Vielleicht kann diese Frau ihre eigenen Fähigkeiten, diese innere und äußere Stärke, die ihre größte Ressource ist, nicht sofort erkennen, vielleicht bleibt sie auch uns Helferinnen und Helfern zunächst verborgen. Aber sie ist da und unsere Aufgabe ist es, diese Ressource zugänglich und damit nutzbar zu machen.

Der Kontakt mit Menschen ist geprägt von Empathie Empathie ist ein Begriff, der vor allem in der Sozialarbeit häufig bemüht wird, wenn es darum geht, die eigene Arbeitsweise zu beschreiben. Doch was genau bedeutet Empathie? Allgemein ist damit das einfühlende Verstehen des Gegenübers gemeint, die Fähigkeit, sich in die Gefühlswelt von Klientinnen und Klienten einzufinden – ohne diese Empfindung zu bewerten. Ekman differenziert weiter, indem er sagt: „*Kognitive* Empathie lässt uns erkennen, was ein anderer fühlt. *Emotionale* Empathie, lässt uns fühlen, was der andere fühlt" [30]. Grundsätzlich besitzen schon Säuglinge die Fähigkeit zur Empathie. Ein kleines Kind ist beunruhigt, wenn es die Mutter weinen sieht, das heißt, es spürt die Traurigkeit und reagiert darauf. Empathisches Verstehen meint nicht, dass wir die Gefühle eines anderen mit erleiden, dass wir zum Beispiel traurig werden, wenn wir es mit einem traurigen Menschen zu tun haben oder selbst wütend werden, wenn eine Klientin wütend ist. Wenn wir alle Emotionen und Gefühle eines Menschen, mit dem wir arbeiten, zu unseren Gefühlen machten, würden wir von diesen überflutet und überfordert werden. Wir spüren vielmehr, was unsere Mitmenschen bewegt, und können diese Emotion aufnehmen und in unser Handeln einbeziehen. „Ich spüre Ihre Traurigkeit" statt „Ich bin auch traurig". Um professionell bleiben zu können, sollte es uns gelingen, uns von den empathisch empfundenen Gefühlen in gewisser Weise abzugrenzen. Wir sollten sie wahrnehmen und in unser Handeln einbeziehen, aber nicht zu einem eigenen Gefühl werden lassen. Das unterscheidet uns von dem Säugling, der Angst hat, weil die Mutter Angst hat: Ihm gelingt die Unterscheidung in „meine Gefühle" und „deine Gefühle" noch nicht. Uns muss bewusst sein, dass das, was wir spüren, die Gefühle einer anderen Person sind und diese zudem unserer Deutung unterliegen. Was wir fühlen, muss nicht zwangsläufig deckungsgleich sein mit dem, was unser Gegenüber fühlt. Das erfordert gerade in der Zusammenarbeit mit traumatisierten Menschen viel Aufmerksamkeit für sich selbst, um von den oft starken Gefühlen traumatisierter Personen nicht „angesteckt" zu werden.

Zusatzinfo

Diese Grundeinstellungen sind sehr hilfreich in der Arbeit mit traumatisierten Frauen und ihren Familien, denn sie prägen unsere Sicht- und Arbeitsweise. Selbstverständlich gilt das nicht nur für diese Zielgruppe. Wertschätzung, Respekt, Ressourcenorientierung und die Anerkennung, dass jeder Mensch die Expertin bzw. der Experte ihres bzw. seines Lebens ist, sollte die Grundlage aller Formen menschlichen Zusammenseins sein: im Kontext der eigenen Familie, im Freundes- und Kolleginnen- bzw. Kollegenkreis, in der Personalführung und selbstverständlich in der professionellen Arbeit im Gesundheits- und Sozialwesen.

12.2 Kommunikation und Sprache

Unsere Haltung leitet auch unsere Kommunikation. Wir kommunizieren über verschiedene Kanäle mit unseren Mitmenschen: Über verbale und nonverbale Kommunikation treten wir mit diesen in Kontakt. Die Art und Weise, wie wir Kommunikation und Sprache nutzen, trägt zum Gelingen oder Misslingen einer förderlichen Arbeitsbeziehung mit unseren Klientinnen und Patientinnen bei.

Unter Kommunikation wird die Verständigung von zwei oder mehreren Personen verstanden: Ein Sender übermittelt eine Botschaft an den Empfänger. Dieser reagiert auf das, was er wahrgenommen hat, und reagiert entsprechend, er wird seinerseits zum Sender. Der ursprüngliche Sender ist nun der Empfänger. Die Übermittlung der Nachricht erfolgt mit Worten, also verbal, aber auch mit Gesten, Mimik, Körperhaltung, Betonung, also mittels nonverbaler Signale. Erschwert wird die Kommunikation durch die Tatsache, dass vom Empfänger nicht zwangsläufig die Botschaft gehört wird, die vom Sender intendiert war. Schulz von Thun hat dies sehr anschaulich mit seinem Kommunikationsquadrat, auch Vier-Ohren-Modell genannt, erläutert [114]. Jede Nachricht hat demzufolge vier Seiten: Sie enthält einen Sachinhalt, eine Selbstoffenbarung, sagt etwas über die Beziehung zwischen Sender und Empfänger aus und enthält einen Appell. Der Empfänger der Nachricht hört und entschlüsselt die Botschaft mit den entsprechenden vier Ohren. Seine Interpretation der vier Seiten muss keinesfalls derjenigen entsprechen, die der Sender intendiert hat. Dies führt zu Missverständnissen. Die Beziehung zwischen Fachkraft und Klientin bzw. Patientin wird in weiten Teilen von gelingender oder nicht gelingender Kommunikation geprägt, denn, wie Watzlawick sagt: „Man kann nicht nicht kommunizieren" [127]. Eine Fachexpertise kann noch so gut sein, sie wird nicht zum Tragen kommen, wenn zwischen Fachkraft und Klientin bzw. Patientin keine gute kommunikative Basis vorhanden ist. Diese zu schaffen ist Aufgabe professioneller Fachkräfte. Was können Sie also tun, um eine gute Arbeitsbeziehung mit Ihrer Klientin bzw. Patientin zu schaffen?

12.2.1 Gespräche auf Augenhöhe führen

Räumliche Ebene Begeben Sie sich auf die gleiche Ebene wie die schwangere Frau oder Mutter, die Sie betreuen. Statt vor ihrem Bett zu stehen, nehmen Sie sich einen Stuhl und setzen Sie sich zu ihr. Wenn Sie „von oben herab" mit ihr sprechen, wird sie sich kleiner fühlen, als sie ist. Im Klinikalltag werden Sie nicht immer die Zeit haben, sich neben das Bett zu setzten, das ist aber auch gar nicht nötig. Wenn Sie das Zimmer nur kurz betreten, um etwas zu bringen oder rasch den Blutdruck messen wollen, ist das im Stehen völlig in Ordnung. Sobald Sie aber ein längeres Gespräch mit der Frau beginnen oder diese Ihnen etwas mitteilen möchte, ist es ratsam, das Gespräch auch im räumlichen Sinne auf Augenhöhe zu führen.

Fachlich Als Fachkraft sind Sie diejenige, die über Fachwissen verfügt. Sie sind Expertin und wissen Bescheid über Symptome, Abläufe und Behandlungsmöglichkeiten, was zu einem Machtgefälle führt. Denn die von Ihnen betreute Frau ist auf Ihr Wissen angewiesen. Auf Augenhöhe zu kommunizieren bedeutet, einerseits das vorhandene Machtgefälle wahrzunehmen, sich andererseits aber auch darüber bewusst zu sein, dass die betreute Frau ebenfalls über Expertenwissen verfügt: Sie ist die Expertin für ihr eigenes Leben. Nur in der Anerkennung und Verbindung beider Expertisen kann förderliche Kommunikation entstehen. Schon kleine sprachliche Nuancen beeinflussen diese Beziehungsebene.

Beispiel aus der Praxis

Eine Mutter kommt mit schmerzhaften, geschwollenen und geröteten laktierenden Brüsten in Ihre Praxis und sucht Hilfe. Sie überlegen, was Sie ihr am besten raten, und schlagen verschiedene Möglichkeiten vor. Das Kind anlegen? Hat sie getan. Quarkwickel? Hat sie gemacht. Verschiedene Anlegepositionen? Hat sie ausprobiert. Milchpumpe? Ebenfalls schon probiert. Die Mutter verzweifelt zusehends, denn sie hat das Gefühl, dass Sie Ihr nicht helfen können. Eine Frau, die unsicher ist und an sich selbst zweifelt, wird wahrscheinlich denken: Selbst Stillen kann ich nicht. Sie fühlen sich vermutlich ebenfalls unwohl, denn keiner Ihrer Vorschläge wird angenommen. Die Gesprächssituation wird konstruktiver sein, wenn Sie das Gespräch mit der Frage eröffnen: „Es sieht so aus, als ob Sie im Moment nicht so leicht stillen könnten, wie Sie sich das wünschen. Sicher haben Sie schon das eine oder andere ausprobiert, um sich selbst zu helfen. Möchten Sie mir erzählen, was Sie schon ausprobiert haben? Danach können wir gemeinsam überlegen, welche Möglichkeiten es noch gibt!" Damit nehmen Sie die Frau als Expertin wahr, die bereits selbst aktiv nach Lösungen gesucht hat. Die Frau wird sich dadurch wertgeschätzt fühlen und Sie können ein Gespräch auf Augenhöhe führen.

Gleichwertiges Setting Eine Kommunikationsebene auf Augenhöhe herzustellen, bedeutet auch, das gesamte Setting so zu gestalten, dass alle Beteiligten sich als gleichwertig betrachten können. Im Rahmen der Geburtshilfe werden oft körperliche Untersuchungen durchgeführt, die es mit sich bringen, dass sich die Klientin bzw. Patientin zumindest teilweise entkleiden muss. Die meisten Menschen fühlen sich in einem Gespräch mit mehr oder minder fremden Personen gehemmt, unwohl und unsicher, wenn sie nicht vollständig bekleidet sind. Ich erinnere mich an eine Mammografie, bei der ich erst vom Radiologen mit Handschlag begrüßt wurde, nachdem ich bereits halbnackt vor ihm stand. In dieser Situation ein Gespräch zu führen war beinah unmöglich, denn man fühlt sich erniedrigt. Traumatisierte Menschen empfinden körperliche Untersuchungen oft als sehr anstrengend. In dieser Situation ein Gespräch zu führen oder gar eine Entscheidung zu treffen, ist eine unnötige Anforderung. Unter Umständen kommt es bei einer körperlichen Untersuchung zu einem Flashback, dann **kann** die Betroffene keine Entscheidungen mehr treffen. Wichtige Dinge sollten Sie daher vor oder nach der Untersuchung mit Ihrer Klientin bzw. Patientin besprechen und entscheiden.

Zur Krankenhausroutine gehört es manchmal, dass die Visite direkt nach dem Aufwachen einer Wöchnerin stattfindet. Diese hat dann oft nicht einmal mehr die Möglichkeit, sich für das Gespräch oder eine Untersuchung frisch zu machen oder anzuziehen. Eine solche Situation stellt für jede Frau eine Herausforderung dar. Für traumatisierte Frauen, die Schwierigkeiten mit ihrem Selbstwertgefühl haben, ist es jedoch besonders wichtig, dass sie die Möglichkeit erhalten, sich äußerlich so zu zeigen, dass sie sich sicher fühlen. Das gilt auch für Hausbesuche. Gerade in den ersten Wochen passiert es öfter, dass es die junge Mutter nicht schafft, sich am Vormittag zu duschen oder anzukleiden. Sie sollten das bei der Vereinbarung von Terminen berücksichtigen: „Manchmal braucht es etwas Zeit, bis sich der neue Tagesablauf eingespielt hat. Was denken Sie, ab wann kann ich vorbeikommen?“ Ihre Aussage gibt der Mutter einerseits das Gefühl, dass sie nicht die Einzige ist, der es so geht, andererseits erhält sie die Möglichkeit, mitzugestalten. Es ist sicher nicht immer möglich, die Terminwünsche einer Patientin zu berücksichtigen. Dann ist es ebenfalls hilfreich, das Thema offen zu kommunizieren: „Ich weiß, dass Ihnen so frühe Besuche unangenehm sind. Leider kann ich den Besuch morgen aber nicht erst gegen Mittag einrichten. Ist es Ihnen vielleicht möglich, einen früheren Termin zu vereinbaren?“

12.2.2 Die richtige Wahl der Worte

Sie sollten auf die richtige Wahl Ihrer Worte viel Wert legen, denn Schwangere, Gebärende und Wöchnerinnen sind sehr sensibel. Selbst gut gemeinte Formulierungen beinhalten ein hohes Risiko, anders, als sie gemeint waren, gedeutet zu werden. Diese Situation werden Sie sicher kennen: Eine schwangere Frau teilt Ihnen mit, dass ihr eine Freundin gesagt habe, sie habe jetzt schon ein schönes Bäuchlein. Diese von der Freundin vermutlich anerkennend gemeinte Aussage wird von der Frau aber so gedeutet: „Finden Sie auch, dass ich zu dick bin?“ Ein anderes Beispiel: Auf Ihre Feststellung hin, dass das Baby sehr zierlich sei, werden Sie gefragt: „Denken Sie, ich habe nicht genug Milch?“ Werdende und junge Mütter sind oft leicht zu verunsichern, in der Regel lässt sich ein Missverständnis jedoch mit ein paar ergänzenden Worten klären. Bei traumatisierten Frauen sitzt die Verunsicherung jedoch tiefer und es braucht mehr als nur eine kurze Richtigstellung. Worte und Sätze können darüber hinaus leicht als Trigger erlebt werden und die Frau in eine belastende Situation bringen. Bestimmte Aussagen sind vielleicht früher vom Täter benutzt worden und können einen Flashback auslösen.

In ▶ **Tab. 12.1** finden Sie einige Vorschläge für typische Aussagen und wie Sie diese so formulie-

▶ **Tab. 12.1** Die richtige Wahl der Worte.

Aussagen, die triggern können.	Aussagen auf Augenhöhe
Entspannen Sie sich, dann ist es gleich vorbei!	Können Sie versuchen, die Gesäßmuskulatur locker zu lassen?
Das kann gar nicht wehtun!	Ich merke, das ist schmerzhaft für Sie. Vielleicht haben Sie eine Idee, wie wir diese notwendige Untersuchung für Sie angenehmer gestalten können?
Wenn Sie so angespannt sind, wird es noch mehr wehtun!	Ich verstehe, dass Ihnen das unangenehm ist. Wie kann ich Ihnen helfen, die Muskulatur etwas mehr zu lockern? Es kann gut sein, dass es sich für Sie dann nicht mehr so schmerzhaft anfühlt.
Legen Sie sich auf den Rücken und machen Sie die Beine breit!	Ich würde Sie gerne noch einmal vaginal untersuchen, um zu sehen, wie die Geburt voranschreitet. Dafür wäre es gut, wenn Sie sich hinlegen und die Beine aufstellen könnten. Das ist keine angenehme Position, aber nehmen Sie sich Zeit. Ich werde Ihnen alles erklären, was ich mache, und Sie haben jederzeit die Möglichkeit, „Stopp“ zu sagen.

ren können, dass Ihre Klientin bzw. Patientin sich von Ihnen wahrgenommen und wertgeschätzt fühlt. Sicher werden Sie für entsprechende Situationen Ihre eigene Wortwahl finden. Wichtig ist, dass Sie die Frau in eine mögliche Lösung des Problems einbeziehen und ihr Raum lassen, eigene Idee zu entwickeln. Das wird Ihre Beziehung zu ihr stärken und Vertrauen kann wachsen.

12.2.3 Eine klare Sprache sprechen

Bei Interviews, die ich mit Frauen geführt habe, die nach früheren Gewalterlebnissen Kinder bekommen haben, hat sich gezeigt, dass diese sich von ihren Hebammen und anderen Fachkräften der Geburtshilfe Klarheit wünschen [78]. Klarheit hat verschiedene Aspekte, die ich Ihnen im Folgenden erläutern möchte.

Klare Aussagen von Fachkräften Das bestimmende Gefühl in einer traumatischen Situation ist Hilflosigkeit. Um dieses Gefühl im Rahmen der Betreuung gar nicht erst aufkommen zu lassen, sollten Fachkräfte versuchen, die Autonomie von Schwangeren und Müttern zu fördern. Diese sollen bestimmen, was wann wo und wie passiert, Entscheidungen über ihren Kopf hinweg sollten unbedingt vermieden werden. Diese Situation führt dazu, dass wir Fachkräfte uns im Kontext von Geburt sehr weit zurücknehmen und es vielleicht zu sehr vermeiden, die Führung zu übernehmen. Allerdings ist eine Geburt eine besondere Lebenssituation, die vor allem beim ersten Kind absolut neu ist. Die Frauen wissen nicht, was sie erwartet, sie können viele Entscheidungen gar nicht treffen. Sie erwarten daher von Fachkräften, dass diese eine Balance finden zwischen der Förderung ihrer Autonomie und Selbstbestimmung und der Übernahme der Leitung während der Geburt.

Eine Frau beschrieb diesen Wunsch so: „Ich hatte mir vorgestellt, dass jemand in dieser Situation klar ist und mir sagt, jetzt passiert hier dieses und jenes und wir müssen jetzt Folgendes machen. Das war schließlich meine erste Geburt, für die Fachkräfte war es Routine!“ Hebammen, Ärztinnen und Ärzte sind gefordert, die Situationen unter der Geburt transparent zu machen und bestehende Optionen zu erklären. Wo steht die Frau gerade während der Geburt? Wie ist der Verlauf? Welche Möglichkeiten bestehen? Und welche scheinen aus Sicht der Fachkräfte sinnvoll? Nur, wenn die werdende Mutter bzw. das Elternpaar informiert ist, kann sie bzw. es auch entscheiden.

Klarheit schaffen bei der Geburtsvorbereitung Da Erstgebärende nicht wissen, was bei der Geburt auf sie zukommt, fällt es ihnen oft schwer, zu beschreiben, was sie unter der Geburt von den beteiligten Fachkräften benötigen, um sich wohl und sicher zu fühlen. Traumatisierte Frauen verlieren nicht selten ein Gefühl für die eigenen Bedürfnisse, weshalb es ihnen meist noch schwerer fällt, ihre Wünsche zu formulieren. Die betreuende Hebamme sollte sie daher traumasensibel dabei unterstützen, eigene Vorstellungen zu entwickeln. Neben der Frage „Wie möchte ich mein Kind auf die Welt bringen?“ wird dabei die Frage „Was brauche ich, um in Sicherheit gebären zu können?“ von Bedeutung sein. Hebammen sollten den betroffenen Frauen Informationen zu den körperlichen Vorgängen zur Verfügung stellen, sie kennen die Situationen und Möglichkeiten im Kreißsaal und wissen Bescheid über denkbare Notfallsituationen. Darüber hinaus haben freiberufliche Hebammen in der Regel die Gelegenheit, die schwangeren Frauen über einen längeren Zeitraum kennenzulernen und ein Vertrauensverhältnis zu ihnen aufzubauen. Das erleichtert es ihnen, die Schwangere individuell auf die Geburt vorzubereiten. Eine Möglichkeit ist dabei auch die Entwicklung eines Geburtsplanes. Auf diesen gehe ich in Kap. 15.6 noch näher ein.

Informationsfluss statt falscher Vorstellungen Durch Informationen und klärende Gespräche können Ängste und manchmal auch irreführende Vorstellungen ausgeräumt werden. Ich erinnere mich an eine schwangere Frau, die große Angst vor der Geburt hatte und daher auf einen Kaiserschnitt drängte. Während eines Gespräches schilderte mir die Frau, wie sie sich eine vaginale Geburt vorstellte: Sie liegt nackt auf einem Bett in einem großen, runden Saal (Kreißsaal!) mit mehreren Betten, exponiert und allen Blicken ausgesetzt. Kein Wunder, dass sie eine Sectio vorzog. Nachdem ich sie darüber informiert hatte, dass ein Geburtsraum gänzlich anders aussieht, und ihr angeboten hatte, einen solchen Kreißsaal zu besichtigen, konnte sie sich eine vaginale Geburt eher vorstellen. Wir überlegten gemeinsam, welche Vorstellungen sie noch beschäftigen und ängstigen und was sie benötigt, um sich unter der Geburt handlungsfähig zu fühlen. Als wir den Termin zur Geburtsanmeldung vereinbarten, konnte sie ihre Wünsche bereits besser formulieren und in Ruhe auf den Tag einer spontanen Geburt warten.

Klarheit über körperliche Empfindungen fördern Damit sich traumatisierte Frauen darüber klar werden können, was sie sich von den Fachkräften für ihre Schwangerschaft und die Geburt wünschen, sollten die beteiligten Fachkräfte diese Frauen auch bei der Wahrnehmung ihrer Körperempfindungen unterstützen. Viele Frauen sind in ihren Vorstellungen davon geprägt, wie **man** sich in der Schwangerschaft zu fühlen hat und wie **man** sich verhalten sollte, statt ein Gefühl für die eigenen Bedürfnisse und Wünsche zu haben. Wichtig ist es daher, betroffene Frauen immer wieder zu bitten, uns Fachkräften mitzuteilen, wie sie sich gerade fühlen. Statt zu sagen: „Freuen Sie sich über die Kindsbewegungen? Das ist doch toll, wenn man endlich merkt, wie sich das Kind bewegt“, ist es sinnvoller, die Frau nach ihren Gefühlen zu fragen: „Sie haben mir berichtet, dass Sie seit kurzem Kindsbewegungen spüren. Diese werden von Frauen sehr unterschiedlich empfunden. Einige Frauen freuen sich, wenn sie das Kind spüren, andere berichten, dass es sich sehr ungewohnt oder auch richtig unangenehm anfühlt. Wie geht es Ihnen?“ Bei der ersten Variante wird die Botschaft transportiert, dass es für jede (gute) Mutter eine Freude ist, das Kind in ihrem Bauch zu spüren. Das ist zwar für viele Schwangere so, gerade traumatisierte Frauen können Kindsbewegungen aber auch als bedrohlich empfinden. Diese Frauen deuten die erste Variante leicht so, dass dieses Gefühl falsch ist. Als gute Mutter sollten sie etwas anderes fühlen. Die Folge können Schuld- und Schamgefühle sein. Bei der zweiten Variante hört die betroffene Frau, dass es offensichtlich auch andere Frauen gibt, die das Strampeln des Kindes im Mutterleib nicht angenehm finden. Das macht es ihr leichter, ihre eigenen Gefühle mitzuteilen, denn sie muss nicht befürchten, dafür abgelehnt zu werden.

Praxis
Traumasensible Kommunikation am Beispiel Stillen

Viele Frauen denken, dass Hebammen ausgesprochene Stillbefürworterinnen sind. Sie glauben daher des öfteren, dass sie sich vor diesen rechtfertigen müssen. Typische Aussagen dafür sind:

- Ich weiß, das wird Ihnen nicht gefallen, aber ich möchte nicht stillen!
- Meine letzte Hebamme war sehr für das Stillen, sie hat mich nicht verstanden, als ich sagte, ich will das nicht.
- Ich habe mich nicht getraut zu sagen, dass ich mit der Flasche füttern will.
- Für mich und mein Kind in meiner Situation ist das Füttern von Flaschennahrung die geeignete Ernährung.

Eine erste Frage zu diesem Thema lautet im Vorgespräch häufig: „Möchten Sie stillen?“ Für eine selbstbewusste Frau ist es in der Regel kein Problem, darauf zu antworten. Eine schwangere Frau, die annimmt, dass eine gute Mutter selbstverständlich ihr Kind stillen wird, sich das aber nicht vorstellen kann, hat wahrscheinlich Schwierigkeiten, Nein zu sagen. Denn etwas abzulehnen ist immer schwerer als zuzustimmen. Alternativ können Sie daher auch so formulieren:

- „Sie haben sich sicher schon Gedanken gemacht, wie Sie ihr Kind ernähren wollen. Es gibt unterschiedliche Möglichkeiten von Voll-Stillen bis Flaschennahrung oder auch Kombinationen von beidem. Mich würde interessieren, welche Vorstellung Sie haben? Vielleicht haben Sie auch noch Fragen dazu, die wir gerne besprechen können.“ Diese Frage ist betont offen gewählt und suggeriert keine Erwartung.

Hat die Frau keinen Stillwunsch, können Sie versuchen, danach zu fragen, ob möglicherweise falsche Informationen und Vorstellungen der Grund dafür sind:

- „Ich habe verstanden, dass Sie ihr Kind lieber mit der Flasche ernähren wollen. Wir können gerne gleich überlegen, welche Nahrung für das Baby gut geeignet ist und was Sie dazu noch wissen möchten. Mir sind schon manchmal Frauen begegnet, die nicht stillen wollten, weil sie falsche Informationen darüber erhalten hatten, deshalb habe ich mir angewöhnt immer einmal kurz nachzufragen. Wollen Sie mir erzählen, wie Sie zu dieser Entscheidung gekommen sind?“

So ermöglichen Sie der betreuten Frau, ohne ihr indirekte Vorwürfe zu machen, über ihre Gründe und vielleicht sogar Ängste zu sprechen, und können anschließend mit ihr nach einer Lösung suchen, die individuell geeignet ist. Nachfragen, die mit „Warum" beginnen, sollten Sie vermeiden, denn diese werden häufig als indirekter Vorwurf interpretiert.

12.2.4 Beziehungsebene klären

Es ist die Aufgabe des Fachpersonals, für klare Beziehungsebenen zu sorgen. Dazu gehören folgende Aspekte.

Klare Beziehungen schaffen Traumatisierte Frauen haben mitunter Schwierigkeiten, zwischen ihren eigenen Erwartungen und denen anderer Personen zu unterscheiden. Das kann daran liegen, dass sie verlernt haben, ihre eigenen Wünsche und Bedürfnisse wichtig genug zu nehmen, und diesen nicht trauen. So haben Frauen zum Beispiel manchmal nach dem ersten Termin mit der Hebamme das Gefühl, dass diese nicht zu ihnen passt. Dennoch stimmen sie der Zusammenarbeit mit ihr zu, denn sie glauben, sie dürften der Hebamme keine Absage zumuten: „Sie war mir vom Geburtshaus vorgeschlagen worden und ich habe es nicht gewagt, sie abzulehnen. Das hätte sie sicher gekränkt!" Die Zusammenarbeit findet dann wider besseres Wissen statt. Sowohl Hebammen als auch Schwangere müssen gut prüfen, ob sie miteinander arbeiten können. Im Normalfall wird ein erstes Gespräch dazu genutzt. Im Kontext von Trauma und Geburt müssen sich Hebammen allerdings bewusst sein, dass sie die Frauen bei dieser Entscheidungsfindung vielleicht unterstützen müssen, und die Frage der Arbeitsbeziehung daher offen und transparent behandeln. Eine mögliche Formulierung könnte sein:

„Es ist mir wichtig, dass Sie sich in der Zusammenarbeit mit mir als Hebamme sicher fühlen. Manchmal ist es einfach so, dass zwei Menschen nicht zueinander passen. Ich möchte Sie bitten, gut zu überlegen, ob ich für Sie die richtige Ansprechpartnerin in der Schwangerschaft bin. Wenn Sie sich unsicher sind, können wir gerne darüber reden. Wenn Sie denken, dass wir nicht gut zueinander passen, sollten wir überlegen, wer Sie stattdessen begleiten könnte. Wenn Sie bei einem Termin den Eindruck haben, dass Sie etwas, was ich mache oder sage, irritiert, sagen Sie mir das bitte. Dann können wir gemeinsam überlegen, was wir daran ändern können!"

Grenzen setzen Eine klare Beziehung zu schaffen, bedeutet auch, dass in der Zusammenarbeit die Aufgaben und Grenzen der jeweiligen Profession gewahrt bleiben. Nur so können Schwangere und Mütter wissen, welche Fachkraft für welches Thema und welche Frage die richtige Ansprechpartnerin bzw. der richtige Ansprechpartner ist. Für die Fachkräfte bedeutet eine klare Abgrenzung eine Arbeitserleichterung, denn sie müssen dadurch keine Aufgaben übernehmen, die nicht zu ihrem Aufgabengebiet gehören. Es schützt diese auch vor Überforderung und trägt zu ihrer Gesunderhaltung bei. Mehr dazu können Sie im Kap. 21 Selbstfürsorge nachlesen.

Das Setting klären Ich bin früher davon ausgegangen, dass traumatisierte Frauen von ihrer Hebamme während der Schwangerschaft lieber zu Hause in vertrauter und sicherer Umgebung besucht werden wollen. Für viele mag das so sein, dennoch habe ich durch die Zusammenarbeit mit einer schwangeren Frau gelernt, dass dies nicht immer der Fall ist. Sie fühlte sich in meiner Praxis viel wohler und konnte viele der Untersuchungen, die für sie problematisch waren, in meiner Praxis besser aushalten. Der Grund dafür war, dass sie die Untersuchungen einem Ort zuweisen konnte, der Untersuchungsliege in einer Praxis, der ihrer Meinung nach dafür bestimmt ist. Die unangenehme Untersuchung sollte keinesfalls auf ihrem sicheren Sofa stattfinden!

Da ich als Fachkraft nicht weiß, welche Themen für eine schwangere Frau heikel oder gar bedrohlich sind, ist es empfehlenswert, eine möglichst unvoreingenommene und offene Haltung einzunehmen, bis ein Thema durch ein Gespräch geklärt werden konnte. Da Fachkräfte auch nicht wissen können, welche Reize eine Frau möglicherweise triggern oder was ihr Schwierigkeiten bereitet, sollten Sie nichts als gegeben voraussetzen. In der Regel dauert es kaum länger, Sätze offen zu formulieren. Im Ergebnis wird sich dieser zeitliche

Einsatz auf die Zusammenarbeit aber sehr positiv auswirken.

Rollentausch ausschließen Unter den Angehörigen der helfenden Berufe befinden sich ebenfalls Frauen, die Gewalt oder andere traumatische Ereignisse überlebt haben. Die eigenen Verletzungen zu sehen und für sich selbst zu sorgen ist unerlässlich, wenn Sie mit traumatisierten Menschen arbeiten wollen. Es kann sonst vorkommen, dass eine schwangere Frau von einer Hebamme begleitet wird, die während der Geburtsbetreuung dissoziiert und daher nicht mehr in der Lage ist, die Gebärende ausreichend zu unterstützen. Die Gebärende kann dann das Gefühl haben, dass sie ihrer Hebamme zur Seite stehen und die Rolle der Begleiterin übernehmen muss – eine unklare Beziehungsebene, die auch während der Schwangerschaft oder im Wochenbett zu Problemen führen kann.

Zusatzinfo

Kommunikation ist der Schlüssel zu einer gelingenden Zusammenarbeit. Eine klare, transparente und offene Kommunikation eröffnet sowohl Fachkräften als auch den von ihnen betreuten Frauen neue Perspektiven und Möglichkeiten. Sie lädt Frauen dazu ein, der eigenen Wahrnehmungen zu vertrauen und ihr Handeln darauf auszurichten. Eine traumasensible Kommunikation bewertet andere nicht und vermeidet eine Haltung, die von „man sollte" oder „man müsste" geprägt ist. Offene Kommunikation erhöht das Sicherheitsempfinden traumatisierter Frauen und ermöglicht ihnen, mehr Vertrauen in ihre Fähigkeiten als Mutter ohne Schuld- und Schamgefühle zu entwickeln. Wir nehmen die Frauen mit ihren (Sinnes-) Eindrücken ernst und bestärken sie darin, diese wahr- und ernst zu nehmen. Sie erleben sich dadurch nicht länger als hilflos, sondern als selbstwirksam.
Eine traumasensible Kommunikation schützt Fachkräfte vor Missverständnissen und unbefriedigenden Arbeitserlebnissen.

13 Häusliche Gewalt

Leider kommt häusliche Gewalt häufig vor und wird dennoch oft nicht wahrgenommen. Im folgenden Abschnitt werde ich daher zunächst näher erklären, woran wir Fachkräfte körperliche und/ oder sexualisierte Gewalt erkennen können.

13.1 Festschreibung von Gewaltsituationen

Wenn wir über traumatisierte Frauen und Schwangerschaft reden, gehen wir in der Regel davon aus, dass die erlebte Gewalttat in der Vergangenheit liegt. Diese Vorstellung ist allerdings eine Illusion, denn die Zahlen sprechen für sich: 25 % aller Frauen in Deutschland haben in der aktuellen oder einer früheren Beziehung körperliche und/ oder sexualisierte Gewalt erlebt. Frauen unterschiedlicher sozialer Schichten und Bildungsgrade sind gleichermaßen davon betroffen. Damit ist die Wahrscheinlichkeit, dass wir in unseren jeweiligen Arbeitsgebieten auf Frauen treffen, die von akuter Gewalt bedroht und/oder betroffen sind, sehr hoch.

Hagemann-White und Bone haben eine gute Expertise zum Thema Gesundheitsversorgung und Gewalt gegen Frauen vorgelegt [50]. Hier werden sogenannte „red flags", also Warnzeichen, benannt, die auf häusliche Gewalt gegen Frauen hinweisen. Red flags für das Vorliegen **sexualisierter Gewalt** können sein [50]:

- Schwangerschaft bei Kindern unter 14 Jahren
- vaginale Verletzungen oder Blutungen
- schmerzhaftes Urinieren
- Unterleibs- oder Beckenschmerzen
- sexuelle Probleme
- Krämpfe in den Muskeln um die Öffnung der Scheide herum
- Angstzustände, Depressionen, selbstverletzendes Verhalten
- Schlafstörungen
- chronische, unerklärliche physische Symptome
- Unterleibsuntersuchungen vermeiden oder Schwierigkeiten damit haben
- Alkohol- oder Drogenprobleme
- sexualisiertes Verhalten
- extreme Fettsucht

Unterschieden davon werden red flags für das Vorliegen **häuslicher/körperlicher Gewalt** [50]:

- chronische Beschwerden, die keine offensichtlichen physischen Ursachen haben
- Verletzungen, die nicht mit der Erklärung, wie sie entstanden sind, übereinstimmen
- Verschiedene Verletzungen in unterschiedlichem Heilungsstadium
- Partner, der übermäßig aufmerksam ist, kontrolliert und nicht von der Seite der Frau weichen will
- physische Verletzungen während der Schwangerschaft
- spätes Erscheinen zur Schwangerschaftsvorsorge
- häufige Fehlgeburten
- häufige Suizidversuche und -gedanken
- Verzögerungen zwischen Zeitpunkt der Verletzung und Aufsuchen der Behandlung
- chronische reizbare Darmstörungen
- chronische Beckenschmerzen

Diese Auflistung erlaubt keine direkten Rückschlüsse auf das Vorhandensein aktueller oder früherer Gewalt. Eine Frau, die mehrere Fehlgeburten hatte, muss nicht zwangsläufig in einer gewalttätigen Beziehung leben. Dennoch können die genannten Symptome für professionelle Fachkräfte Anlass zu erhöhter Aufmerksamkeit sein, insbesondere, wenn mehrere der Faktoren zusammenkommen.

Wenn Fachkräfte den Eindruck haben, dass eine Frau von akuter Gewalt bedroht oder betroffen ist, muss ihnen klar sein, dass es für diese Frauen ein Risiko ist, Dritten von Übergriffen zu berichten. Sie sollten daher besonders feinfühlig vorgehen, wenn Sie eine Frau auf ihre Situation und die des Kindes ansprechen. Fachkräfte des Gesundheitswesens sind in ihrem beruflichen Alltag immer wieder mit traumatisierten Frauen und damit mit häuslicher Gewalt konfrontiert. Sie sind sich jedoch ihrer Bedeutung im Umgang mit häuslicher Gewalt zu selten bewusst. Folgende Gründe zeigen, wie wichtig Fachkräfte des Gesundheitswesens als Ansprechpartnerinnen und Ansprechpartner für von Gewalt betroffenen Frauen sind:

- Gewalttaten werden selten polizeilich angezeigt, vor allem dann nicht, wenn die körperlichen und/oder sexualisierten Übergriffe im familiären Umfeld stattfinden. Schwangere Frauen suchen jedoch früher oder später Einrichtungen des Gesundheitswesens auf. Sie gehen zu Vorsorgeuntersuchungen oder kommen mit Beschwerden zu Ärztinnen, Ärzten und Hebammen. Diese genießen in der Bevölkerung viel Vertrauen, das durch die Schweigepflicht noch verstärkt wird. Die Hürde, dass eine betroffene Frau eine medizinische Einrichtung besucht, ist geringer, als dass sie eine Gewaltschutzberatungsstelle aufsucht oder zur Polizei geht.
- Gewalt stellt ein großes Risiko für die körperliche Gesundheit dar. Deren Erhaltung ist die primäre Arbeitsaufgabe für medizinische Berufe. Die Erkennung von Gewalt und Trauma (in Folge von Gewalt) und der entsprechende Umgang damit gehören also zu den grundlegenden Aufgaben dieser Berufe.

Fachkräfte im Gesundheitswesen spielen demnach eine wichtige Rolle in Bezug auf das Erkennen häuslicher Gewalt und den Schutz der Betroffenen. Leider kann das Verhalten der Fachkräfte, wenn es nicht gut überdacht ist, die Situation der Frauen noch verschlechtern. Wie ▶ Abb. 13.1 anschaulich zeigt, kann das Personal im Gesundheitswesen dazu beitragen, ein System aus Gewalt, Misshandlung und Machtmissbrauch weiter zu festigen. Ich gehe nicht davon aus, dass jemand diese Verhaltensweisen vorsätzlich ausübt, Unwissenheit und Unbedachtheit können die Ursachen sein.

Vertraulichkeit missachten Während Partner und Partnerinnen früher meist gar nicht mit in den Kreißsaal durften, sind werdende Mütter heute dort in der Regel nicht mehr ohne eine Begleitung anzutreffen. Der Partner oder die Partnerin ist meist auch bei allen Vorsorgeuntersuchungen und Aufnahmegesprächen anwesend. In diesen Fällen ergibt sich keine Möglichkeit für ein vertrauliches Vieraugengespräch, bei dem über häusliche Gewalt berichtet werden könnte. Mitteilungen über frühere oder aktuelle Gewalterfahrungen sind sehr persönlich. Dennoch haben Patientinnen oft keine Kontrolle darüber, wer welche Informationen bekommt. Die Akten der Patientinnen, die intime und vertrauliche Details enthalten, eventuell mit Informationen zu früheren und/oder aktuellen Gewalterlebnissen, verbleiben bei den Fachkräften, ohne dass die Patientinnen wissen, wer sonst noch Zugang zu diesen Informationen hat. Übergabegespräche finden ohne die Gebärende statt. In Kreißsälen liegen die Geburtsdokumentationen oft offen auf dem Schreibtisch, in gynäkologischen Praxen werden die Karteikarten auf den Empfangstisch gelegt, wo sie auch von Unbefugten eingesehen werden können.

Die betroffene Frau sollte jedoch allein darüber bestimmten können, wer welche Informationen über sie erhält. Der Umgang mit vertraulichen Daten muss für die Betroffenen daher transparent gemacht werden. Das Gleiche gilt für Mitarbeitende, die mit Frauen im Rahmen der aufsuchenden Arbeit oder in Beratungsstellen arbeiten. Auch hier muss die Vertraulichkeit gewahrt bleiben.

Gewalt bagatellisieren „Das war doch nur ein Klaps, das hat doch bestimmt nicht weh getan. Er ist doch so ein netter Mann." Oder: „Sie leben doch schon seit vielen Jahren mit Ihrem Mann zusammen, dann kann die Situation wohl nicht so schlimm sein." Und: „In der Ehe schläft man schon mal mit seinem Mann, auch wenn man nicht will. Das gehört eben dazu." So unglaublich diese Aussagen klingen, es handelt sich dabei um Reaktionen von Fachkräften auf die Schilderungen von Frauen, die ihnen über häusliche Gewalt berichteten. Solche oder ähnliche Äußerungen sind nicht nur ein Zeichen dafür, dass häusliche Gewalt von vielen Menschen noch immer als „normal" angesehen wird. Diese Aussagen zeigen auch, wie den Betroffenen die eigene Wahrnehmung abgesprochen und sogar negiert wird. Die Definition dessen, was Gewalt ist, unterliegt in weiten Teilen einem subjektiven Empfinden. Wenn wir allerdings Schläge oder Demütigungen herunterspielen, tragen wir dazu bei, dass die betroffene Frau das Geschehen nicht als das einordnet, was es ist: ein Übergriff, der ihre Würde und ihr Recht auf Unversehrtheit – und damit ihre Grundrechte – verletzt.

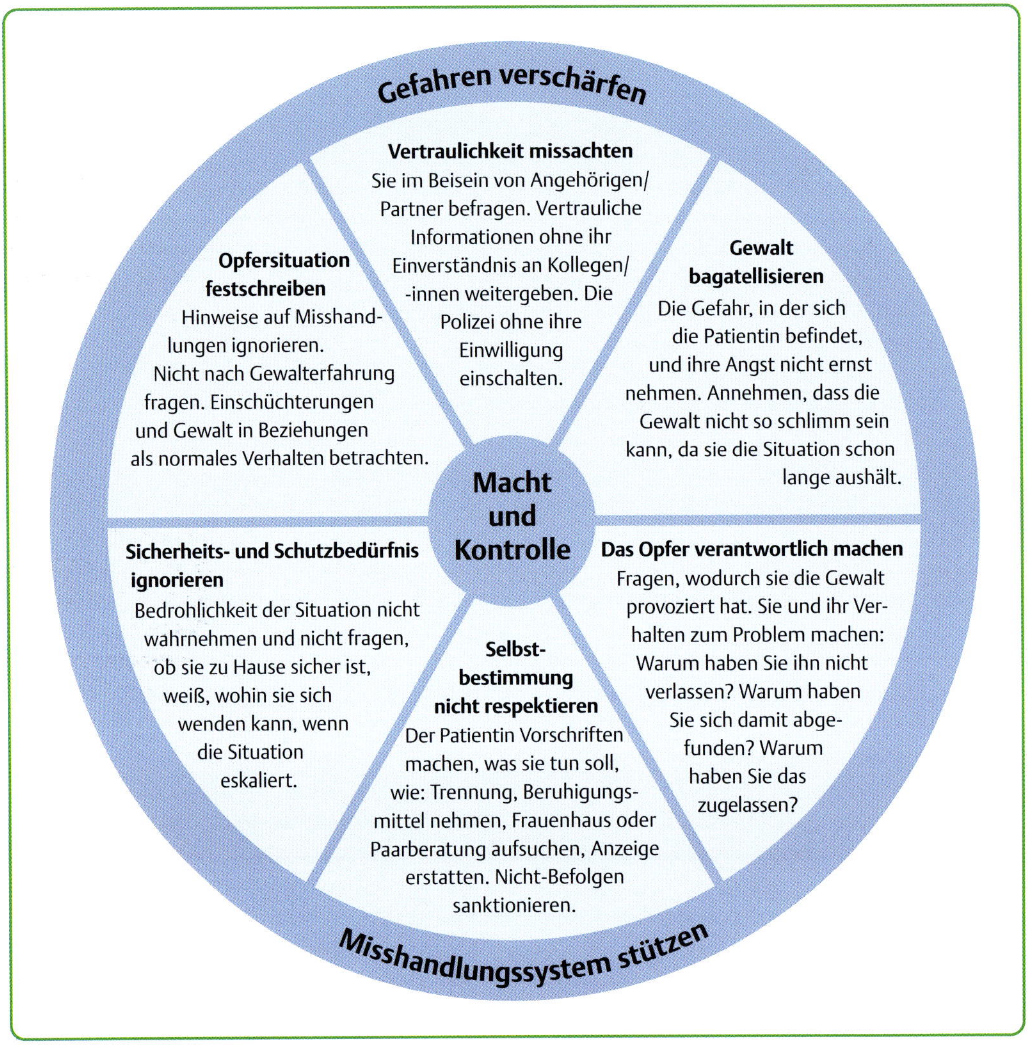

▸ **Abb. 13.1** Beschäftigte in der Gesundheitsversorgung können das Gewaltproblem festschreiben. (Hellbernd et al. Häusliche Gewalt gegen gesundheitliche Versorgung. Das S.I.G.N.A.L. Interventionsprogramm. 2004: 35)

Das Opfer verantwortlich machen Für eine Gewalttat ist immer der oder diejenige verantwortlich, wer sie begeht. In der Öffentlichkeit passiert es jedoch gerade in Bezug auf Gewalt gegen Frauen noch viel zu häufig, dass die Frau für das, was ihr angetan wird, (mit-)verantwortlich gemacht wird. Das heißt, ihr wird nachgesagt, dass sie die Gewalttat provoziert habe. Zum Beispiel, weil sie freiwillig mit dem Täter nach Hause gegangen ist, sich nachts unbegleitet in Parks oder U-Bahn-Stationen aufhält, Streit anfängt oder sich „aufreizend“ kleidet. Die Europäische Kommission hat diesen Zusammenhang untersucht: 27 % der Befragten halten nicht einvernehmlichen Geschlechtsverkehr für zu rechtfertigen, falls die Frau sexy gekleidet war, in der Vergangenheit häufig wechselnde Sexualpartner hatte, getrunken oder Drogen genommen oder zuvor mit dem Täter geflirtet hat – und wenn der Vergewaltiger im Anschluss Reue zeigt [32]. Gibt der Täter an, nicht gewusst zu haben, was er tat, wird dies ebenfalls als Rechtfertigungsgrund angesehen [32]. Erst 2016 wurde ein neues **Sexualstrafrecht** auf den Weg gebracht und verabschiedet [12]. Dies bedeutet die

Anerkennung von „Nein heißt Nein!“. Eine Frau muss sich bei einer Vergewaltigung dann nicht mehr deutlich wehren, damit aus der Vergewaltigung eine Straftat wird, sondern ihr Nein wird als Ablehnung anerkannt. Dieses Gesetz lässt die Verantwortung dort, wo sie hingehört: beim Täter.

Selbstbestimmung nicht respektieren Frauen bestimmen über ihr Leben und ihren Körper selbst. Fachkräfte können nicht ermessen, was richtig oder geeignet für jemanden ist. Nur die Frau selbst kann entscheiden, ob sie die gemeinsame Wohnung verlässt oder den Partner oder die Partnerin anzeigt. Leider passiert es, dass Frauen dazu gedrängt werden, zu einer Beratungsstelle oder zur Polizei zu gehen. Selbst für geschultes Personal aus dem Gesundheits- und Sozialwesen ist es oft schwer, das Wissen auszuhalten, dass eine Frau in fürchterlichen Umständen lebt, und sie nicht schützen zu können. Da ist die Versuchung sehr groß, sie zu einem Umzug ins Frauenhaus zu bewegen. Vielleicht gelingt es auch – für den Moment. Wenn das jedoch nicht der Wunsch der betroffenen Frau ist, wird sie vermutlich wieder zu ihrem gewalttätigen Mann zurückkehren. Die Zusammenarbeit mit dieser Frau wird vermutlich erschwert sein, da die Beraterin bzw. der Berater von der Frau enttäuscht sein kann, während diese vielleicht ein schlechtes Gewissen gegenüber der Unterstützerin hat („Sie wollte mir helfen, jetzt habe ich sie enttäuscht") oder wütend wird („Ich wollte gar nicht gehen, er oder sie hat mich dazu überredet/gezwungen").

Sicherheits- und Schutzbedürfnis ignorieren Jeder Mensch möchte in Sicherheit leben. Wenn Fachkräfte die Augen schließen und nicht sehen wollen, dass jemand Unterstützung sucht, oder wenn Frauen nicht gefragt werden, ob und an wen sie sich wenden können, so missachten sie dieses Bestreben. Keine Unterstützung, keine Vermittlung an Beratungsstellen anzubieten, vor dem Gewalttäter das Thema ansprechen ohne Rückversicherung, das bringt Frauen in Gefahr. Diejenigen, die die Augen verschließen und mit ihrem Handeln Betroffene in Gefahr bringen, werden damit selbst zu Täterinnen und Tätern.

Opfersituation festschreiben Wird die Existenz von Gewalt ignoriert und keine Hilfe angeboten, so werden Betroffenen in ihren Möglichkeiten eingeschränkt, ihre Situation eigenständig zu ändern. Denn ihnen werden die dafür notwendigen Informationen nicht zur Verfügung gestellt. Sie auch dann nicht anzusprechen, wenn der Verdacht auf Misshandlung besteht, macht sie ein weiteres Mal zum Opfer.

13.2 Gewaltschutzgesetz

Seit dem 1.1.2002 gibt es in Deutschland das sogenannte Gewaltschutzgesetz. Leider kennen oft weder betroffene Frauen noch Mitarbeitende im Gesundheitswesen dieses Gesetz und seine Möglichkeiten, betroffene Frauen vor Gewalt zu schützen. Um Betroffene kompetent unterstützen zu können, müssen Fachkräfte im Gesundheitswesen jedoch unbedingt Kenntnis von diesem Gesetz haben und Betroffene darüber informieren.

Nur so kann eine Frau zum Beispiel während der nächsten körperlichen Attacke entscheiden, ob sie die Polizei verständigt oder nicht. Viele Frauen wissen nicht, dass dieses Gesetz es ihnen und den Kindern ermöglicht, in der Wohnung zu bleiben, und stattdessen derjenige gehen muss, von dem die Gefährdung ausgeht. Und dem Gewalttäter sogar das Betreten der gemeinsamen Wohnung untersagt und der Schlüssel abgenommen werden kann. Auf Grundlage des Gewaltschutzgesetzes kann die Polizei den Täter für 10 Tage aus den gemeinsamen Wohnräumen verweisen. Bei Bedarf kann diese Frist verlängert werden auf bis zu einem halben Jahr.

Gesetz zum zivilrechtlichen Schutz vor Gewalttaten und Nachstellungen (Gewaltschutzgesetz – GewSchG) [16] (Stand Mai 2017)

§ 1 Gerichtliche Maßnahmen zum Schutz vor Gewalt und Nachstellungen

(1) Hat eine Person vorsätzlich den Körper, die Gesundheit oder die Freiheit einer anderen Person widerrechtlich verletzt, hat das Gericht auf Antrag der verletzten Person die zur Abwendung weiterer Verletzungen erforderlichen Maßnahmen zu treffen. Die Anordnungen sollen befristet werden; die

Frist kann verlängert werden. Das Gericht kann insbesondere anordnen, dass der Täter es unterlässt,

1. die Wohnung der verletzten Person zu betreten,

2. sich in einem bestimmten Umkreis der Wohnung der verletzten Person aufzuhalten,

3. zu bestimmende andere Orte aufzusuchen, an denen sich die verletzte Person regelmäßig aufhält,

4. Verbindung zur verletzten Person, auch unter Verwendung von Fernkommunikationsmitteln, aufzunehmen,

5. Zusammentreffen mit der verletzten Person herbeizuführen,

soweit dies nicht zur Wahrnehmung berechtigter Interessen erforderlich ist.

(2) Absatz 1 gilt entsprechend, wenn

1. eine Person einer anderen mit einer Verletzung des Lebens, des Körpers, der Gesundheit oder der Freiheit widerrechtlich gedroht hat oder

2. eine Person widerrechtlich und vorsätzlich

a) in die Wohnung einer anderen Person oder deren befriedetes Besitztum eindringt oder

b) eine andere Person dadurch unzumutbar belästigt, dass sie ihr gegen den ausdrücklich erklärten Willen wiederholt nachstellt oder sie unter Verwendung von Fernkommunikationsmitteln verfolgt.

Im Falle des Satzes 1 Nr. 2 Buchstabe b liegt eine unzumutbare Belästigung nicht vor, wenn die Handlung der Wahrnehmung berechtigter Interessen dient.

(3) In den Fällen des Absatzes 1 Satz 1 oder des Absatzes 2 kann das Gericht die Maßnahmen nach Absatz 1 auch dann anordnen, wenn eine Person die Tat in einem die freie Willensbestimmung ausschließenden Zustand krankhafter Störung der Geistestätigkeit begangen hat, in den sie sich durch geistige Getränke oder ähnliche Mittel vorübergehend versetzt hat.

§ 2 Überlassung einer gemeinsam genutzten Wohnung

(1) Hat die verletzte Person zum Zeitpunkt einer Tat nach § 1 Abs. 1 Satz 1, auch in Verbindung mit Abs. 3, mit dem Täter einen auf Dauer angelegten gemeinsamen Haushalt geführt, so kann sie von diesem verlangen, ihr die gemeinsam genutzte Wohnung zur alleinigen Benutzung zu überlassen.

(2) Die Dauer der Überlassung der Wohnung ist zu befristen, wenn der verletzten Person mit dem Täter das Eigentum, das Erbbaurecht oder der Nießbrauch an dem Grundstück, auf dem sich die Wohnung befindet, zusteht oder die verletzte Person mit dem Täter die Wohnung gemietet hat. Steht dem Täter allein oder gemeinsam mit einem Dritten das Eigentum, das Erbbaurecht oder der Nießbrauch an dem Grundstück zu, auf dem sich die Wohnung befindet, oder hat er die Wohnung allein oder gemeinsam mit einem Dritten gemietet, so hat das Gericht die Wohnungsüberlassung an die verletzte Person auf die Dauer von höchstens sechs Monaten zu befristen. Konnte die verletzte Person innerhalb der vom Gericht nach Satz 2 bestimmten Frist anderen angemessenen Wohnraum zu zumutbaren Bedingungen nicht beschaffen, so kann das Gericht die Frist um höchstens weitere sechs Monate verlängern, es sei denn, überwiegende Belange des Täters oder des Dritten stehen entgegen. Die Sätze 1 bis 3 gelten entsprechend für das Wohnungseigentum, das Dauerwohnrecht und das dingliche Wohnrecht.

(3) Der Anspruch nach Absatz 1 ist ausgeschlossen,

1. wenn weitere Verletzungen nicht zu besorgen sind, es sei denn, dass der verletzten Person das weitere Zusammenleben mit dem Täter wegen der Schwere der Tat nicht zuzumuten ist oder

2. wenn die verletzte Person nicht innerhalb von drei Monaten nach der Tat die Überlassung der Wohnung schriftlich vom Täter verlangt oder

3. soweit der Überlassung der Wohnung an die verletzte Person besonders schwerwiegende Belange des Täters entgegenstehen.

(4) Ist der verletzten Person die Wohnung zur Benutzung überlassen worden, so hat der Täter alles zu unterlassen, was geeignet ist, die Ausübung dieses Nutzungsrechts zu erschweren oder zu vereiteln.

(5) Der Täter kann von der verletzten Person eine Vergütung für die Nutzung verlangen, soweit dies der Billigkeit entspricht.

(6) Hat die bedrohte Person zum Zeitpunkt einer Drohung nach § 1 Abs. 2 Satz 1 Nr. 1, auch in Verbindung mit Abs. 3, einen auf Dauer angelegten gemeinsamen Haushalt mit dem Täter geführt, kann sie die Überlassung der gemeinsam genutzten Wohnung verlangen, wenn dies erforderlich

ist, um eine unbillige Härte zu vermeiden. Eine unbillige Härte kann auch dann gegeben sein, wenn das Wohl von im Haushalt lebenden Kindern beeinträchtigt ist. Im Übrigen gelten die Absätze 2 bis 5 entsprechend.

Merke

Fachkräfte des Gesundheitswesens können dazu beitragen, die Gewaltsituation, in der sich eine Frau befindet, festzuschreiben. Dazu gehört auch, diese nicht über ihre gesetzlichen Möglichkeiten zu informieren.

13.3

Beitrag zur Unterstützung

Zu wissen, was die Lage von Gewalt betroffener Frauen manifestiert oder gar verschlimmert, eröffnet gleichzeitig die Perspektive darauf, was getan werden kann, um ihnen zu helfen. Die Möglichkeiten sind in ▶ **Abb. 13.2** dargestellt.

Vertrauensbasis herstellen Wir können uns nur öffnen, wenn wir Vertrauen haben. Die Voraussetzung für Vertrauen ist Sicherheit. Daher ist es im

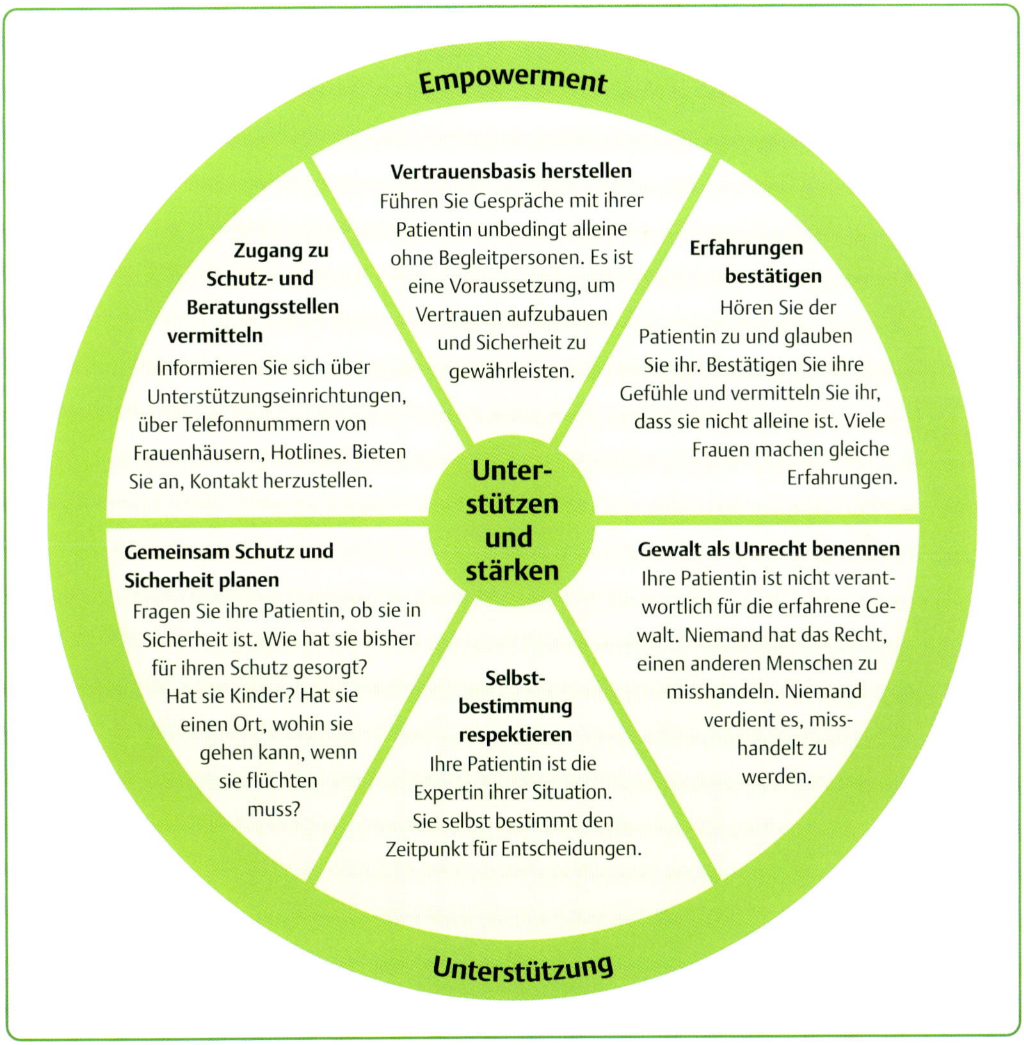

▶ **Abb. 13.2** Beschäftigte in der Gesundheitsversorgung können zur Problemlösung beitragen. (Hellbernd et al. Häusliche Gewalt gegen gesundheitliche Versorgung. Das S.I.G.N.A.L. Interventionsprogramm. 2004: 36)

beruflichen Setting die Aufgabe von Fachkräften, dafür zu sorgen, dass Gespräche in einem entsprechenden Rahmen stattfinden. Dazu gehört, dass ein Gespräch in Abwesenheit von Familienangehörigen und bei geschlossenen Türen stattfindet. Allen Beteiligten muss zudem klar sein, wer Zugang zu den Informationen über die Betroffene hat. In keinem Fall sollten Dolmetscher aus der eigenen Familie übersetzen, denn das kann ein Risiko für die Sicherheit der Frau bedeuten.

Erfahrungen bestätigen Manches, was Frauen berichten, ist unvorstellbar grausam. Doch unbedachte Äußerungen wie „Das kann ich mir nicht vorstellen!" können dazu führen, dass die Betroffene sich innerlich zurückzieht und nichts mehr sagt. Frauen, die häusliche Gewalt erleben, mitzuteilen, dass es nicht nur ihnen so geht, sondern sich viele Frauen in einer ähnlichen Lage befinden, ist hingegen oft hilfreich. Gewalt ist kein Einzelschicksal, sondern ein gesellschaftliches Phänomen und das Wissen darum kann einer betroffenen Frau helfen, aus ihrer Isolation herauszutreten.

Gewalt als Unrecht benennen Gewalt ist eine Menschenrechtsverletzung, das Grundgesetz der Bundesrepublik Deutschland (GG) nimmt dazu eindeutig Stellung[17]:

Artikel 1 (1) Die Würde des Menschen ist unantastbar. Sie zu achten und zu schützen ist Verpflichtung aller staatlichen Gewalt.

Artikel 2 (2) Jeder hat das Recht auf Leben und körperliche Unversehrtheit. Die Freiheit der Person ist unverletzlich. In diese Rechte darf nur auf Grund eines Gesetzes eingegriffen werden.

Da nicht immer das, was Sie als Übergriff und nicht tolerierbares Verhalten definieren, auch von den Betroffenen so gesehen wird, ist es umso wichtiger, ein Unrecht klar zu benennen. Zumal Betroffene unter Umständen die erlebte Gewalt bagatellisieren und/oder die Schuld dafür bei sich selbst suchen. So schildern Betroffene zum Beispiel ihre gewalttätigen Partner oder Partnerinnen als besonders eifersüchtig und begründen damit die gewaltsame Einschränkung ihrer persönlichen Freiheit (Handykontrolle, Verbot, sich mit Freundinnen zu treffen). „Ich habe ihn gereizt" ist eine typische „Entschuldigung" von Frauen für einen Mann, der sie geschlagen hat. Was aus Sicht der Frau noch nachvollziehbar ist, darf Fachkräften nicht unkommentiert bleiben. „Ob Sie gestritten haben oder nicht: Niemand darf Sie schlagen!" Und: „Sie haben das Recht, sich mit Ihrer Freundin zu treffen, Sie sind ein freier Mensch. Es ist nicht in Ordnung, wenn Ihnen das verboten wird!" Gewalt in psychischer, körperlicher oder sexualisierter Form muss als solche vom Fachpersonal benannt werden. Nur auf diesem Wege kann die Verantwortung da bleiben, wohin sie gehört: beim Täter. Andernfalls unterstützen Sie das bestehende System und werden dadurch indirekt ebenfalls zur Täterin oder zum Täter.

Selbstbestimmung respektieren Niemand kann gegen seinen Willen gezwungen werden, etwas zu tun, was er nicht möchte.

Dieses Buch bezieht sich jedoch auf die Arbeit mit schwangeren Frauen und Müttern mit Kind(ern) bis zum ersten Lebensjahr. Die jüngsten Mitglieder unserer Gesellschaft sind besonders schutzbedürftig, da sie von erwachsenen Bezugspersonen abhängig sind. Wenn Kinder häusliche Gewalt miterleben, handelt es sich um eine Kindeswohlgefährdung. Neben den Interessen der Mütter gilt es deshalb, auch die Interessen der beteiligten Kinder zu schützen. Sollte Sie also den Eindruck haben, dass ein Kind ebenfalls von Gewalt bedroht oder gar betroffen ist, müssen Sie notwendige Schritte einleiten. In der praktischen Arbeit spreche ich diese Situation in der Regel zu einem frühen Zeitpunkt an, nämlich dann, wenn ich von der Gewalt Kenntnis bekomme, und bitte die Mutter um Erlaubnis, die Polizei oder das Jugendamt zu informieren. Diese Erlaubnis betrifft nur den seltenen Fall, dass die häusliche Gewalt eskaliert und die Mutter nicht mehr für ihren Schutz oder den des Kindes sorgen kann. Sie weiß, dass dies ihrer Sicherheit dient und Ausnahmesituationen vorbehalten bleibt. Unter diesen Umständen habe ich noch nie erlebt, dass mir diese Erlaubnis von einer Mutter verwehrt wurde. Dieses Handeln ist durch § 8a SGB VIII gerechtfertigt, der gleichzeitig fordert, dass die Eltern über diesen Schritt informiert werden.

Gemeinsam Schutz und Sicherheit planen Das erfordert etwas Zeit, fördert aber die Selbstwirksamkeit der Frauen. Gemeinsam zu überlegen, wie die rechtliche Situation ist und was im Notfall gebraucht wird, zum Beispiel welche Papiere griffbereit sein sollten oder wer informiert und ins Vertrauen gezogen werden kann, öffnet die Perspektive, dass der Ist-Zustand nicht zementiert und unveränderlich ist.

Zugang zu Schutz- und Beratungsstellen vermitteln Ist die Rufnummer der Polizei bekannt? Wo in der Stadt ist die Frauenberatungsstelle, wie lautet die Telefonnummer des Frauenhauses, welche Rechtsanwältinnen oder Rechtsanwälte sind auf Familienrecht spezialisiert? Auch hier gilt, je mehr Wissen einer Frau zur Verfügung steht, desto mehr kann sie die Möglichkeiten sehen, die sie hat.

Zusatzinfo

Fachkräfte im Gesundheitswesen, die diese Grundsätze beachten, fördern die Selbstwirksamkeit, Selbstbestimmung und Selbstständigkeit von Gewalt betroffenen Frauen, diese werden dadurch unabhängiger, fühlen sich stärker und handlungsfähiger. Zu den Adressaten dieser Anforderungen gehören auch die Mitarbeitenden der Jugendhilfe. In Kap. 22 und Kap. 23 finden Sie Kontaktstellen und Adressen mit Ansprechpartnerinnen und Ansprechpartnern, die Ihnen beim Aufbau eines Netzwerkes in Ihrer Region helfen können.

13.4 Anamnese und die Frage nach früheren Gewalterfahrungen

Wann immer eine Frau zu einer Ärztin, einem Arzt oder zu einer Hebamme geht, wird in einem der ersten Kontakte eine **Anamnese** erstellt, also die individuelle Krankengeschichte erfragt. Dazu gehören auch Fragen nach früheren oder familiären Erkrankungen. Im gynäkologischen und geburtshilflichen Bereich werden zudem intime Details zum Thema Menstruation oder vaginale Infektionen abgefragt. Da Gewalt alle Frauen unabhängig von sozialer Schicht oder Bildung betreffen kann, wird Fachkräften im Gesundheitswesen außerdem empfohlen, regemäßig nach Gewalterfahrungen zu fragen [50]. Im Rahmen des S.I.G.N.A.L. Interventionsprojektes gegen Gewalt an Frauen am Universitätsklinikum Benjamin Franklin in Berlin wurde untersucht, wie Frauen zu einer routinemäßigen Befragung stehen. Mehr als 80 % der befragten Frauen würde die Frage nach ihren Gewalterfahrungen begrüßen. Unter den gewaltbetroffenen Frauen ist die Zustimmung noch höher. Auch andere, internationale Studien zeigen hohe Zustimmungswerte bei Frauen. Auch wenn sie diese Frage manchmal als unangenehm oder schwierig empfinden würden, halten sie diese Frage für sinnvoll [50].

Dennoch vermeiden sehr viele Fachkräfte im Gesundheitswesen die Frage nach Gewalterfahrungen konsequent, obwohl körperliche und sexualisierte Gewalt ein enorm hohes gesundheitliches Risiko darstellen [60]. Dieses Ergebnis entspricht auch meinen Erfahrungen. In allen Workshops und Fortbildungen, die ich zu dem Thema bisher durchgeführt habe, wird die Frage diskutiert: Soll/darf/muss ich nach Gewalt fragen? Fast immer bestehen Vorbehalte und Ängste, manche empfinden die Frage gar als übergriffig. Viele fürchten sich auch vor den Konsequenzen, wenn ihre Frage nach Gewalterfahrungen bejaht wird. Denn dann könnten sie möglicherweise in eine Situation kommen, die sie nicht mehr kontrollieren können, zum Beispiel, weil die Befragte emotional zusammenbricht. Fachkräfte können sich von einer solchen Situation überfordert fühlen. Diese Überforderung bezieht sich auf inhaltliche (Was kann ich empfehlen?), methodische (Wie kann ich mit der Frau sprechen?) und emotionale (Was macht das mit mir, wie kann ich aufkommende Gefühle aushalten?) Faktoren [60]. Für eine mögliche Überforderung gibt es Gründe, die jedoch deutlich machen, wie wichtig es ist, das Thema Gewalt in der Aus- und Fortbildung von Gesundheitsfachkräften zu verankern. Es fehlt vor allem an Wissen um:

- Prävalenz: Wie alltäglich Gewalt gegen Frauen ist, wird immens unterschätzt. Dazu gibt es noch immer stereotype Annahmen über die Opfer von Gewalttaten. Noch immer werden Übergriffe im häuslichen Bereich eher bildungsfernen Schichten und sozial schlechter gestellten Menschen zugeordnet.

- Auswirkungen: Welche weitreichenden psychischen und körperlichen Folgen Gewalt hat, ist vielen im Gesundheitswesen Tätigen schlicht nicht bekannt.
- Vernetzung: Den wenigsten Fachkräften ist bekannt, wie und an welche Stellen betroffene Frauen weitervermittelt werden können. Oft mangelt es an Wissen über das Gewaltschutzgesetz.

Das heißt zusammengefasst, es geht nicht darum, **ob** im Gesundheitswesen nach Gewalt gefragt wird. Das sollte selbstverständlich sein. Die Frage lautet vielmehr: **Wie** kann eine Fachkraft danach fragen, sodass die betroffene Frau das Gefühl hat, sicher zu sein, und sich die Fachkraft gleichzeitig als kompetent und nicht grenzüberschreitend erlebt. Eine der häufigsten Fragen zu diesem Thema, die mir in Fortbildungen gestellt wird, lautet: „Was mache ich denn, wenn mir eine Frau sagt, dass es ihr nicht gut geht?"

Vertrauensvolles Setting schaffen Ein Gespräch über erlebte Gewalt erfordert Vertrauen. Deshalb ist es manchmal sinnvoll, nicht gleich beim ersten Kennenlernen auf das Thema zu sprechen zu kommen. Das Setting sollte geschützt sein und Sie sollten sich ganz auf diese Unterhaltung konzentrieren können. Es ist hilfreich, wenn Sie mit einer Frau wortwörtlich auf Augenhöhe kommunizieren können und nicht vor ihr stehen, wenn sie zum Beispiel im Bett liegt oder sitzt. Das kann unter Umständen als bedrohlich empfunden werden. Zur Vertraulichkeit gehört unbedingt, dass Sie sich im Einzelkontakt mit der Frau befinden. Auch die Anwesenheit von Freundinnen kann verhindern, dass die Frau sich Ihnen gegenüber öffnet. Zum einen könnte es der Frau peinlich sein, wenn eine Freundin etwas über ihre Probleme erfährt, zum anderen könnte diese auch in Verbindung zum Täter stehen. Wenn es Sprachprobleme gibt, sollte eine nicht familiäre Dolmetscherin hinzugezogen werden. Sichern Sie der Frau zu, dass Sie ohne deren Einwilligung mit niemandem über das Gespräch reden werden [117].

Mögliche Formulierungen Bedenken Sie, dass die folgende Auswahl nur beispielhaft ist. Sie selbst müssen sich mit den Formulierungen wohl fühlen und sollten diese so abwandeln, wie es Ihnen und Ihrer Art entspricht. Zunächst bietet es sich an, in das Thema einzuführen, indem Sie beispielsweise sagen: „Wir wissen alle, dass viele Frauen Gewalt in ihrer Beziehung erleben oder früher schon solche Erfahrungen gemacht haben. Da das sehr oft zu gesundheitlichen Beschwerden führt, ist es ein wichtiges Thema." Oder: „Ich habe in meiner Arbeit oft mit Frauen zu tun, die zu Hause oder früher Gewalt erlebt haben."

Wenn Sie Ihre Anamnese mit folgenden Fragen erweitern, wird sich das vermutlich anfangs etwas ungewohnt anfühlen. Je öfters Sie solche Fragen stellen, desto selbstverständlicher werden diese für Sie werden. Folgende einfache Fragen erleichtern die Gesprächsführung [117]:

- „Haben Sie Angst vor jemandem/Ihrem Mann?"
- „Hat Ihnen schon mal jemand gedroht, Ihnen weh zu tun oder Ihnen körperlichen Schaden zuzufügen? Falls ja, wann ist das passiert?"
- „Werden Sie von Ihrem Partner oder jemand anderem schikaniert oder beleidigt?"
- „Versucht Ihr Partner Sie zu kontrollieren, zum Beispiel, indem er dafür sorgt, dass Sie kein eigenes Geld haben, oder Sie nicht aus dem Haus gehen lässt?"
- „Hat Ihr Ehemann oder jemand anders Sie schon einmal gegen Ihren Willen zum Sex gezwungen oder zu irgendwelchen sexuellen Kontakten?"

Offenheit signalisieren, aber nicht drängen In Fortbildungen höre ich häufig den Einwand, dass nicht alle Frauen in einem Gespräch offenlegen, was ihnen widerfahren ist. Das ist vollkommen richtig. Dennoch weiß Ihre Gesprächspartnerin dann, dass sie bei Ihnen Verständnis findet, wenn sie reden möchte. Vielleicht wird sie sich zu einem späteren Zeitpunkt, wenn sie mehr Vertrauen zu Ihnen entwickelt hat, mit ihren Problemen an Sie wenden. Selbst wenn das nicht passiert, haben Sie ihr doch vermittelt, dass sie nicht die Einzige ist, die unter häuslicher Gewalt leidet. Die Frau erlebt durch Ihre Frage auch, dass das Thema offensichtlich so wichtig ist, dass Sie sogar danach gefragt wird. Wenn Ihre Patientin bzw. Klientin anfängt, über ihre Erfahrungen zu reden, lassen Sie ihr Zeit. Ermuntern Sie sie, weiter zu erzählen, aber drängen Sie sie nicht! Fragen Sie lieber: „Möchten Sie weiterreden?" Manchmal braucht es Zeit und Ruhe, um die Gedanken zu sammeln und neuen Mut zu fassen, lassen Sie daher Pausen und Schweigen zu. Signalisieren Sie mit Ihrer Körpersprache, dass Sie zuhören und für Ihre Patientin bzw. Klientin da sind [117].

Sollten Sie den Eindruck haben, dass eine Frau von akuter Gewalt betroffen ist, das aber leugnet, drängen Sie sie nicht zum Reden, sie wird Gründe haben, warum sie schweigt. Sie können ihr aber durchaus Kontaktstellen nennen, an die sie sich wenden kann, und ihr von den Auswirkungen von Gewalt berichten. Sorgen Sie dafür, dass sie Ihre berufliche Telefonnummer hat, vielleicht können Sie auch einen weiteren Termin vereinbaren [117].

Zusatzinfo

Bei Hausbesuchen können Sie vielleicht einmal selbst in eine Situation geraten, in der Sie sich nicht mehr sicher oder gar bedroht fühlen. Sorgen Sie in solchen Fällen zuerst für Ihre eigene Sicherheit. Sie können niemandem helfen, wenn Sie selbst hilflos sind. Die eigene Sicherung geht in jedem Fall vor! Verlassen Sie sofort die Wohnung und überlegen Sie dann in Ruhe, was Sie unternehmen können: Halten Sie Rücksprache mit Kolleginnen und Kollegen oder mit Vorgesetzten und falls notwendig informieren Sie die Polizei und/oder andere Stellen, wie das Jugendamt, falls Sie zu dem Entschluss kommen, dass ein oder mehrere Kinder gefährdet sind.

14 Anforderungen an die Professionen

Dieses Buch richtet sich an alle Fachkräfte, die mit Frauen und ihren Familien im Kontext von Schwangerschaft und Geburt arbeiten. Je nach Beruf haben Fachkräfte jedoch unterschiedliche Berührungspunkte mit dem Thema Trauma. Im folgenden Kapitel werde ich die Arbeitsschwerpunkte der verschiedenen Berufe kurz darstellen. Im Hinblick auf eine mögliche Vernetzung ist es immer gut zu wissen, welche anderen Professionen noch mit der gleichen Zielgruppe arbeiten und welche ihre Hauptaufgaben sind.

14.1 Hebammen

Eine Hebamme hat ein recht umfangreiches Aufgabengebiet. Das Ziel der Hebammentätigkeit ist der Erhalt und die Förderung der Gesundheit von Mutter und Kind. Neben medizinischen und sozialen Aufgaben müssen Hebammen auch psychosoziale Faktoren bei ihrer Arbeit beachten. Zeitlich erstreckt sich die Arbeit der Hebammen vom Beginn der Schwangerschaft bis zum Ende der Stillzeit. Ihre **Aufgaben** umfassen:

- Durchführung der Vorsorgeuntersuchungen gemäß der Mutterschaftsrichtlinie: Diese werden häufig in Kombination mit ärztlich durchgeführten Vorsorgeuntersuchungen angeboten, können aber auch unabhängig davon wahrgenommen werden.
- Hilfeleistung bei Schwangerschaftsbeschwerden, die auftreten können: Zum Beispiel Übelkeit, Wehentätigkeit oder Schmerzen oder Ängste und Sorgen, die ihre Ursache in der Schwangerschaft haben.
- Allgemeine Beratung zu schwangerschafts- und mutterschaftsspezifischen Themen: Informationen, Fragen zu Schwangerschaft und Geburt, Lebensweise, Vorbereitung auf das Kind und soziale Hilfen im Rahmen der Geburt.
- Geburtsvorbereitung: Hiermit ist einerseits die Durchführung der entsprechenden Kurse gemeint, die als Frauen- oder Paarkurse angeboten werden, andererseits die allgemeine Vorbereitung auf die Geburt. Frauen, insbesondere beim ersten Kind, sind häufig ängstlich, wenn sie an die Geburt denken. Hier sind die Hebammen als Fachfrauen wichtige Ansprechpartnerinnen und können den schwangeren Frauen und jungen Müttern unterstützend zur Seite stehen.
- Hilfeleistung während der Geburt: Geburten finden zu Hause, in hebammengeleiteten Einrichtungen (Hebammenkreißsaal, Geburtshaus) oder in Kliniken statt. In jedem Fall muss während einer Geburt eine Hebamme hinzugezogen werden, es sei denn, es handelt sich um einen Notfall.
- Die Betreuung im Wochenbett: Die medizinische Versorgung eines komplikationsfreien Wochenbettes liegt in der Regel in den Händen einer Hebamme. Das heißt, die Überwachung der Rückbildungsvorgänge, die Versorgung der Geburtsverletzungen, die Kontrolle der kindlichen Entwicklung und des Gewichts, Nabelversorgung, Beurteilung des Neugeborenen-Ikterus (physiologische Gelbsucht eines Neugeborenen), Beratung der Mutter bzw. der Eltern zu Fragen rund um die neue Lebenssituation.
- Beratung zur Ernährung des Kindes: Die Hebamme hilft beim Stillen oder informiert und unterstützt bei der Ernährung mit Muttermilchersatznahrung.
- Nachbesprechung der Geburt: Während des Wochenbettes besteht bei vielen Frauen der Wunsch, über die Geburt zu sprechen, da diese oft als sehr einschneidend empfunden wurde. Auch die Entwicklung der eigenen Mutterrolle ist ein Aspekt der Wochenbettbetreuung.
- Betreuung nach dem Wochenbett: Auch nach dem Ende des Wochenbetts hat die Mutter die Möglichkeit, die Hebamme bei Fragen zur Ernährung des Kindes, bei Stillproblemen oder beim Abstillen in Anspruch zu nehmen [24].

Ambulante und klinische Betreuung Häufig werden Schwangere bzw. junge Mütter von mindestens zwei Fachfrauen begleitet: Eine Hebamme übernimmt den ambulanten Part, das heißt die Schwangerschaft und das Wochenbett, eine andere Hebamme betreut die Geburt. Der Geburtsvorbereitungskurs wird oft von einer weiteren Hebamme geleitet. Während der Geburt in der Klinik kann infolge des Schichtdienstes ein Wechsel der betreuenden Hebammen stattfinden. In den meisten größeren Städten gibt es mittlerweile Hebammenpraxen. Die Mütter können dann zur Vorsorge oder zur Beratung in die Räume der Hebammen kommen. Dieses Angebot wird oft während der Schwangerschaft genutzt. Alternativ kann die Betreuung während der Schwangerschaft auch im häuslichen Umfeld stattfinden. Im Wochenbett wird die Mutter in der Regel von einer Hebamme zu Hause besucht. Hebammen genießen nicht selten einen sogenannten Vertrauensvorschuss, es ist allgemein akzeptiert, dass sie ins Haus kommen. Da sie der Schweigepflicht unterliegen, werden ihnen häufig Probleme anvertraut, die die Frauen noch niemandem berichtet haben.

Der Kontakt zwischen Hebammen und Schwangeren bzw. Müttern kann unterschiedlich intensiv sein. Bei einer Betreuung, die während der gesamten Schwangerschaft bis zum Ende der Stillzeit stattfindet und die vielleicht sogar die Geburt einschließt, kann sich eine sehr vertrauensvolle Arbeitsbeziehung entwickeln. In diesem Rahmen fällt es Frauen manchmal leichter, von ihren Verletzungen zu berichten. Liegt die Unterstützung der Frauen hingegen in verschiedenen Händen, steht weitaus weniger Zeit zur Verfügung, um ein gutes Vertrauensverhältnis aufzubauen. Die größte Herausforderung liegt jedoch bei den Kolleginnen, die ausschließlich Gebärende im Kreißsaal begleiten. Sie müssen Frauen in einer Extremsituation angemessen unterstützen, ohne die Zeit zu haben, diese in Ruhe kennenzulernen.

14.2 Gesundheits- und Krankenpflegende

Auch diese Berufsgruppe kommt mit Frauen in Kontakt, die schwanger sind oder gerade ein Kind bekommen haben. Ihr Einsatzgebiet ist zumeist das Krankenhaus. Sie pflegen Schwangere, wenn diese wegen Komplikationen stationär aufgenommen wurden, oder Wöchnerinnen, die nach der Geburt einige Tage im Krankenhaus bleiben. Das Pflegepersonal kann während dieser Zeit für die Schwangere bzw. junge Mutter eine wichtige Ansprechpartnerin darstellen. Gerade bei längeren Aufenthalten während der Schwangerschaft können diese Fachkräfte daher mit den Folgen von Traumata konfrontiert werden und zur Stabilisierung einer davon betroffenen Schwangeren beitragen. Aus diesem Grund ist es wichtig, dass diese Berufsgruppe sich ebenfalls mit den Auswirkungen befasst, die ein Trauma auf Schwangerschaft, Geburt und Wochenbett haben kann.

14.3 Gesundheits- und Kinderkrankenpflegende

Diese Berufsgruppe pflegt die Neugeborenen oder arbeitet auf integrativen Wochenstationen mit Mutter und Kind. Integrativ bedeutet, dass Mutter und Kind als Einheit betrachtet und nicht zwei unterschiedlichen Stationen zugeordnet werden. Sehr häufig unterstützen Gesundheits- und Kinderkrankenpflegende im Rahmen der Wochenbettversorgung Mütter beim Stillen, was für traumatisierte Frauen eine schwierige Situation sein kann. Manchmal müssen Kinder nach der Geburt oder in den ersten Jahren in ein Kinderkrankenhaus aufgenommen werden. Diese Situation ist für Eltern immer eine Ausnahmesituation. Gerade wenn Babys sehr früh geboren werden, wird der Aufenthalt auf einer Intensivstation zu einer Belastung für die Eltern. Die Gesundheits- und Kinderkrankenpflegenden begleiten Eltern über eine lange und oft schwierige Zeit. Sie kommen sowohl in Kontakt mit Müttern und Eltern, die bereits vor der Geburt ihres Kindes traumatisiert wurden, als auch mit Müttern und Eltern, die durch die existentiell bedrohliche Situation, in der sich ihr Kind befindet, und die damit einhergehende Trennung von ihrem Kind schwer belastet sind.

14.4
Ärztliche Versorgung

Frauenärztinnen und Frauenärzte sowie Kinderärztinnen und Kinderärzte sind für Schwangere, Mütter und ihre Familien wichtige Ansprechpartnerinnen und Ansprechpartner im ambulanten und klinischen Bereich. Die Beziehung zwischen Ärztin bzw. Arzt und Patientin sollte auf Vertrauen basieren. Für viele Frauen ist ein Besuch in der frauenärztlichen Sprechstunde jedoch mit einer leichten Anspannung verbunden, denn Untersuchungen des Intimbereiches zuzulassen, setzt Vertrauen voraus. Falls das nicht vorhanden oder gestört ist, ist eine Vorsorgeuntersuchung für Frauen in der Regel von Stress begleitet. Für Frauen, die (sexualisierte) Gewalt erlebt haben, ist es daher umso wichtiger, dass sie auf ärztliche Fachkräfte treffen, die über das Trauma und dessen mögliche Folgen Bescheid wissen und in den entsprechenden Situationen angemessen kommunizieren und handeln können.

Bei einem Besuch bei der Kinderärztin oder dem Kinderarzt liegt die Besonderheit darin, dass die Ansprechpartnerin bzw. der Ansprechpartner für Ärztin bzw. Arzt die Mutter oder der Vater, der Patient aber das Kind ist. Es handelt sich quasi um eine Dreiecksbeziehung. Damit eine gute Arbeitsbeziehung entstehen kann, ist immer ein hohes Maß an Sicherheit erforderlich. Fragen, die für die Mutter, aber auch für den Vater im Vordergrund stehen sind zum Beispiel:

- Kann ich darauf vertrauen, dass die Ärztin bzw. der Arzt mein Kind gut behandelt?
- Kann ich im Notfall mein Kind schützen?
- Wird das ärztliche Fachpersonal mich als kompetente Mutter sehen? Was sagt die Entwicklung meines Kindes über mich aus?

Traumatisierte Mütter sind in ihrer Selbstwahrnehmung oft erschüttert, daher sind sie im Kontakt mit Kinderärztinnen bzw. Kinderärzten häufig stark verunsichert. Sie fürchten, dass sich ihr Kind nicht angemessen entwickelt und sie daran schuld sind.

Fachärztinnen bzw. Fachärzte können bei der Unterstützung traumatisierter Frauen eine wichtige Rolle spielen. Diese werden über einen längeren Zeitraum hinweg immer wieder von schwangeren Frauen und Müttern aufgesucht, sodass sie im Idealfall viel Zeit und Gelegenheit haben, für eine offene und vertrauensvolle Atmosphäre zu sorgen. Ihr Arbeitsschwerpunkt liegt zwar auf der medizinischen Unterstützung und allein zeitlich sind ihnen Grenzen gesetzt, was den Umfang ihrer Unterstützung angeht. Sie können aber eine wichtige Schnittstelle zu anderen Unterstützungssystemen darstellen. Kinderärztinnen und Kinderärzte im stationären Bereich können ebenso wie Geburtshelferinnen und Geburtshelfer wichtige und kompetente Unterstützerinnen und Unterstützer für traumatisierte Frauen sein, wenn es um den Umgang mit Traumafolgen oder den Schutz vor einer Retraumatisierung geht. Das Risiko dafür besteht besonders bei Kontrolluntersuchungen von Schwangeren, bei der Geburt oder bei der Entlassungsuntersuchungen der Wöchnerinnen, was zu ihren Aufgabenfeldern gehört. Sie sind in besonders existentiellen Momenten involviert und tragen eine entsprechend große Verantwortung. Ihre Rolle wird umso wichtiger, je schwieriger eine Geburt verläuft. Da dies für Mütter und auch Väter bzw. Partnerinnen außerordentlich belastende Momente sind, ist es umso wichtiger, dass ärztliche Fachkräfte über das Trauma und Traumafolgen gut informiert sind, damit sie Frauen und ihre Familien traumasensibel durch diese Situationen begleiten können.

14.5
Frühe Hilfen

Mitarbeitende der sogenannten Frühen Hilfen sind zuständig für schwangere Frauen und deren Kind bzw Kindern bis zum dritten Lebensjahr eines Kindes. Sowohl pädagogische Fachkräfte, wie zum Beispiel Sozialarbeiterinnen und Sozialarbeiter oder Heilpädagoginnen und Heilpädagogen, manchmal auch Psychologinnen und Psychologen oder Erzieherinnen und Erzieher, als auch medizinische Fachkräfte (Familienhebammen und Familiengesundheits- und Kinderkrankenpflegende) sind in diesem Bereich tätig. Diese beiden letztgenannten Gesundheitsfachberufe werden seit 2016 unter dem Begriff „Gesundheitsorientierte Familienbegleitung in den Frühen Hilfen (GFB)“ zusammengefasst [90]. Außerdem werden Familienpflegerinnen bzw. Familienpfleger im Bereich **Frühe Hilfen** eingesetzt.

Das Nationale Zentrum Frühe Hilfen beschreibt die Zielgruppe und den Auftrag Früher Hilfen in seinem Leitbild wie folgt:

„*Frühe Hilfen* umfassen vielfältige sowohl allgemeine als auch spezifische, aufeinander bezogene und einander ergänzende Angebote und Maßnahmen. Grundlegend sind Angebote, die sich an alle (werdenden) Eltern mit ihren Kindern im Sinne der Gesundheitsförderung richten (universelle/primäre *Prävention*). Darüber hinaus wenden sich *Frühe Hilfen* insbesondere an Familien in Problemlagen (selektive/sekundäre *Prävention*). *Frühe Hilfen* tragen in der Arbeit mit den Familien dazu bei, dass Risiken für das Wohl und die Entwicklung des Kindes frühzeitig wahrgenommen und reduziert werden" [125].

Unterschiedliche Problemlagen Die Fachkräfte im Bereich Frühe Hilfen haben es mit teilweise sehr unterschiedlichen Problemlagen zu tun. Zur Zielgruppe gehören zum Beispiel minderjährige Eltern, Mütter mit chronischen Erkrankungen oder einer Drogensucht, Eltern oder ein Elternteil, die nicht über ausreichende alltagspraktische Fähigkeiten oder/und mangelnde Kenntnisse in der kindlichen Entwicklung verfügen oder die psychisch besonders belastet sind. Teenagerschwangerschaften, Drogengebrauch als Bewältigungsstrategie und psychische Diagnosen stehen oft mit Gewalterfahrungen und/oder einem Trauma im Zusammenhang. Menschen, die im Bereich Frühe Hilfen tätig sind, werden damit in der Praxis häufig konfrontiert. Die Zusammenarbeit mit Müttern oder Eltern im Bereich Frühe Hilfen beruht auf Freiwilligkeit, was eine gute Voraussetzung für die Entwicklung einer vertrauensvollen Beziehung ist. Da der Kontakt zwischen Fachkraft und Frau bereits in der Schwangerschaft aufgebaut werden kann, ist es zudem möglich, traumatisierte Frauen frühzeitig auf die eventuell auftretenden Herausforderungen, die mit Schwangerschaft und Geburt einhergehen, vorzubereiten. Die unterschiedlichen Professionen, die in diesem Bereich gemeinsam tätig sind, können ihre Fachkenntnisse aufeinander abstimmen und gezielt nutzen. In der Regel haben Hebammen und Gesundheits- und Kinderkrankenpflegenden eine Weiterqualifikation zur Familienhebamme beziehungsweise Familiengesundheits- und Kinderkrankenpflegende durchlaufen [51]. Damit haben sie ihre medizinische Fachexpertise um das Wissen erweitert, das ihnen die Arbeit mit hochbelasteten Familien erleichtert. Im Rahmen dieser Weiterbildung wird auch das Thema Trauma berücksichtigt, allerdings ist der zeitliche Umfang, der dafür zur Verfügung steht, nicht ausreichend.

14.6 Beratungsstellen und Ambulanzen

Viele Frauen suchen den Kontakt zu Schwangerschaftsberatungsstellen, wenn sie ein Kind erwarten. Hier haben sie die Möglichkeit, in einem geschützten Rahmen über ihre Ängste und Sorgen zu sprechen und praktische oder beratende Unterstützung zu erhalten. Frauenberatungsstellen sind geschützte Räume, zu denen Männer keinen Zutritt haben. Der Grund für die Kontaktaufnahme zu einer Frauenberatungsstelle ist oft häusliche Gewalt. Sie werden von Frauen aber auch bei anderen frauenspezifischen Anliegen angefragt. Das heißt, auch hier sind Schwangere und Mütter anzutreffen und die Fachkräfte sind mit den Auswirkungen von Trauma und Gewalt auf Schwangerschaft und Mutterschaft konfrontiert. Die Ambulanzen der psychiatrischen Krankenhäuser werden ebenfalls von Schwangeren oder von Müttern besucht, gleiches gilt für ärztliche oder therapeutische Praxen. Der Schwerpunkt liegt bei diesen Stellen zwar nicht auf der Schwanger- oder Mutterschaft, dennoch ist es für die dort tätigen Fachkräfte sinnvoll, die Zusammenhänge von Trauma, Traumafolgen und Schwangerschaft zu kennen.

i Vernetzung

Viele zum Teil sehr unterschiedliche Professionen haben Berührungspunkte mit dem Thema Trauma und Mutterschaft. Neben den hier genannten gibt es etliche weitere Stellen, die mit traumatisierten Frauen in Kontakt kommen, etwa Jobcenter oder Behörden. Die Kontakte zwischen den jeweiligen Fachkräften und betroffenen Frauen sind je nach Arbeitsschwerpunkt unterschiedlich intensiv. Es macht einen Unterschied, ob jemand einmalig in einer Beratungsstelle oder einem Amt erscheint oder ob eine längerfristige Zusammenarbeit entsteht. Es ist jedoch immer sinnvoll, wenn Fachkräfte, die eine Schwangerschaft begleiten und/oder Frauen auf die Geburt und/oder das Wochenbett vorbereiten und/oder die Mutter oder Eltern beim Leben mit dem Neugeborenen und Kleinkind unterstützen, sich ihrer Verantwortung bewusst sind und ihre jeweilige Rolle traumasensibel erfüllen.

Dazu gehört in der Regel auch die Vernetzung mit anderen ambulanten oder stationären Angeboten und Hilfen. Sollte sich über Ihren eigenen Arbeitsauftrag hinaus in der Familie Unterstützungsbedarf darstellen, können Sie mit dem nötigen Fachwissen weitervermitteln, beispielsweise in (Trauma-)Therapie, andere Beratungsstellen oder weitere Familienunterstützende Dienste.

15 Innere und äußere Sicherheit herstellen

Menschen, die traumatische und extrem belastende Lebenssituationen überlebt haben, kennen Gefühle wie Unsicherheit, Existenzbedrohung und Ohnmacht. Die Erfahrung gegenteiliger Gefühle, wie Sicherheit, Geborgenheit und Vertrauen, helfen ihnen dabei, im Alltag wieder Fuß zu fassen. Als medizinische und pädagogische Fachkräfte können wir dazu beitragen, ihnen diese Erfahrung zu ermöglichen. Wie kann das in der Praxis gelingen?

Zum einen sollten Fachkräfte nach Möglichkeit durch eine traumasensible Arbeitsweise vermeiden, dass sich der Stresslevel einer Patientin bzw. Klientin erhöht, sodass sie ihren Ressourcenbereich verlässt, und sie sollten versuchen zu vermeiden, ein retraumatisierendes Erlebnis zu verursachen. Doch selbst mit sehr viel Achtsamkeit besteht durch die körperlichen und seelischen Vorgänge während einer Schwangerschaft, unter und nach der Geburt das Risiko, dass Schwangere, Gebärende und junge Mütter im Laufe der Zusammenarbeit von ihren alten Gefühlen getriggert werden und einen Flashback erleben.

Auf den folgenden Seiten finden Sie weitere Möglichkeiten und praktische Übungen, mit denen Sie zur Stabilisierung und damit zur Sicherheit der von Ihnen betreuten Schwangeren, Gebärenden und Mütter beitragen können. Diese Sicherheit bezieht sich nicht nur auf äußere Faktoren, wie den Schutz vor weiteren Gewalttaten oder der Schaffung sicherer Räume. Mit „Sicherheit" ist gleichermaßen ein inneres Gefühl gemeint: Umgangssprachlich sprechen wir von einem „sicheren Boden" auf dem wir uns bewegen. Wir kommen „nicht ins Schwanken" und finden „Halt" in uns selbst. Auf neue Situationen können sich die meisten Menschen nur einlassen, wenn sie das Empfinden haben, dass sie mit dem Risiko des Unbekannten umgehen können. Das gilt für neue Erfahrungen, neue Lebensabschnitte und neue Beziehungen. Schwangerschaft und Mutterschaft stellen sowohl eine neue (Körper-)Erfahrung als auch einen neuen Lebensabschnitt dar. Mutter und Kind müssen eine Beziehung aufbauen und für manche traumatisierten Frauen stellt die Beziehungserfahrung mit einer professionellen medizinischen oder pädagogischen Fachkraft eine neue, positive Erfahrung dar. Fachkräfte, die Menschen in existentiellen Phasen begleiten dürfen, können daher viel zur inneren und äußeren Sicherheit betroffener Frauen beitragen.

Sicherheit gewinnen Wann fühlen Sie sich im Kontakt mit anderen Menschen sicher? Die Wahrscheinlichkeit ist hoch, dass Sie Folgendes antworten: „Wenn ich mich auf den anderen/die andere verlassen kann!" Wenn Sie weiter überlegen, woran Sie merken, was Ihnen das Gefühl von Verlässlichkeit verschafft, haben Sie schon einiges an der Hand, was Sie den Frauen und Familien, mit denen Sie beruflich im Kontakt sind, zur Verfügung stellen können, um diesen ebenfalls das Gefühl von Verlässlichkeit zu vermitteln.

Zuverlässigkeit bedeutet Anstand, Beständigkeit, Ehrlichkeit, Geradlinigkeit, Loyalität, sie wird häufig als eine Tugend beschrieben [4]. Auf die Arbeit mit Menschen übertragen, können wir sagen, eine zuverlässige Beraterin hält ihre Zusagen ein. Sagen Sie ihren Klientinnen bzw. Patientinnen also nichts zu, was Sie nicht sicher einhalten können. „Ich begleite Sie zur Beratungsstelle" ist schnell gesagt, vor allem, wenn Sie spüren, dass Ihre Klientin bzw. Patientin große Angst vor diesem Termin hat. In dem Moment meinen Sie sicher, was Sie sagen, aber bedenken Sie vorher, ob es im Rahmen Ihrer Arbeit wirklich möglich ist, die Frau zur Beratungsstelle zu begleiten. Traumatisierte Menschen können Schwierigkeiten haben, sich auf Beziehungen einzulassen. Wenn Sie Ihr Versprechen nicht einhalten können, kann das für die betroffene Frau eine große Enttäuschung bedeuten. Im schlimmsten Fall wird damit ihr Gefühl bestätigt, dass Beziehungen zu anderen Menschen nicht tragfähig sind. Statt mit Ihnen eine neue, gute Erfahrung zu machen, haben Sie ihr Muster bestätigt. Das wird ihr und Ihnen sowie zukünftigen Menschen, die mit der Frau in Beziehung treten, den Bindungsaufbau erschweren.

Zuverlässigkeit wird zugleich spürbar an der Transparenz, die sich in Ihrer Arbeit zeigt. Ihre Patientin bzw. Klientin wird sich im Kontakt mit Ihnen sicherer fühlen, wenn sie weiß, was als Nächstes passiert, warum welche Schritte unternommen werden und wie sie diese beeinflussen kann. Das gilt für die medizinische Arbeit genauso wie für die pädagogische. Daher sind folgende Schritte hilfreich:

Den Ablauf eines Termins zu Beginn besprechen Wenn Sie den Ablauf eines Termins gleich zu Beginn mit Ihrer Klientin bzw. Patientin besprechen, weiß diese, was auf sie zukommt, und kann Einfluss darauf nehmen. Sie können zum Beispiel sagen: „Ich würde gerne zunächst hören, wie der erste Tag zu Hause mit dem Baby für Sie verlaufen ist und welche Fragen Sie heute haben. Danach würde ich Sie gerne untersuchen, um zu sehen, ob die Rückbildung gut verläuft. Danach schauen wir uns Ihre Tochter gemeinsam an, wiegen sie und versorgen die Nabelwunde. Sind Sie damit einverstanden?“ Oder: „Wir hatten uns für heute vorgenommen, die Anträge für die Elterngeldstelle und die Familienkasse so weit wie möglich auszufüllen. Wenn wir das geschafft haben, würde ich gerne mit Ihnen besprechen, welche Fragen Sie so kurz vor der Geburt noch haben.“

Die Rahmenbedingungen der Arbeit verdeutlichen Schildern Sie Ihrer Klientin bzw. Patientin, was Ihre Aufgaben als Hebamme oder Familiengesundheits- und Kinderkrankenpflegende sind – und was nicht. Verdeutlichen Sie ihr, wo die Möglichkeiten und wo die Grenzen Ihrer Arbeit als Gynäkologin bzw. Gynäkologe oder als Mitarbeiterin bzw. Mitarbeiter einer Schwangerschaftsberatungsstelle liegen. Dazu gehört auch, dass die Patientin bzw. Klientin weiß, wie lange ein Termin im Durchschnitt dauert. Informieren Sie diese in einem ersten Gespräch, wo die Kontakte üblicherweise stattfinden: zu Hause, in der Beratungsstelle, im Krankenhaus oder in der Praxis, insbesondere wenn es unterschiedliche Orte geben kann.

Termine verbindlich machen Das wird in der Regel für Beratungsstellen kein Thema sein, im Rahmen der Hebammenhilfe schon eher. Der eine Hausbesuch dauert vielleicht ungeplant länger und auf dem Weg zur Wöchnerin bleiben Sie im Stau stecken. Es gibt gute Gründe, die ein pünktliches Erscheinen unmöglich machen, und die junge Mutter wird sicher Verständnis haben – falls sie informiert ist! Falls sie keine Information von Ihnen erhält, führt das zu unnötiger Verunsicherung. „Meine Hebamme hat gesagt, sie kommt im Laufe des Vormittags, das Warten hat mich ganz verrückt gemacht!“, wird mir manchmal berichtet. Für traumatisierte Menschen ist ein Hausbesuch oder ein Termin häufig mit Stress verbunden. Bleibt die Zeitangabe ungenau, wird sich die betroffene Frau die gesamte Wartezeit in einem Erregungszustand befinden, was für ein Gespräch oder eine Untersuchung ungünstig ist.

Transparenz über die Zusammenarbeit mit dem Jugendamt Erläutern Sie, ob, wann und warum eine Zusammenarbeit mit dem Jugendamt stattfindet oder dieses informiert werden muss. Das ist vor allem dann von Bedeutung, wenn Ihre Arbeit mit der Jugendhilfe in Verbindung gebracht wird. Als Mitarbeiterin bzw. Mitarbeiter im Bereich Frühe Hilfen werden Sie diese Vorbehalte wahrscheinlich kennen und wissen, wie erleichtert Ihre Klientinnen sind, wenn sie hören, dass Ihre Unterstützung auf freiwilliger Basis erfolgt und das Jugendamt nicht informiert wird. Ich erläutere allen neuen Klientinnen, in welchen Situationen ich die Mitarbeiterinnen und Mitarbeiter des Jugendamtes dennoch informieren muss. Dies bezieht sich dann ausschließlich auf den Verdacht der Kindeswohlgefährdung und folgt festen Regularien. Nach dieser Erklärung stimmen die Klientinnen in der Regel diesem Vorgehen zu. Wurde die Zusammenarbeit durch das Jugendamt initiiert, sollten alle Beteiligten über Aufträge, Ziele und Rahmenbedingungen der Hilfe informiert sein. Hat es Konsequenzen, wenn Termine nicht wahrgenommen werden? Wie wird mit Informationen umgegangen? Werden Berichte geschrieben? Wenn ja, werden diese mit den Klientinnen besprochen und haben diese die Möglichkeit, Änderungen zu erbitten? Solche Fragen sollten Sie bereits im Vorfeld klären, bevor es zu Missverständnissen und Enttäuschungen kommt.

Zusatzinfo

Je zuverlässiger sich die Zusammenarbeit zwischen Ihnen und Ihrer Patientin bzw. Klientin darstellt, desto sicherer kann sich diese bei Ihnen und mit Ihnen fühlen. Wenn sie spürt, dass auf Sie Verlass ist, kann dieses Gefühl vielleicht zu einer (Beziehungs-)Erfahrung werden, die für eine traumatisierte Schwangere oder junge Mutter vollkommen neu und damit sehr wertvoll ist. Auf diese Weise kann der Stresslevel der betroffenen Frau vermutlich deutlich reduziert werden.

15.1 Wissen und Information zur Verfügung stellen

Die Notfallreaktion, die in Kap. 4 erklärt wurde, führt dazu, dass traumatisierte Menschen in an sich ungefährlichen Situationen oft ungewöhnlich reagieren: Schwindel, Herzrasen, Dissoziation, Panikgefühle, Kreislaufprobleme, Schweißausbrüche oder Magen-Darm-Probleme können die Folge sein. Solche Gefühle und körperlichen Reaktionen werden von den Betroffenen, aber auch von professionellen Helferinnen und Helfern häufig nicht mit einem Trauma in Verbindung gebracht. Statt die Ursache in der Vergangenheit zu suchen, wird nach einer Ursache in der Gegenwart gesucht.

Beispiel aus der Praxis

Eine Frau geht mit Kreislaufproblemen in die Arztpraxis und schildert ihr Befinden. Die Frau wird körperlich untersucht, es gibt jedoch keinen Befund, weshalb sie zu einer Neurologin bzw. einem Neurologen überwiesen wird. Auch dort ist keine körperliche Ursache festzustellen – und es beginnt eine Odyssee von Praxis zu Praxis, bis vielleicht einer der Fachleute irgendwann einen Zusammenhang zu ihrem früheren traumatischen Erlebnis herstellt. Bis dahin wächst die Unsicherheit und Angst der Betroffenen, ernsthaft erkrankt zu sein. Gerade Menschen, die wegen eines erlittenen Traumas noch keine professionelle Hilfe erhalten haben, also über keinerlei Informationen zu Trauma und Traumafolgen verfügen, sind dann meist sehr beunruhigt. Ihre Unruhe steigert ihre Unsicherheit und das Gefühl, „nicht richtig" zu sein.

Würde die Frau in der geschilderten Situation auf eine Beraterin bzw. einen Berater treffen, der bzw. die ihren Zustand anderes einschätzt, könnte ihrer zunehmenden Verunsicherung entgegengewirkt werden. Sie könnten etwa sagen: „Ich kann mir gut vorstellen, dass es Ihnen Sorge bereitet, wenn Sie sich so fühlen. Ich würde gerne den Blutdruck messen und die Laborwerte kontrollieren, damit wir sicher sein können, dass Sie körperlich gesund sind. Ich habe aber schön öfter erlebt, dass Menschen, die sehr bedrohliche Situationen überlebt haben, ähnlich reagieren. Kann es sein, dass Sie schon mal so etwas erlebt haben?" Diese Frage erlaubt Ihnen, Ihre Patientin bzw. Klientin besser kennenzulernen, und gibt dieser – wenn sie das möchte – die Möglichkeit, offen mit Ihnen über Ihre Erfahrungen zu sprechen. Wenn Sie bereits wissen, dass die Frau traumatische Erfahrungen gemacht hat, könnten Sie auch sagen: „Sie haben mir berichtet, dass Sie als Jugendliche sexualisierte Gewalt erfahren haben. Es kann sein, dass die Symptome, die Sie mir schildern, damit zusammenhängen."

15.2 Erklärung der Notfallreaktion in zwei Schritten

Ich habe oft die Erfahrung gemacht, dass sich Betroffene erleichtert fühlen, wenn ich sie auf ein mögliches Trauma anspreche. Das allein reicht aber nicht aus. Erklären Sie Ihrer Klientin bzw. Patientin, was im Gehirn passiert, erläutern Sie die Notfallreaktion. In der Regel gehe ich dabei in zwei Schritten vor:

Schritt 1: Ich erkläre in einfachen Worten, dass die Amygdala dafür zuständig ist, in Momenten höchster Gefahr unser Überleben zu sichern. Dass wir versuchen, mit Kampf oder Flucht zu bestehen. Oder, falls das nicht möglich ist, „einfrieren" und die fragmentarische Abspeicherung von Erinnerung eine weitere Strategie unseres Körpers ist, zu überleben. Anhand einfacher Schaubilder, wie sie beispielsweise von Hantke und Görges ([56], ▶ **Abb. 15.1**) entwickelt wurden, können sie leicht

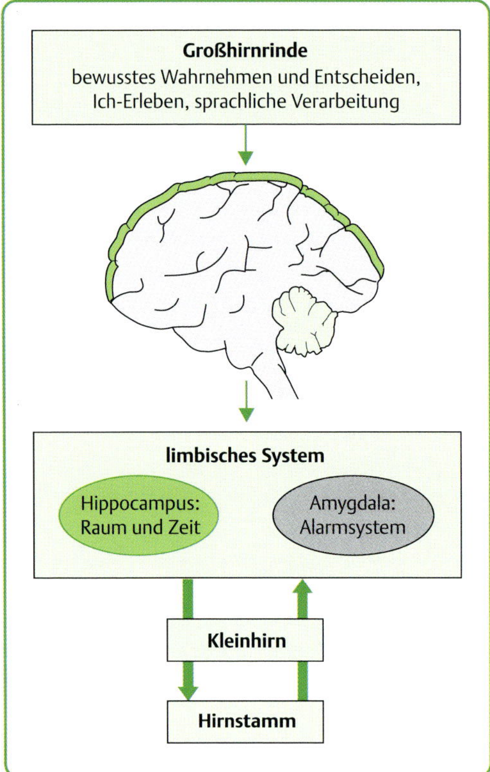

▸ **Abb. 15.1** Zusammenspiel von Hirnstamm, limbischen System, Hirnstamm und Kleinhirn. (Art der Darstellung in Anlehnung an Hantke und Görges)

und gut verständlich die komplexen Vorgänge bei einer Notfallreaktion erklären.

Mit diesen Erläuterungen wird die Kompetenz der einzelnen Person herausgestellt. Die gefühlte Schuld (Hätte ich damals nicht anders reagieren können? Hätte ich es nicht verhindern können?) wird umgewandelt: Die Betroffene hört, dass ihre Reaktion ihr Überleben gesichert hat und eine Leistung des Gehirns und der ganzen Person darstellt. Statt Ohnmacht erfährt sie ihre eigene Stärke.

Schritt 2: Dabei geht es darum, den Zusammenhang zwischen damals und heute herzustellen. Die Amygdala reagiert auf bestimmte Auslöser, **als ob** diese ebenso gefährlich wären wie damals. Erinnerungsfragmente, die nicht integriert wurden, lösen eine Notfallreaktion aus. Sofort gerät der gesamte Organismus in Alarmstimmung – das erklärt auch die unklaren Symptome Ihrer Klientin. Die Bruchstücke aus der Erinnerung bestimmen die aktuelle Reaktion. Das Gehirn kann (noch) nicht zwischen **damals und heute** unterscheiden. Diese Erläuterungen können ebenfalls durch bildliche Darstellungen, zum Beispiel durch das Traumaschacht-Modell von Korittko [77] (▸ **Abb. 15.2**), unterstützt werden.

Mit diesem Modell wird leicht nachvollziehbar verdeutlicht, wie ein Auslösereiz direkt Reaktionen auslöst, die denjenigen der ursprünglichen Situation ähneln. Wie in einem ungebremsten Fahrstuhl werden die unterschiedlichen Ebenen des Gehirns aktiviert. Emotionen wie Wut, Hilflosigkeit und Angst, aber auch Körperreaktionen wie Zittern oder Herzrasen werden dabei ausgelöst. Wenn Sie dieses Modell in die Arbeit mit einer Klientin bzw. Patientin eingeführt haben, können Sie immer wieder Bezug darauf nehmen. Betroffene können mit dieser Unterstützung ihre Reaktionen besser in einen Zusammenhang setzen und verstehen. Sie finden dabei Antworten auf so quälende Fragen wie „Wieso reagiere ich so unangemessen?“ oder „Wieso bin ich so wütend auf mein Kind?“ Eine andere Möglichkeit, um traumatisierten Menschen ihre aktuellen körperlichen oder emotionalen Reaktionen verständlich zu machen, bieten Hantke und Görges mit einem Zeitstrahl an [56]. Auch damit kann sehr leicht und sinnvoll die Fähigkeit eines Menschen, sein Überleben zu sichern, herausgestellt werden.

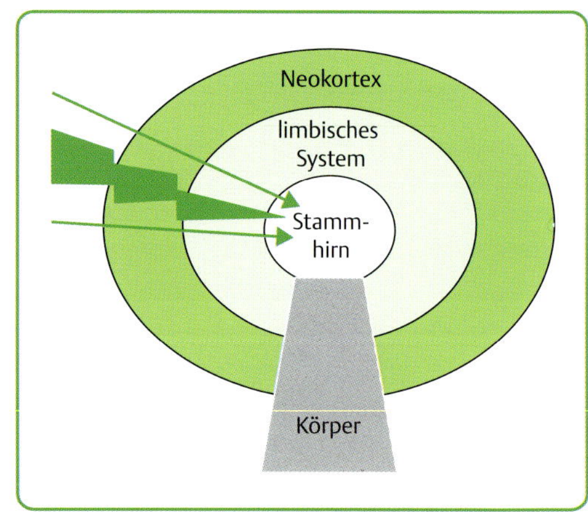

▸ **Abb. 15.2** Traumatischer Stress in der Familie: Systemtherapeutische Lösungswege (Korittko A, Pleyer KH. Traumatischer Stress in der Familie. Systemtherapeutische Lösungswege. Vandenhoeck 2013: 37)

Zusatzinfo

Unerklärliche körperliche Symptome können Ausdruck einer Notfallreaktion sein. Sie stellen dann keine Erkrankung, sondern eine sinnvolle hochkompetente Reaktion des Organismus dar, die das eigene Überleben sichert. Wenn traumatisierte Menschen eine Erklärungsmöglichkeit angeboten bekommen und verstehen, was mit ihnen während einer Notfallreaktion passiert, fühlen sie sich in der Regel erleichtert. Sie haben dann nicht mehr das Gefühl, „verrückt" oder „schuld" zu sein.

Neben der Notfallreaktion kann es natürlich Erkrankungen geben, die die beschriebenen Symptome ebenfalls erklären. Unklare Symptome sollten daher unbedingt von dafür geeigneten Fachkräften abgeklärt werden!

15.3 Reorientierung und Dissoziationsstopp, Stabilisierungsübungen

Ein in sein Spiel vertieftes Kind, ein Spaziergang im Wald, bei dem wir mit unseren Gedanken ganz woanders sind, oder eine Arbeit, auf die wir voll konzentriert sind – in solchen Situationen bekommen wir meist gar nicht mit, was um uns herum geschieht. Im Alltag kennen wir alle solche Augenblicke, diese werden gerne auch als Tagträume bezeichnet. Es bedarf jedoch nur eines kleinen Reizes, damit wir wieder ganz im Hier und Jetzt orientiert sind. Solche Alltagsdissoziationen sind daher kein Problem. Ist eine Person jedoch durch einen Triggerreiz in eine Verfassung geraten, in der sie ihren Ressourcenbereich verlassen hat und in eine Über- oder Untererregung geraten ist, kann sie meist nicht so leicht wieder in das Hier und Jetzt zurückkehren [97].

Denn in einem solchen „ohnmächtigen" Zustand ist ein Mensch nicht mehr handlungsfähig und kann keine Entscheidung für die Gegenwart oder die Zukunft treffen. Die Person befindet sich nicht mehr in der Gegenwart – ein Zustand, der die Selbstwirksamkeit der Betroffenen schwächt. Wenn Sie in Ihrer Arbeit bemerken, dass sich eine Frau in einer solchen Verfassung befindet, wird es Ihr Bestreben sein, diese **Dissoziation**, in der sie sich befindet, zu **stoppen**. Sie wollen Ihre Klientin bzw. Patientin wieder in die Gegenwart zurückholen, sie in Raum und Zeit **reorientieren**. Sie wünschen sich ihre **Stabilität** zurück. Im Duden wird „Stabilität" als Festigkeit, Stärke, Widerstandsfähigkeit oder Resistenz beschrieben [6]. Im vorliegenden Zusammenhang bedeutet das, dass ein Mensch nach dem Kontakt mit einem Schlüsselreiz das eigene innere Gleichgewicht wiederherstellen kann und sich wieder in seinem Ressourcenbereich befindet oder diesen erst gar nicht verlassen hat. Erst, wenn die innere Stabilität Ihrer Klientin bzw. Patientin hergestellt ist, ist sie wieder fähig, mit Ihnen weiterzuarbeiten.

Auf den folgenden Seiten werde ich Ihnen einige leicht handhabbare Methoden vorstellen, wie Ihnen das gelingen kann. Idealerweise sollten diese Methoden von den Betroffenen leicht erinnerbar sein. Dazu gehören auch Methoden, die die Sinne anregen. Sehen, Hören, Riechen, Schmecken, Fühlen helfen dabei, andere Gehirnregionen anzusprechen als diejenigen, die bei einer Notfallreaktion beteiligt sind. Mit diesen einfachen Maßnahmen können Sie sehr zur Stabilität der betroffenen Frauen beitragen. Sie stärken damit ihre Selbstwirksamkeit und ermöglichen ihr mehr Kontrolle über ihr Leben [97],[56].

Wenn Sie bemerken, dass Ihr eigener Stresslevel ansteigt, können sie diese Übungen mit etwas Training auch bei sich selbst anwenden. Auf diesem Weg können sie die Kontrolle über ihr Leben zurückgewinnen und werden im Alltag sicherer.

Beispiel aus der Praxis zur Reorientierung

Eine Frau, die bereits drei Kinder hat und ihr viertes Kind erwartet, nahm mit unserer Beratungsstelle Kontakt auf. Sie hatte gehört, dass wir in schwierigen Lebenssituationen Unterstützung anbieten. Sie wollte die Mitarbeiterinnen kennenlernen, um zu sehen, inwieweit wir sie unterstützen könnten. Nach kurzer Zeit erzählte sie, dass ihr Ehemann nicht der Vater ihres ersten Kindes sei. Ihre jetzige Ehe sei ihre zweite Ehe. Ihr geschiedener Mann sei gewalttätig gewesen und wohne immer noch ganz in der Nähe. „Jetzt ist mir schon wieder so komisch, das passiert mir ganz oft, mir ist ganz schwindlig", sagte sie plötzlich. Dabei wurde sie sehr unruhig und blass im Gesicht, ihre Muskeln spannten sich an und es bildeten sich

Schweißperlen auf ihrer Stirn. Ich sprach sie deutlich an und bat sie, mich anzuschauen, tief zu atmen und anschließend ihre Hände zu Fäusten zu ballen und wieder zu lösen. Sie tat dies, aber es trat keine Besserung ihres Zustandes ein. Ich forderte sie auf, das Gleiche mit den Füßen zu tun, wir standen also auf und gingen eine kleine Runde durch das Zimmer, wobei ich mir von ihr erzählen ließ, welche Bilder sie zu Hause aufgehängt hatte. Danach fühlte sie sich wieder wohl.

Wir setzten uns und sie berichtete mir, dass sie sich häufig so merkwürdig fühle, so wie gerade eben. Sie habe manchmal Kreislaufprobleme und dann sei alles ganz verschwommen. Sie sei schon beim Hausarzt gewesen, aber der würde nichts finden. Selbst im Krankenhaus habe man sie gründlich untersucht, aber es sei alles in Ordnung. Das alles mache ihr sehr viel Angst, sagte sie mir. Sie befürchte, „verrückt" zu sein. Ich fragte sie, wann die Symptome auftreten würden und sie konnte relativ schnell benennen, dass dies besonders häufig dann der Fall sei, wenn sie von ihrer „Geschichte" berichte oder an die Zeit mit ihrem ersten Ehemann zurückdenke. Zunächst erklärte ich ihr, dass sie keinesfalls „verrückt" sei, sondern im Gegenteil ihre Symptome eine körperlich sinnvolle Reaktion auf bedrohliche Situationen seien. Ich schilderte ihr in einfachen Worten, was eine Notfallreaktion ist. Die Erleichterung darüber, dass sie mit hoher Wahrscheinlichkeit nicht ernsthaft krank oder gar „verrückt" war, war ihr anzusehen.

Dieses Beispiel zeigt, wie ich die vorhandenen Möglichkeiten nutzte, um meiner Klientin dabei zu helfen, sich zu reorientieren. Mit den wenigen beschriebenen Mitteln konnte ich sie ins Hier und Jetzt zurückholen. Es ist wichtig, dass die Maßnahmen, die Sie ergreifen oder die Sie den von Ihnen betreuten Personen mitgeben, leicht erreichbar und ohne Aufwand verfügbar sind. Denn diese brauchen **jetzt** eine Unterstützung oder Anleitung – nicht erst in einiger Zeit!

Mit folgenden **Mitteln** können Sie Ihren Klientinnen bzw. Patientinnen helfen, sich zu reorientieren.

Ablenken Sie besprechen mit einer Schwangeren die Geburt. Während Sie reden, fällt Ihnen auf, dass der Blick der Frau sich zu verändern beginnt, sie scheint plötzlich völlig das Interesse verloren zu haben. Auch die Körperspannung verändert sich. Vielleicht bemerken Sie, dass sie erschlafft und lethargisch oder aber im Gegenteil sehr angespannt wirkt. Es ist möglich, dass etwas von dem, was Sie gerade erklärt haben, diese Reaktion ausgelöst hat. Das passiert selbst dann manchmal, wenn eine Frau sich diese Informationen ausdrücklich gewünscht hat. Sie sollten dennoch das Thema für den Moment fallen lassen und stattdessen etwas anderes in den Fokus rücken. Sie können zum Beispiel sagen: „Ich merke, das Gespräch strengt Sie sehr an, wollen Sie vielleicht ein Glas Wasser trinken (das Fenster öffnen oder ein Bonbon lutschen oder ein paar Schritte gehen)?"

Da wir nicht wissen können, welcher Reiz bei einer Person eine Dissoziation auslösen kann, ist es nur möglich, die Reaktionen einer Person zu beobachten. Zum Beispiel bei der Anamnese, der Aufnahme von Familiendaten, wenn Sie über die Einrichtung des Kinderzimmers sprechen oder Unfallverhütung oder bei der Versorgung des Babys. Auch unter der Geburt kann es hilfreich sein, die Betroffene mit einem Gegenstand oder einer Frage abzulenken. Bieten Sie der Gebärenden ein Glas Wasser an oder fordern Sie diese auf, ihre Position zu verändern. Oder lenken Sie das Gespräch auf andere Themen, reden Sie über das Wetter oder fragen Sie nach dem letzten Urlaub. In einer solchen Situation kann ein wenig Smalltalk durchaus hilfreich sein.

Auf die Sprache achten Sprechen Sie mit klaren, deutlichen und vernehmlichen Worten. Ein Mensch, der dissoziiert oder einen Flashback erleidet, ist gerade überflutet von Gefühlen und Empfindungen. Mit leisen und vage formulierten Sätzen dringen Sie nicht zu ihm vor. Wenn wir Menschen zu Veränderungen bewegen wollen, versuchen wir in der Regel, unsere Ideen und Anregungen freundlich und zurückhaltend vorzubringen oder als Wunsch zu formulieren. Wenn Ihr Patientin oder Klientin sich in einer Phase der Über- oder Untererregung befindet, ist ein solches Vorgehen nicht hilfreich. Formulieren Sie keine Wünsche, sondern klare Aufforderungen, wie: „Machen Sie (dieses oder jenes)!" Ein sehr höflich formulierter Wunsch, wie: „Wenn es Ihnen möglich ist, könnten Sie bitte (dieses oder jenes) tun", erreicht einen Menschen, der zwar körperlich anwesend, emotional aber weit weg ist, höchstwahrscheinlich nicht.

Atmung regulieren Luft zu holen, ist eine Ressource, die jeder Mensch normalerweise jederzeit zur Verfügung hat. Hebammen kennen den Wert einer ruhigen, tiefen und gleichmäßigen Atmung unter der Geburt. Kein Geburtsvorbereitungskurs kommt ohne entsprechende Übungen aus. Unter der Geburt nutzen viele Hebammen unbewusst oder bewusst die Atmung als Möglichkeit zur Reorientierung. Sie sprechen dann Gebärende, die unter den Geburtswehen emotional stark erregt und für Worte nicht mehr zugänglich sind, direkt darauf an: „Machen Sie die Augen auf und schauen Sie mich an! Holen Sie tief Luft und atmen Sie tief in den Bauch ein! Gut so, jetzt atmen Sie aus! Und noch einmal, kommen Sie, wir machen das zusammen, machen Sie einfach nach, was ich Ihnen vormache. Einatmen. Ausatmen." In der Regel erreichen Sie damit, dass die Gebärende sich wieder selbst etwas besser regulieren kann und sich nach außen orientiert. Dieses Vorgehen ist übertragbar auf Situationen, in denen Frauen dissoziieren. Während Vorsorgeuntersuchungen, in der Geburtsvorbereitung, im Beratungssetting, im Wochenbett oder wenn die Mutter im Kontakt mit dem Säugling ihren Ressourcenbereich verlässt, ist die Regelung der Atmung eine erste Möglichkeit, ihr eine Reorientierung zu ermöglichen.

Muskulatur anregen Wenn jemand von alten Gefühlen oder Körperempfindungen überwältigt wird, kann es sehr hilfreich für diese Person sein, wenn sie spürt, dass sie noch die Kontrolle über die eigenen Muskeln hat. Fordern Sie die Person daher auf, die Hände zu Fäusten zu ballen und wieder zu lösen oder die Zehen abwechselnd zu krallen und zu strecken, Oder: Hände kreisen, die Füße auf und ab bewegen, kräftig aufstampfen. Gut geeignet sind auch sogenannte Stressbälle, die man in die Hand nehmen und kräftig zusammendrücken kann. Sie können auch gemeinsam mit der Frau durch den Raum gehen oder sie bitten, wenn sie gerade liegt, ihre Position zu wechseln, die Beine anders zu stellen oder sich aufzurichten. Wichtig ist, dass sich die Aufmerksamkeit der Person auf ihre Muskulatur richtet, denn durch die Bewegung löst sich die Erstarrung.

Praxis
Dissoziation unter der Geburt

Wenn Sie unsicher sind, ob eine Gebärende in ihre Körperarbeit vertieft ist oder ob sie dissoziiert, beobachten Sie die Frau: Eine auf die Geburt konzentrierte Frau wirkt trotz aller Arbeit entspannt und in sich ruhend. In dieser Situation sind keine Maßnahmen nötig, um die Frau ins Hier und Jetzt zurückzuholen! Eine dissoziierende Gebärende zeigt hingegen deutliche körperliche Signale, wie in Kap. 4 beschrieben. In einem solchen Fall sollten Sie die beschriebenen Maßnahmen anwenden, um die Dissoziation zu stoppen.

Sehen Ermöglichen Sie der betroffenen Frau den Blick von innen nach außen zu richten. Fordern Sie die Frau auf, Ihnen in die Augen zu schauen und den Blick zu halten. So nehmen Sie außerdem den unterbrochenen Kontakt wieder auf. Manchmal können Menschen einen direkten Blickkontakt nicht gut aushalten, denn das drückt unter Umständen zu viel Nähe aus. Vielleicht können Sie sich dann von der Person beschreiben lassen, was sie gerade sieht, zum Beispiel die Blumen vor dem Fenster, die anderen Häuser, Einrichtungsgegenstände oder Sie gehen mit der Person zum Fenster und bitten sie, Ihnen die Aussicht zu beschreiben. Fragen Sie ruhig nach: Was ist das für ein Foto, das da an der Wand hängt, ist das im Urlaub aufgenommen worden? Wo war das?

Hören Während einer Alltagsdissoziation merken wir manchmal, dass unser Gehör unzuverlässig wird. „Hast du mich nicht gehört? Ich habe mit dir geredet!" ist eine typische Reaktion anderer, wenn wir gerade mit offenen Augen geträumt oder ganz auf eine Arbeit konzentriert waren. Sprechen Sie eine dissoziierende Person daher direkt darauf an: „Was können Sie gerade hören? Welche Geräusche nehmen Sie wahr?" Die meisten Alltagsgeräusche dringen kaum in unser Bewusstsein, sie laufen auf gewisse Weise an uns vorbei. Erst wenn wir uns auf ein Geräusch konzentrieren, hören wir zum Beispiel, wie die Heizung rauscht, jemand nebenan telefoniert, Vogelgezwitscher, das eigene Ein- und Ausatmen oder den Bus zwei Straßen weiter. Diese Geräuschquellen sind hier und jetzt zu hören. Wenn es uns gelingt, die Aufmerksamkeit der betroffenen Frau darauf zu lenken, kann sie in die Gegenwart zurückkehren [97], [56].

Riechen Auch der Geruchssinn ist zur Reorientierung geeignet. Ein Blumenstrauß kann duften, das Aroma von frisch gekochtem Kaffee, bei Hausbesuchen vielleicht das Mittagessen. Vielleicht hat die betroffene Frau ein Raumspray benutzt. „Was duftet denn hier so gut? Können Sie das auch riechen?" Wenn Sie gerade das Fenster geöffnet haben, kommen ebenfalls neue Gerüche in den Raum, die Sie sich von der betroffenen Person beschreiben lassen können. Sie können auch kräftige Duftstoffe zur Reorientierung verwenden. Früher verwendete man Riechsalz, um bei bewusstlosen Personen die Atmung zu stimulieren. Durch einen kräftigen Atemzug wurde die Sauerstoffzufuhr verbessert. Essig oder andere starke Duftöle ohne Ammoniak können den gleichen Effekt haben.

Schmecken Unser Geschmacksinn ist sehr ausgeprägt und leicht ansprechbar. Scharfe, bittere, salzige und kräftige Geschmacksnoten eignen sich gut und sind in fast jedem Haushalt zu finden. Chilischoten, Nelken, Pfefferkörner, sehr kräftige Pfefferminzbonbons oder Salzlakritze sind starke Reize und können eine Person schnell in die Gegenwart zurückbringen. In einen Schnitz Zitrone oder Grapefruit zu beißen hat ebenfalls eine starke Wirkung. Brausepulver, wie es die meisten aus der Kindheit kennen, ist einerseits sauer, andererseits hat es auch noch andere sensorische Effekte im Mund. Pfefferminzkaugummis haben einen scharfen Geschmack und regen über die Kaubewegungen die Muskulatur an. Je nachdem, in welchem Setting Sie sich gerade befinden, gibt es unterschiedliche Möglichkeiten. Im Kreißsaal wird wahrscheinlich kein Nelkengewürz zur Hand sein, Pfeffer ist jedoch oft vorhanden. Irgendjemand hat vielleicht einen Kaugummi oder Lutschpastillen in der Tasche. Für Ihre Beratungsstelle oder Praxis können Sie sich einen kleinen Vorrat anregender Substanzen anschaffen und griffbereit auf den Tisch stellen. Weisen Sie Ihre Besucherinnen ruhig darauf hin, dass sie sich gerne jederzeit bedienen dürfen [97], [56].

Fühlen Etwas zu spüren, zu fühlen und mit dem Körper wahrzunehmen ist ohne Hilfsmittel möglich. Wenn Sie merken, dass Ihre Klientin bzw. Patientin die Aufmerksamkeit und den Kontakt zu Ihnen verliert, können Sie sie bitten, zum Beispiel ihre Füße zu spüren: „Wie stehen die Füße auf dem Boden? Hat der ganze Fuß Bodenkontakt oder eher der Ballen oder die Ferse? Rollen Sie den Fuß ein paar Mal ganz ab!" Oder: „Wie fühlt sich der Teppich an? Ist die Unterlage eher kalt oder warm? Hart oder weich?" Ähnliche Fragen können Sie bezüglich Rücken, Hände oder Gesäß stellen: „Wo berührt Ihr Rücken die Lehne?" Auf dem Kreißbett: „Wenn Sie so liegen, an welchen Körperstellen spüren Sie die Matratze?"

Die Haut ist das größte Organ des Menschen und mit Unmengen von Sinneszellen ausgerüstet. Kälte- oder Wärmereize können helfen, jemanden zu reorientieren. Eismanschetten oder Kirschkernkissen sind in jedem Kreißsaal vorhanden, heiße oder kalte Getränke ebenfalls. Auch in einer Beratungsstelle oder Praxis lässt sich das leicht einrichten, bei einem Hausbesuch können Sie die betroffene Frau bitten, eine Wasserflasche aus dem Kühlschrank zu holen und diese als Kältereiz nutzen. Auch Igel- oder andere Massagebälle können starke taktile Reize setzen. Mit einfachen Gummiringen, wie sie im Haushalt und Büro verwendet werden, kann man sich kurz und scharf flitschen – ein gut dosierbarer Schmerzreiz, der keinen Schaden verursacht, aber dafür sorgt, dass die Person sich wieder spüren kann. Diese Dinge können Sie der Betroffenen an die Hand geben. Sie können diese dann für sich selbst nutzen und gewinnen auf diesem Weg mehr Kontrolle über sich selbst zurück [97].

Denken Neben der direkten Ansprache der Sinne können wir jemanden ins Hier und Jetzt zurückholen, indem wir die Person bewusst zum Nachdenken auffordern: „Wissen Sie, wo Sie gerade sind?" Oder: „Welcher Tag ist heute?" Und: „Wissen Sie, warum Sie hier sind?" Vor einiger Zeit habe ich eine junge Frau zur Geburt begleitet, von der ich wusste, dass sie als Kind sexuell missbraucht worden war. Sie warnte mich, es könne sein, dass sie unter der Geburt den Kontakt zu sich verlieren werde. „Wenn Ihnen das auffällt, sagen Sie mir deutlich, dass wir das Jahr 2010 haben und ich im Kreißsaal bin, um mein Kind auf die Welt zu bringen, und mein Vater **nicht** hier ist. Das hilft mir!“

Statt die Person nach dem heutigen Datum oder dem Ort, an dem sie sich befindet, zu fragen, können Sie ihr auch mitteilen, welcher Tag heute ist und wo sie sich gerade befindet. Manchmal fällt es einer dissoziierenden Person schwer, zu antworten, dann hilft es, wenn Sie ihr konkrete Dinge, die sich auf das Hier und Jetzt beziehen, mitteilen, wie zum Beispiel das aktuelle Datum, die Uhrzeit oder der Ort, an dem sie sich befinden [97]. Sie können auch gemeinsam einfache Rechenaufgaben lösen, wobei es selbstverständlich nicht darauf ankommt, ob die Aufgabe richtig beantwortet wird. Oder lassen Sie die Betroffenen von 100 an rückwärts in 6er-Schritten zählen.

Praxis

Körperliche Berührungen behutsam vornehmen

Zur Arbeit von medizinischem Fachpersonal gehört es, Menschen zu berühren. Gerade Hebammen arbeiten sehr körperlich: sie halten und stützen Gebärende in intimen Momenten, sie fassen sie an und massieren sie. Sie überschreiten zudem in einer außergewöhnlichen Lebenssituation oft die persönlichen Grenzen ihrer Klientinnen. Hebammen sitzen neben Frauen, die sie kaum kennen, auf dem Gebärbett oder helfen ihnen in die Badewanne und beim Stillen. Es ist naheliegend, dass viele Hebammen daher mit einer körperlichen Berührung auf die Über- oder Untererregung einer Frau reagieren. Liegt die Gebärende auf dem Kreißbett, wird sie diese bei einer Dissoziation vielleicht freundlich und unterstützend an der Schulter oder am Rücken berühren. Fachkräfte der nicht medizinischen Berufe können ebenfalls in ähnliche Situationen geraten, so zum Beispiel in einem Beratungssetting, wenn eine Beraterin ihre weinende Klientin mitfühlend in den Arm nimmt, um sie zu beruhigen. Manchmal passiert dann aber genau das Gegenteil: Die Situation verschlimmert sich, weil der Körperkontakt von der betroffenen Frau als Grenzüberschreitung erlebt wird und diese sie erneut triggert. Statt einer Rückkehr ins Hier und Jetzt entsteht für die Betroffene durch die Berührung zusätzlicher Stress.

Daher sollten Sie mit Körperkontakt immer zurückhaltend sein und versuchen, die Initiative dazu bei der betroffenen Frau zu lassen. Sie können diese zum Beispiel mit klarer Stimme auffordern, Ihnen die Hand zu geben. So kann die Frau entscheiden, ob sie berührt werden möchte. Wenn sie zustimmt, können Sie die Frau auffordern, Ihre Hand fest zu drücken, das erfordert Kraft und Konzentration. Sie richtet dadurch ihre Aufmerksamkeit auf ihre Hand, eine Handlung im Hier und Jetzt. Ist die Frau nicht mehr in der Verfassung, aus eigener Initiative Ihre Hand zu ergreifen, so kündigen Sie in jedem Fall an, was Sie vorhaben: „Ich nehme jetzt Ihre Hand, drücken Sie kräftig zu! Können Sie das wahrnehmen?“

15.3.1 Maßnahmen an Betroffene und Angehörige vermitteln

Viele der hier vorgestellten Maßnahmen für einen Dissoziationsstopp können von Betroffenen auch ohne Ihre oder die Hilfe anderer Menschen genutzt werden. Die Voraussetzung dafür ist, dass die Person die Maßnahmen ergreifen kann, solange sie noch nicht ihren eigenen Toleranzbereich verlassen hat, also noch nicht in eine Über- oder Untererregung geraten ist. Es ist daher hilfreich, wenn betroffene Frauen ihre Achtsamkeit für die ersten Anzeichen einer Dissoziation entwickeln und die damit verbundene veränderte Erregungskurve bei sich selbst wahrnehmen können. Wenn Sie zum ersten Mal bei Ihrer Klientin bzw. Patientin Zeichen einer Dissoziation wahrnehmen, sollten Sie diese, wenn möglich, fragen, ob ihr dieser Vorgang bekannt ist und ihr das öfter passiert. Selbstverständlich nur dann, wenn sie gerade nicht angespannt ist.

Klären Sie die Betroffene, wie in Kap. 15.1 beschrieben, über die Notfallreaktion auf. Viele Frauen, insbesondere wenn sie in der Vergangenheit in stationärer psychiatrischer Behandlung waren oder ambulante Therapieerfahrung gemacht haben, kennen bereits ihre Warnsignale und wissen, wie sie dann für sich sorgen können. Ihre Patientin bzw. Klientin kennt sich selbst am besten, also können Sie sie ruhig zunächst fragen: „Was hilft Ihnen, wenn Sie sich sehr aufregen?“ Oder: „Was hat Ihnen denn früher in solchen Situationen geholfen?“ Damit stärken Sie auch das Bewusstsein der Frau über ihre eigene Kompetenz. Wenn sie Ihre Unterstützung braucht, können Sie gemeinsam überlegen, welche Maßnahmen für Ihre

Klientin bzw. Patientin sinnvoll und hilfreich sein könnten. Und wie die Betroffene die Maßnahmen in der Praxis einsetzen kann. Ein Gummihaushaltsband kann zum Beispiel unauffällig am Arm getragen werden, Pfefferminzbonbons oder -kaugummis können in die Hosentasche gesteckt, Igelbälle neben dem Sofa platziert werden.

Bei Bedarf können auch der Partner oder die Partnerin oder andere Angehörige involviert werden. Denken Sie an das Fallbeispiel in Kap. 15.3 zurück: Meine Klientin, die ihr viertes Kind erwartete, dissoziierte, sobald die Rede auf ihren gewalttätigen Ex-Mann kam. Als ich mit der Frau durch den Raum spazierte, um ihre Dissoziation zu stoppen, war der Kindsvater anwesend. Er teilte mir mit, dass er immer ganz nervös werde, wenn seine Frau wieder „so komisch" sei. Nachdem die Frau wieder in die Gegenwart zurückgekehrt war, haben wir zu dritt überlegt, wie das Paar mit den Symptomen der Frau umgehen kann. In der Folge gewöhnte sich die Frau an, sich in einer Belastungssituation kräftig die Hände zu reiben und die Füße auf dem Boden hin und her zu bewegen. Ihr Partner unterstützte sie dabei, indem er sie aufforderte, diese Bewegungen zu machen, sobald er die ersten Anzeichen einer Dissoziation bei seiner Frau wahrnahm. Ein paar Wochen später erzählte er mir, dass er mit seiner Frau durch das Wohnzimmer spaziert sei und mit ihr geredet habe, so wie er es bei mir beobachtet habe. Seine Frau habe sich nach einem Besuch eines ihrer Kinder beim Vater so aufgeregt, dass erst das „Herumlaufen" geholfen habe. Die Frau und ihr Partner fanden es beide sehr hilfreich, mehrere Möglichkeiten zu kennen, mit denen sich die Frau selbst regulieren und ihr Mann sie dabei unterstützen konnte.

15.4 Entdeckung von Ressourcen

Viele traumatisierte Frauen erleben Schwangerschaft, Geburt und die erste Zeit mit dem Neugeboren wie jede andere Frau auch mit Höhen und Tiefen. Uns Fachkräften bleiben jedoch in der Regel die Betreuungen im Gedächtnis, die wir als schwierig erlebten. Das ist ganz normal, denn der Mensch behält in der Regel negative Erlebnisse besser in Erinnerung: Sie fragen eine Kollegin bzw. Kollegen danach, wie der Urlaub war. Die typische Antwort ist: „Das Essen war schlecht." Allzu leicht wird im Kontakt mit anderen Menschen das sichtbar, was nicht „funktionierte" und was wir dann gerne als Defizit beschreiben. Das gilt für den Lebensabschnitt, mit dem sich dieses Buch beschäftigt, genauso. Wir erinnern uns zum Beispiel daran, dass eine schwangere Frau Probleme damit hatte, körperliche Untersuchungen zuzulassen, ihre Emotionen nicht regulieren oder keine ausreichende Bindung zum Kind aufbauen konnte.

Die Entdeckung von Ressourcen meint das Gegenteil einer defizitären Betrachtungsweise: „Das Ansetzen an den Ressourcen, Entwicklungs- und Wachstumspotentialen, am ‚Gesunden' (und nicht an der ‚Pathologie' bzw. dem Problem)" [55]. Der Blick auf die Ressourcen eines Menschen erklärt, dass diese oft über ungeheure Kräfte und Fähigkeiten verfügen, die ihnen helfen, selbst die widrigsten Umstände zu überleben. Trotz Krieg und Vertreibung noch einmal neu anzufangen und dabei den Mut nicht zu verlieren, das setzt eine große innere Stärke voraus. Möglich machen das die Ressourcen, die ein Mensch besitzt und die ihm dabei helfen, sich zu stabilisieren. „Ressourcenorientierung in der Psychotherapie geht davon aus, daß (sic!) der Mensch die meisten Ressourcen, die er zur Lösung seiner Probleme benötigt, selbst in sich trägt. Die Therapeutinnen und Therapeuten helfen dabei, diese Ressourcen zu entdecken und zu entwickeln. Diese Haltung schreibt den Patientinnen und Patienten selbst ein großes Veränderungspotential zu und beschränkt die Rolle der Therapeutinnen und Therapeuten auf die eines Wegbegleiters, einer Hebamme oder eines Prozeßhelfers (sic!)" [120]. Dieser Ansatz lässt sich auch auf alle Professionen beziehen, die mit Menschen in einem sozialen Kontext arbeiten.

Wenn wir mit unseren Klientinnen bzw. Patientinnen nach deren Ressourcen suchen, geht es darum, ihnen bereits vorhandene interne und/oder externe Potentiale zugänglich zu machen, damit sie diese zur Bewältigung von Herausforderungen und Problemen nutzen können. Dadurch können sich traumatisierte Menschen (wieder) als selbstwirksam erleben und die Kontrolle über ihr Leben zurückgewinnen.

Im Folgenden stelle ich Ihnen daher die wichtigsten intrapersonellen und externen Ressourcen vor mit Beispielen von Fähigkeiten, Fertigkeiten, Talente und Potentialen, die jedem Menschen mehr oder weniger zur Verfügung stehen. Damit Ressourcen genutzt werden können, sollten sie für Ihre Klientin bzw. Patientin bedeutungsvoll sein und bei dieser ein gutes Gefühl auslösen. Ressourcen müssen zudem in Bezug zur Situation stehen, das heißt, sie müssen zur Frau und ihrer individuellen Situation passen und dürfen in keinem Fall zusätzlichen Stress auslösen, indem beispielsweise der Aspekt Sicherheit missachtet oder wichtige Beziehungen irritiert werden [54]. Ressourcen können auf den ersten Blick nützlich erscheinen, sich bei näherer Betrachtung aber als Belastung darstellen. So kann die Familie zum Beispiel eine betroffene Frau unterstützen (Ressource wirkt positiv), sie kann aber auch ein Stressor sein (Ressource wirkt negativ und ist damit keine wirksame Ressource). Die Berufstätigkeit kann Freiheit und Unabhängigkeit, aber auch Zwang und Druck bedeuten. Es muss also zunächst geklärt werden, welche Ressourcen eine Klientin bzw. Patientin hat und welche sie aktivieren und nutzen kann, um sich zu stärken.

15.4.1 Intrapersonelle Ressourcen

Intrapersonelle Ressourcen sind Ressourcen, die in der Person selbst liegen. Dazu gehören die körperliche Konstitution eines Menschen, seine Gesundheit, aber auch die Fähigkeit, eigene Bedürfnisse und Wünsche wahrzunehmen [106]. So verfügt etwa jeder Mensch über kognitive Fähigkeiten, kann lernen, sich erinnern, träumen oder phantasieren. Wer träumen kann, hat auch in schwierigen Lebensphasen eine Idee davon, dass es wieder besser oder anders werden kann – Hoffnung kann entstehen. Mit dem Verstand können wir uns Dinge erklären, sie verstehen und durchdenken. Wir können uns Wissen generieren und neue Wege entwickeln, uns unabhängig von anderen Informationen beschaffen und abwägen, was hilfreich ist oder nicht.

Erinnerungen Dank unseres Gedächtnisses können wir uns Informationen merken und weiterentwickeln. Die Erinnerung ist eine nicht zu unterschätzende Kraft: Selbst, wenn das Leben von Leid geprägt ist, können wir uns Momente schaffen, in denen wir uns daran erinnern, dass es uns einmal besser oder sogar gut ging. Die Erinnerung an die schönen Momente im Leben bleiben erhalten und der Mensch kann jederzeit darauf zurückgreifen – und sich dadurch Erleichterung verschaffen. Eine Erinnerung ist oft auch körperlich zu spüren, weshalb wir uns bei schönen Erinnerungen sofort wohler fühlen. Wir können uns an gute Momente im Leben erinnern, an Menschen, Dinge und Ereignisse, Bilder und Empfindungen, die uns wichtig waren.

Probieren Sie es aus: Denken Sie für einen Moment an das schönste Blau, das Sie sich vorstellen können, oder erinnern Sie sich an ein besonderes Lied, das angenehme Erinnerungen auslöst. Beobachten Sie bitte, was mit Ihnen geschieht, während Sie sich erinnern. Ich bin mir sicher, wenn Sie Ihr Blau vor Augen haben, werden Sie in Ihrem Körper ein Wohlgefühl feststellen. Wenn Sie Ihr besonderes Lied hören, werden sich die angenehmen Gefühle von damals in Ihrem Körper wiedereinstellen. Was hier unbewusst geschieht, kann auch bewusst genutzt werden: Wenn wir in der Lage sind, uns positive Erinnerungen, Körperempfindungen und Gefühle wieder zugänglich zu machen, steht uns – bzw. unseren Klientinnen – eine Möglichkeit zur Entlastung, Entspannung und Stabilisierung zur Verfügung.

Körperliche Ressourcen Alle Menschen verfügen über körperliche Ressourcen, solange sie leben. Eine grundlegende Ressource ist die Atmung und gerade Hebammen wissen, dass sie für körperliche und seelische Entspannung sorgen und wie das genutzt werden kann: In der Vorbereitung auf die Geburt wird eine bewusste, tiefe Bauchatmung geübt und Kreißende während der Geburt zu dieser Atmung angeleitet. Atemtechnik kann also helfen, sich körperlich und seelisch zu entspannen.

Auf der körperlichen Ebene kann die persönliche Konstitution ein wichtiges Potential darstellen. Eine robuste Gesundheit kann in schwierigen Zeiten dabei helfen, mit Problemen besser fertigzuwerden. Nahrung zu sich zu nehmen, stellt einerseits eine Notwendigkeit dar. Andererseits kann die Fähigkeit, Essen zu genießen, ein Wohlgefühl vermitteln und zur Entspannung beitragen – ebenso wie das Zubereiten von Speisen. Allerdings wird an diesem Punkt deutlich, dass nicht jede Fähigkeit gleichzeitig eine Ressource ist: Für Frauen, die unter Essstörungen leiden, stellt der Verzehr von Nahrungsmitteln eine Belastung dar. Die Fähigkeit, sich zu bewegen und Sport zu treiben, kann hingegen von den meisten Menschen als Ressource genutzt werden.

Kreative Ressourcen Jeder Mensch hat kreative Fähigkeiten: Malen, Schreiben, Basteln, Handwerken, Gartenarbeit oder das Dekorieren und Einrichten von Zimmern, zum Beispiel eines Kinderzimmers, kann zum einen entspannend wirken, zum anderen aber auch das positive Gefühl vermitteln, etwas zu gestalten. Der Mensch hat mit seinen Händen etwas geschaffen – und erlebt dadurch seine Selbstwirksamkeit. In meiner Praxis lernte ich eine Mutter von zwei Kindern kennen, die plötzlich zu nähen und stricken begann. Neben der Erfahrung, dass sie selbst für sich und ihre Kinder etwas herstellen konnte, erfuhr sie viel positive Anerkennung von anderen Müttern in ihrem Umfeld. Sie wurde zur Expertin, begann andere anzuleiten und wurde um Rat gefragt. Nicht zuletzt konnte sie sich über ihre kreative Tätigkeit sogar etwas finanzielle Unabhängigkeit erwerben.

Spirituelle Ressourcen Viele Menschen erhalten Kraft durch ihre Spiritualität oder ihren Glauben. Spiritualität kann uns Ruhe, Halt und innere Stärke vermitteln. Die Hoffnung auf eine Veränderung und die Zuversicht, dass „alles einen Sinn ergibt", können uns innere Kräfte verleihen. Auch die Fähigkeit, Gefühle zu empfinden, stellt eine Ressource dar. Sich bewusst zu machen, dass man Freude, Geborgenheit, Trauer, Wut oder Angst fühlen kann, hilft, die eigene Vitalität zu spüren. Zudem sind Gefühle wichtige Wegweiser in unserem Leben: Sie zeigen uns, was uns im Leben wichtig ist, was wir uns wünschen und was wir ablehnen. Traumatisierte Menschen haben häufig nur einen erschwerten oder keinen Zugang zu ihren Emotionen, was keinesfalls heißt, dass sie keine Gefühle haben. Im Gegenteil: Festzustellen, dass man wütend auf denjenigen ist, der unseren Schmerz verursacht hat oder sich auf etwas – vielleicht das Kind – zu freuen, bedeutet, sich ein wenig besser kennenzulernen. „Wer sich selbst versteht, kommuniziert besser", sagt Friedemann Schulz von Thun [95]. Wer seine Gefühle wahrnehmen kann, wird seinen eigenen Bedürfnissen näherkommen. Und wenn wir unsere Bedürfnisse kennen, können wir eher ausdrücken, was wir brauchen.

15.4.2 Externe Ressourcen

Neben den intrapersonellen Ressourcen stehen den meisten Menschen auch externe Ressourcen zur Verfügung. Dazu gehören unter anderem materielle und soziale Unterstützung, sozialer Status, Beruf und soziale Einbindung [106].

Materielle Sicherheit Keine Frage, eine gewisse finanzielle Sicherheit stellt eine wichtige Ressource im Leben dar. Zu wissen, dass die eigene Existenz und die der Familie wirtschaftlich gesichert ist, nimmt uns eine ungeheure Last von den Schultern. Bleibt dann noch finanzieller Spielraum, um beispielsweise einen Babysitter zu finanzieren oder sich ein Hobby zu leisten, das uns Spaß macht und entspannt, fühlen wir uns noch besser. Denn finanzielle Ressourcen ermöglichen uns den Zugang zu anderen Potentialen: etwas Unabhängigkeit vom Kind, die Teilnahme an einem Sport- oder Kreativangebot, eine Verabredung zum Kaffeetrinken oder ein schönes neues Kleidungsstück. Es gibt unzählige Möglichkeiten, wie eine ökonomische Ressource genutzt werden kann.

Die eigene Berufstätigkeit trägt dazu bei, uns finanzielle Ressourcen zu verschaffen. Sie kann darüber hinaus aber auch unser Selbstwertgefühl und unsere Unabhängigkeit stärken. Gerade im Kontext von Mutterschaft ist es wichtig, diese Aspekte zu beachten. In unserer Gesellschaft wird eine frühe Arbeitsaufnahme nach der Geburt oft sehr kritisch gesehen und abgelehnt. „Ein Kind gehört zur Mutter", sagt man. Unter Umständen versagt sich die eine oder andere Mutter deshalb den Zugang zu einer für sie sehr wichtigen Ressource, die es ihr zudem erlauben würde, sich in der übrigen Zeit mit Freude ihrem Kind zu widmen.

Soziales Umfeld Zu den äußeren Ressourcen gehören nicht zuletzt die sozialen und familiären Beziehungen. Partnerinnen und Partner, Freundinnen und Freunde, Kolleginnen und Kollegen, Nachbarinnen und Nachbarn, aber auch nahe und entfernte Verwandte können in schwierigen Zeiten entlasten und unterstützen. Selbst wenn eine dieser Personen nicht aktiv zur Unterstützung beitragen kann, fühlt sich eine schwangere Frau oder junge Mutter bei dieser Person vielleicht einfach in Sicherheit und damit wohl. Mit vertrauten Personen kann die Verantwortung für das Kind geteilt werden, mit ihnen zusammen kann eine traumatisierte Frau möglicherweise eine beängstigende Situation besser überstehen.

15.4.3 Ressourcen aktivieren

Mit Hilfe der folgenden Ideen können Sie gemeinsam mit Ihren Klientinnen bzw. Patientinnen einige hilfreiche Ressourcen zusammenstellen und ihnen damit den Zugang zu ihren individuellen Fähigkeiten und Stärken ermöglichen. Sie sollten sich allerdings bei der Suche und Aktivierung von Ressourcen mit konkreten Vorschlägen zurückhalten! Wenn Sie zum Beispiel fragen: „Gibt es eine Freundin, die Sie fragen können?“, kann es passieren, dass die betroffene Frau feststellt, dass sie keine Freundin hat – und sich alleine und verlassen fühlt. Außerdem hindern Sie die Frau mit einer konkreten Idee daran, eigene Ideen zu entwickeln. Die offene Frage „Welche Möglichkeit gibt es?“ impliziert hingegen, dass es auf jeden Fall eine Möglichkeit gibt, und die betroffene Frau kann frei überlegen, wer oder was das sein könnte!

Ressource: Was macht Sie stark?

Wir können davon ausgehen, dass eine traumatisierte Klientin in ihrem Leben schon schwierige Situationen „gemeistert“ hat. Fragen Sie die betroffene Frau, wie sie das geschafft hat und was ihr dabei geholfen hat. Es wird wahrscheinlich eine Ressource geben, die damals zur Verfügung stand, sei es die innere Stärke, eine bestimmte Person, ein Haustier, ein Talisman oder etwas ganz Anderes, an das Sie als Beraterin oder Berater zunächst gar nicht denken. Vielleicht kann die Ressource, die damals hilfreich war, erneut genutzt werden.

Es bietet sich an, sogenannte offene Fragen zu stellen, auf die man nicht mit „Ja“ oder „Nein“ antwortet kann. So bleibt Spielraum für unerwartete Antworten. Eine offene Frage schützt Sie auch davor, eine vermeintliche Ressource vorzuschlagen, die Stress auslöst.

Offene Beispielfragen „Ich bin mir sicher, dass dies nicht die erste sehr schwierige Situation in Ihrem Leben ist, die Sie meistern müssen. Was hat Ihnen denn damals geholfen? Wo haben Sie die Stärke hergenommen, das zu überstehen? Wer oder was hat Ihnen dabei geholfen?“

Mir hat eine Mutter, die kaum ihre Pflichtschuljahre absolviert hatte, auf diese Frage geantwortet, dass sie früher immer Tagebuch geschrieben habe, das habe ihr geholfen. Da ich wusste, dass diese Frau nur eine unvollständige Schulbildung hatte, wäre ich nicht auf die Idee gekommen, sie zu fragen, ob ihr Schreiben helfen könne, schwierige Situationen besser zu überstehen.

Ressource: Was vermittelt Ihnen Sicherheit?

Vor schwierigen Situationen können Sie die betroffene Frau fragen, was ihr das Gefühl von Sicherheit vermittelt. Vielleicht findet sich ein haptischer Anker, zum Beispiel ein Stein, ein Bild, ein niedergeschriebener Gedanke oder ein Merksatz, der überallhin mitgenommen werden kann.

Offene Beispielfragen „Was gibt es, das Sie gerne bei sich hätten, wenn Sie ins Krankenhaus gehen?“ „Gibt es etwas, was Sie gerne bei sich hätten, wenn Sie zum Sozialamt müssen?“

Ressource: Wer oder was kann Sie entlasten?

Gerade nach der Geburt ist Zeit ein knappes Gut. Unterbrochener und mangelnder Schlaf, der eigene Anspruch, das Kind stets selbst zu versorgen, und viele Termine bei Ärztinnen bzw. Ärzten und Ämtern prägen die ersten Monate. Gerade im Zusammenhang mit Depressionen sollte dem Schlaf und einem möglichst geregelten Tagesablauf große Aufmerksamkeit gewidmet werden. Hier kann an drei Punkten angesetzt werden:

Zeit finden Überlegen Sie gemeinsam mit Ihrer Klientin bzw. Patientin, wie ihr Tagesablauf so organisiert werden kann, dass sie entlastet wird. Für viele Menschen ist es zum Beispiel morgens wichtig, in Ruhe eine Tasse Kaffee oder Tee zu trinken oder zu frühstücken. Fragen Sie nach, welche

Ideen Ihre Klientin bzw. Patientin hat, um sich das zu ermöglichen. Eventuell kann sie am Morgen ein bisschen früher aufstehen, um den Tag in Ruhe zu beginnen. Vielleicht kann sie sich auch vorstellen, Zeit für sich zu gewinnen, indem sie eine Mittagspause einlegt, bevor sie die Küche aufräumt. Überlegen Sie gemeinsam mit der Frau, welche Ressourcen im sozialen Netzwerk vorhanden sind. Vielleicht erweist sich aber auch Abpumpen, Zufüttern oder Abstillen als eine mögliche Idee zur persönlichen Entlastung. Wer oder was kann helfen, dass die Nächte möglichst ungestört verlaufen?

Pausen sind erlaubt Die meisten Frauen haben zu Beginn der Säuglingszeit das Gefühl, sie müssten alles selbst erledigen. Dies trifft auch auf Frauen zu, die aufgrund einer früheren Traumatisierung außergewöhnlich hohe Erwartung an sich selbst als Mutter haben. Manchmal muss also zunächst erreicht werden, dass die Mutter sich selbst die Erlaubnis gibt, Pausen zu machen. „Wie lange könnten Sie sich mit gutem Gefühl gestatten, für sich selbst zu sorgen? Eine halbe Stunde ungefähr oder für den Anfang erst einmal etwas weniger? Oder vielleicht auch mehr? Was brauchen Sie dafür?" Wenn ein Babysitter die Betreuung des Kindes übernimmt, ist es vielleicht zu Beginn wichtig, ein paar Konditionen zu besprechen, zum Beispiel, dass die Mutter per Textnachricht über das Wohl des Kindes informiert wird oder der Babysitter mit dem Kind erst einmal in der Nähe oder gar in der gleichen Wohnung bleibt. Es ist möglich, dass eine traumatisierte Mutter länger als andere Mütter und mehr Sicherheiten zum Vertrauensaufbau benötigt.

Zeit für sich nutzen Während der ersten Monate mit Kind finden Frauen, selbst wenn sie es möchten, nur kurze Zeitfenster, die sie für sich und ihr Wohlbefinden nutzen können. Fachkräfte können dabei helfen, diese kurzen Phasen bestmöglich zu nutzen. „Wenn Sie eine Stunde Zeit hätten, was würden Sie am liebsten machen? Woran würden Sie merken, dass Sie die Stunde gut für sich genutzt und ein wenig Kraft getankt haben?" Und daran anschließend: „Wie können Sie das erreichen?"

Praxis

Die 10-Erbsen-Methode

Eine einfache Möglichkeit, Ressourcen zu verstärken, ist eine Methode, die ich als 10-Erbsen-Methode kennengelernt habe. Am Morgen legt man 10 Erbsen in die linke Hosentasche. Wann immer im Laufe des Tages etwas Positives passiert (ich habe mein Kind beruhigt, ich habe einen Spaziergang gemacht, ich habe mich und mein Kind zur Babymassage angemeldet, ich habe mir Zeit für eine Tasse Kaffee genommen, ich habe Nein gesagt) wanderte eine Erbse von der linken in die rechte Hosentasche. So liegt der Fokus der Person auf dem, was gelingt, was sie sonst vielleicht gar nicht bemerkt oder gewürdigt hätte. Das Ziel dieser Methode ist, dass alle Erbsen im Laufe des Tages die Hosentasche wechseln. Menschen, die sich wenig zutrauen und an sich zweifeln, befürchten meist, dass sie das nicht schaffen. In der Regel reichen 10 Erbsen aber nicht aus. Sie können die Methode aber natürlich auch mit 5 Erbsen durchführen.

15.5 Achtsamkeit und Imagination

Die Wahrnehmung des eigenen Körpers mit seinen Empfindungen ist nicht selbstverständlich. Im Alltag sind wir uns selten unserer gesamten Körperlichkeit bewusst. Während Sie zum Beispiel dieses Buch lesen, ist Ihre Aufmerksamkeit im Kopf und vielleicht noch in den Händen, die das Buch halten. Ihre Füße oder ihren Rücken werden Sie aber wahrscheinlich nicht mehr bewusst wahrnehmen. Menschen, die Traumafolgereaktionen zeigen, fällt es mitunter noch schwerer, die Grenzen ihres Körpers, ihre Empfindungen und Gefühle wahrzunehmen. Das ist der Grund, weshalb es während der Schwangerschaft, der Geburt und im Wochenbett zu Problemen kommen kann: Körperliche Signale, wie Schmerzen oder Wehen können nicht wahrgenommen werden, folglich bleibt eine angemessene Reaktion darauf aus.

Zu Ihren Aufgaben als medizinische oder pädagogische Fachkraft gehört es, die von ihnen betreuten Frauen in der Äußerung ihrer Bedürfnisse zu stärken. Wie kann das gelingen, wenn jemand die Signale seines Körpers nur unzureichend oder gar nicht wahrnimmt? Unsere Aufgabe ist es daher, die Achtsamkeit der Betroffenen für sich selbst zu fördern. Kabat-Zinn definiert Achtsamkeit als „die Bewusstheit, die sich durch gerichtete, nicht wertende Aufmerksamkeit im gegenwärtigen Augenblick einstellt“ [73]. Das heißt, wir registrieren dabei lediglich das, was wir in diesem Moment beobachten. Das ist für Menschen, die es gewohnt sind, sich selbst abzuwerten, bereits eine Herausforderung, aber vor allem eine neue Erfahrung. Achtsamkeit bezieht sich auf den gegenwärtigen Augenblick, nicht auf die Zukunft und nicht auf die Vergangenheit, findet im Hier und Jetzt statt. Sich achtsam wahrzunehmen ist folglich eine Form der Reorientierung und kann als solche trainiert werden. Sogenannte Achtsamkeitstrainings werden häufig im Rahmen von Stressbewältigung eingesetzt. Ihre Anwendung ist zu erlernen; Kabat-Zinn beschreibt einen „Achtsamkeits-Muskel“, der umso geschmeidiger und kräftiger wird, je mehr er trainiert wird [74]. Schwangere und junge Mütter (und natürlich auch alle anderen) können von diesen Übungen profitieren. Trainiert wird der Achtsamkeitsmuskel in unbelasteten Momenten, dann kann er in Stressmomenten eingesetzt werden. Achtsamkeit wird damit zu einer Ressource und fördert unsere Selbstwirksamkeit und Handlungsfähigkeit. „Wenn wir gegenwärtig sind, können uns Ängste, die mit Vergangenheit und Zukunft zu tun haben, weniger erreichen. Wir können die Einzigartigkeit eines Augenblicks wahrnehmen, wir können uns selbst bewusster wahrnehmen und schließlich auch andere“ [99].

Der Fokus dieses Buches liegt auf Achtsamkeitsübungen, die im Kontext von Schwangerschaft, Geburt und Wochenbett nutzbar sind. Für uns stellen diese Übungen eine Möglichkeit dar, Frauen in einer speziellen Lebenssituation zu unterstützen.

Praxis

Achtsamkeitsübungen erproben

Bevor Sie Achtsamkeits- oder Imaginationsübungen mit Betroffenen anleiten, sollten Sie diese zumindest einmal mit sich selbst und/oder einer Kollegin bzw. einem Kollegen erprobt haben, um die Wirkung an sich selbst zu erfahren. Das dient zum einen einer sicheren und entspannten Durchführung der Übungen, zum anderen werden Sie Ihre Klientinnen einfühlsamer anleiten können, wenn Sie selbst Erfahrungen mit einer Übung gesammelt haben.

Trainieren Sie die Übungen zu Beginn mit Menschen, die mit großer Wahrscheinlichkeit **keine** traumatischen Erfahrungen gemacht haben. So gewinnen Sie mehr Sicherheit, was in der Folge auch dazu beiträgt, dass Sie traumatisierte Personen sicher anleiten können.

15.5.1 Achtsamkeitsübungen

Beispiel 1: Achtsamkeitsübungen während einer Beratung Sie befinden sich im Gespräch mit einer Schwangeren. Diese berichtet Ihnen gerade von ihrer Erfahrung bei der Geburt oder von ihrer Sorge, dass sie mit dem Neugeborenen nicht gut zurechtkommt. Plötzlich nehmen Sie bei der Frau eine zunehmende Erregung wahr. Sie sehen, dass sie die Fußspitzen ganz weit nach oben zieht oder nur noch mit einem kleinen Teil des Gesäßes auf dem Stuhl sitzt.

Unterbrechen Sie freundlich ihre Erzählung und fordern Sie die Frau zu einer Achtsamkeitsübung auf: „Ich kann sehen, dass Sie sehr aufgeregt sind, wenn Sie mir davon berichten. Vielleicht können Sie das selbst wahrnehmen? Sie haben Ihre Muskeln so angespannt, dass Sie fast gar nicht mehr auf dem Stuhl sitzen, merken Sie das? Bevor Sie weitersprechen, hätte ich gerne, dass Sie eine kurze Pause machen. Nehmen Sie bitte wahr, ob Ihr Rücken Kontakt zur Stuhllehne hat. An welchen Stellen spüren Sie die Lehne? Versuchen Sie bitte, mit der Aufmerksamkeit an dieser Stelle zu bleiben.“

Oder so: „Wenn Sie von der Geburt erzählen, kann ich Ihnen ansehen, wie anstrengend die Erinnerung für Sie ist. Ihre Füße stehen nur noch mit den Spitzen auf dem Boden. Ich möchte Sie bitten, Ihre Aufmerksamkeit dahin zu lenken. Nehmen Sie bitte wahr, wo Sie den Boden spüren. Vielleicht können Sie auch versuchen, die Füße abzustellen. An welchen Stellen spüren Sie jetzt den Kontakt zum Boden?“

Nach solchen Übungen bietet es sich an, den Betroffenen zu erklären, was Sie gerade gemacht haben und aus welchem Grund (siehe dazu auch Kap. 15.1).

Beispiel 2: Achtsamkeitsübung unter der Geburt Unter der Geburt sind kurze Achtsamkeitsübungen gut durchführbar. Wenn Sie merken, dass eine Gebärende sehr angespannt ist, können Sie Ihre Anleitung zum Atmen während der Wehen mit dieser Achtsamkeitsübung verbinden:

„Bitte atmen Sie mit mir zusammen (Pause) ein (Pause) und wieder aus." Wenn Sie mit der Frau einen gemeinsamen Rhythmus gefunden haben, können Sie sie auffordern: „Spüren Sie bitte, wie der Atem durch die Nase einströmt. Und wie sich der Brustkorb (oder Bauch) mit Luft füllt und sich hebt und ausdehnt. Sie atmen durch den Mund aus. Nehmen Sie wahr, wie die Luft über die Lippen wieder ausströmt."

Sollte Ihre Klientin bzw. Patientin dissoziieren, sollten Sie sich zunächst auf die Anleitung zum Weiteratmen beschränken. Sobald die Erregung nachlässt, können Sie die Achtsamkeit Ihre Klientin behutsam auf deren Körperempfindungen beim Atmen lenken.

Beispiel 3: Achtsamkeitsübung kurz und spontan Folgende Achtsamkeitsübungen eignen sich für Situationen, die keine Vorbereitung oder ein größeres Zeitfenster bieten:

- Wenn die Kreißende umherläuft, können Sie sagen: „Nehmen Sie wahr, wie die Füße über den Boden abrollen."
- Wenn die betroffene Frau in einem Zimmer steht, können Sie sagen: „Spüren Sie Ihre Füße auf dem Boden? Sie stützen sich mit den Händen auf der Kommode ab – wo ist der Kontakt zwischen Ihren Handflächen und dem Schrank am kräftigsten?"
- Wenn die betroffene Frau ihr Becken kreisen lässt, können Sie sagen: „In welchen Muskeln spüren Sie etwas, wenn Sie das Becken kreisen lassen?"
- Wenn der Partner oder die Partnerin die betroffene Frau (mit deren Zustimmung) berührt, können Sie sagen: „Können Sie spüren, wie Ihr Partner/Ihre Partnerin Ihren Rücken massiert? Wo genau nehmen Sie die Hand wahr? Wie fühlt sie sich an? Warm oder eher kühl?"

Wenn die betroffene Frau in der Badewanne liegt, können Sie sagen: „Nehmen Sie wahr, wie das Wasser Ihren Körper umspült? Wo merken Sie das? Wie fühlen sich die Bewegungen des Wassers auf Ihrer Haut an?"

Beispiel 4: Körperreisen In vielen Geburtsvorbereitungskursen werden am Ende der Stunde Entspannungsübungen angeboten. Häufig handelt es sich dabei um sogenannte Körperreisen, bei denen die Schwangeren und ihre Partner bzw. Partnerinnen angeleitet werden, den Körper vom Kopf bis zu den Füßen mit Bewusstheit wahrzunehmen. Eine gute Idee, nicht nur für die Geburtsvorbereitung! Als Mitarbeiterin oder Mitarbeiter der Frühen Hilfen oder Hebamme in der Wochenbettbetreuung können Sie diese Entspannungsübungen ebenfalls anleiten und so für Ihre Klientinnen nutzbar machen! Wenn Sie diese Körperreise auf den Alltag übertragen, kann diese Übung mehr als eine Entspannung zum Ende der Stunde sein: Erklären Sie den Teilnehmerinnen und Teilnehmern auch den Nutzen von Achtsamkeit, sprechen Sie an, dass sie diese Übung in Zeiten hoher Belastung, sei es unter der Geburt oder in langen Stunden, wenn der Säugling nicht zur Ruhe kommt, selbst anwenden können! Vergessen Sie nicht, darauf hinzuweisen, dass Achtsamkeit geübt werden muss! Laden Sie Ihre Klientinnen dazu ein, jeden Tag den eigenen Körper einmal sehr bewusst wahrzunehmen!

Praxis

5-4-3-2-1-Übung nach Yvonne Dolan [27]

Wenn jemand sehr von seinen Gedanken gefangen genommen ist, fühlt sich das oft an, als ob sich die Gedanken ständig im Kreis drehten. Dieses „Gedankenkarussell" kann dazu führen, dass man nachts lange wach liegt und nicht einschlafen kann. Mit Hilfe dieser Übung kann die Aufmerksamkeit von innen nach außen und damit in den gegenwärtigen Augenblick gelenkt werden. Sie lenkt die Aufmerksamkeit auf das, was „außen" wahrgenommen werden kann, was wir sehen und hören und auf der Außenseite des Körpers empfinden. Sie wirkt beruhigend und hilft daher bei Schlafstörungen. Die Übung kann aber auch zur Stabilisierung traumatisierter Menschen genutzt werden, wenn diese wahrnehmen, dass ihre Spannung zunimmt. Sie als Fachkraft können die Übung auch zur eigenen Reorientierung nutzen.

Durchführung

Erklären Sie Ihrer Klientin bzw. Patientin anhand von Beispielen zunächst, wann sie die Übung durchführen kann, zum Beispiel, um besser einschlafen zu können oder wenn sie sehr aufgeregt ist. Erklären Sie dann den Ablauf der Übung und leiten Sie Ihre Klientin einmal langsam und mit ruhiger Stimme durch die Übung. Benutzen Sie dabei ruhig Ihre eigenen Worte. Die Fassung, die ich hier vorstelle, ist nur als Anregung für Sie gedacht.

Anleitung

Nehmen Sie eine Position ein, in der Sie sich wohl fühlen. Achten Sie darauf, dass Ihre Füße guten Kontakt zum Boden haben. Versuchen Sie, die Schultern fallen zu lassen. Atmen Sie noch einmal tief durch. Ihr Blick richtet sich auf einen Punkt, vielleicht auf der gegenüberliegenden Wand, oder Sie schauen nach draußen, wenn Ihnen das lieber ist. Heben Sie den Blick, sodass Sie nicht nach unten, sondern leicht nach oben schauen (Anmerkung: Das verhindert, dass die Klientin bzw. Patientin in eine tiefere Trance abrutscht). Lassen Sie Ihre Augen während der Übung auf dem Punkt ruhen, den Sie sich ausgesucht haben. Benennen Sie innerlich 5 Eindrücke, die Sie sehen. Vielleicht sehen Sie das Muster auf der Tapete, ein Bild, eine Lampe, eine Fliege oder die Gardine, die sich bewegt. Es kommt dabei nicht darauf an, dass es 5 verschiedene Dinge sind, es kann auch sein, dass Sie weniger benennen können. Sie dürfen auch 2-mal die Lampe nehmen. Es ist auch nicht schlimm, wenn Sie sich jetzt oder später verzählen, das kann passieren und wird die Wirkung nicht verändern. Im Anschluss konzentrieren Sie sich auf das, was Ihre Ohren wahrnehmen, und benennen auch hier wieder für sich 5 Dinge, die Sie hören: den Vogelgesang, das Auto, welches vorbeifährt, das Knacken der Bodendielen ... Auch hier und bei der restlichen Übung kommt es nicht darauf an, dass es immer unterschiedliche Sachen sind. Jetzt konzentrieren Sie sich auf Ihren Körper und beschreiben Sie für sich 5 Wahrnehmungen, die Sie am Körper spüren, z. B. wie der Fuß auf dem Boden steht, der Arm auf der Lehne liegt, die Finger, die sich gegenseitig berühren ... Jetzt benennen Sie für sich wieder Eindrücke, die Ihre Augen wahrnehmen, diesmal 4 verschiedene. Das können auch die gleichen wie zuvor sein. So wie es Ihnen angenehm ist, nehmen Sie danach mit den Ohren 4 Geräusche wahr und daran anschließend 4 Körperwahrnehmungen. Wenn Sie so weit sind, benennen Sie für sich 3 Dinge, die Ihre Augen wahrnehmen, 3 Geräusche und 3 Körperwahrnehmungen. Fahren Sie so fort, eine Runde mit je 2 Eindrücken und eine letzte mit einem visuellen Eindruck, einem Geräusch und einem Eindruck, den Sie an Ihrem Körper spüren. Wenn Sie möchten, können Sie die Übung wiederholen. Zum Ende verlässt Ihr Blick den Punkt, auf den Sie sich konzentriert haben. Lassen Sie Ihren Blick ruhig ein wenig durch den Raum schweifen und atmen Sie einmal tief durch.

Hantke und Görges empfehlen diese Übung mit einer Variante für Menschen, die gerade einen Flashback erleben. Um eine leichtere Unterbrechung dieses Geschehens zu erreichen, schlagen sie vor, die Reihenfolge umzukehren: zunächst einen visuellen Eindruck, einen akustischen und eine Körperempfindung, dann 2-mal, 3-mal, 4-mal und 5-mal die Objekte benennen [56].

15.5.2 Imaginationsübungen

In vielen Geburtsvorbereitungskursen werden Achtsamkeitsübungen dazu genutzt, um eine sogenannte Imaginationsübung einzuleiten. Dabei nutzen die Teilnehmerinnen und Teilnehmer ihre Vorstellungskraft, um in ihrer Phantasie einen Ort zu kreieren, der in belastenden Momenten genutzt werden kann, um Abstand vom aktuellen Geschehen zu gewinnen. Reddemann fand heraus, dass Patientinnen in hoch belastenden Situationen mit Hilfe von inneren Bildern, Welten und hilfreichen Wesen Wege finden, mit dem Erlebten besser umzugehen [100]. Wenn Menschen Zugang zu ihren inneren Bildern erlangen, stärkt das ihre Selbstheilungskräfte.

Ein solcher Ort, an dem wir uns wohlfühlen und der nach unseren Vorstellungen gestaltet ist, wird zu einer Ressource, denn mit etwas Übung steht er uns jederzeit zur Verfügung und kann Raum und Zeit zum Erholen bieten und wir können Abstand von einer belastenden Situation nehmen. Für manche Menschen ist es allerdings erschreckend, sich auf eine solche innere Reise zu begeben, denn dabei geben wir einen Teil unserer Kontrolle ab. Bei traumatisierten Menschen besteht die Gefahr, dass während der Übung auch unangenehme oder schmerzhafte Bilder und Gedanken auftauchen, die zur Folge haben, dass sie dissoziieren. Es kann daher erleichternd sein, wenn Sie einer betroffenen Klientin anbieten, die Imagination nicht zu tief werden zu lassen. Wer sagt, dass bei einer Übung die Augen geschlossen werden müssen? Der Kontakt zur Gegenwart kann eher erhalten bleiben, wenn sie geöffnet sind. Für Imaginationsübungen muss man nicht liegen, sie können auch im Sitzen oder Gehen durchgeführt werden. Auf diese Weise kann die Person ihre Umgebung besser wahrnehmen und Kontakt zum Boden halten. Sie können Ihrer Klientin bzw. Patientin auch anbieten, einen Körperteil, zum Beispiel ihren Arm, bewusst angespannt zu lassen oder einen Igelball während der Übung zu drücken [84]. Reddemann empfiehlt zur Vermeidung negativer „Nebenwirkungen", Imaginationsübungen eher „denkend als in Bildern durchzuführen" [100]. Wenn Ihre Klientinnen bzw. Patientinnen eine Imaginationsübung lernen möchte, bitten Sie sie, diese regelmäßig zu trainieren, sodass der „innere Ort" für sie leicht aufzufinden ist. Das ist wichtig, denn es macht einen großen Unterschied, ob wir diesen inneren Ort in Momenten der Entspannung oder zu einem für uns schwierigen Zeitpunkt aufsuchen [100].

Eine Übung, die in diesem Zusammenhang immer wieder genannt wird, ist der „Innere Ort der Geborgenheit" von Reddemann, der vielen noch eher unter dem Namen „Innerer sicherer Ort" bekannt ist. Reddemann erklärt die Namensänderung folgendermaßen:

„Inzwischen habe ich herausgefunden, dass dieser Name mit einem Übersetzungsproblem zusammenhängt. Im Englischen ist die Rede von ‚safe place'. Schaut man im Wörterbuch nach, steht an erster Stelle für ‚safe' sicher. Wenn man umgekehrt nach einer Übersetzung für ‚Geborgenheit' sucht, findet man safety. D.h., es gibt im Englischen kein Wort für Geborgenheit. Es geht bei dieser Übung aber eigentlich in erster Linie um Geborgenheit. Daher habe ich die Anleitung inzwischen erheblich verändert." [101]

Jede und jeder von uns hat in seinem Leben Momente gehabt, in denen wir uns wohl und geborgen gefühlt haben. Auch Menschen, die viel Leid erfahren haben, können auf solche Momente zurückblicken. Mit der Imaginationsübung können solche Momente und Orte für Betroffene wieder zugänglich gemacht und so gestaltet werden, dass sie zu einer Ressource im Alltag werden können. Bitten Sie Ihre Klientin bzw. Patientin zunächst, sich eine Position zu suchen, die ihr angenehm ist. Unabhängig davon, ob sie steht, sitzt, liegt oder durch den Raum gehen möchte, fordern Sie sie auf, wahrzunehmen, wo und wie ihr Körper Kontakt zur Umwelt hat, also beispielsweise zum Stuhl oder zum Boden. Sie kann wahrnehmen, dass ihr Rücken die Rücklehne berührt oder wie die Füße auf dem Boden stehen. Vielleicht kann sie ein-, zweimal durchatmen und die Schultern fallen lassen. Im Anschluss fordern Sie sie auf, sich an Augenblicke oder Situationen zu erinnern, die ihr Geborgenheit vermittelt haben. Bitten Sie sie, sich jetzt einen solchen Ort nach eigenen Vorstellungen zu gestalten. Dabei kann sie natürlich Bezug nehmen auf reale Bilder, die in ihr hochsteigen, es kann aber genauso ein Ort sein, der nur in ihrer Vorstellung existiert – auf einem anderen Planeten oder im Meer verborgen. Leiten Sie sie mit ruhigen Worten durch die Übung, indem Sie ihr vorschlagen, diesen besonderen Platz mit einer Hülle oder Grenze auszustatten. So kann sie vor ungebetenen Gästen geschützt sein. Temperatur, andere Wesen, Farben, Pflanzen, Geräusche, Gerüche und Licht werden von ihrer Klientin bzw. Patientin bestimmt und können auch wieder verändert werden.

Vorsicht dürfen Sie walten lassen, wenn andere real existierende Menschen mit an diesen Ort genommen werden sollen: Wir wissen nicht, ob der hilfreiche Freund oder die Freundin immer eine Ressource bleibt. Wenn er oder sie es eines Tages nicht mehr ist, so wäre es schade, wenn der Innere Ort der Geborgenheit weiter mit dieser Person verbunden bliebe. Wenn für Ihre Klientin bzw. Patientin alles stimmig ist, kann sie das Gefühl, an diesem schönen Ort zu sein, noch ein wenig genießen. Bevor sie ihn wieder verlässt, bitten Sie sie, ihn mit einer Geste oder mit einem Symbol zu verbinden, mit deren Hilfe es ihr in der Zukunft leicht gelingen wird, ihn wieder aufzusuchen.

Zum Abschluss fordern Sie sie auf, wieder den Bezug zur Umwelt aufzunehmen, vielleicht, indem sie tief durchatmet, wieder den Kontakt ihres Körpers zum Boden oder zur Sitzgelegenheit spürt.

Mit dieser kurzen Achtsamkeitsübung, die bei Bedarf auch ausgedehnt werden kann, ermöglichen Sie Ihrer Klientin ein sicheres Wiederankommen im Hier und Jetzt.

Den genauen Wortlaut dieser Übung finden Sie in dem Buch „Imagination als heilsame Kraft. Ressourcen und Mitgefühl in der Behandlung von Traumafolgen" von Luise Reddemann [101].

Imaginationen passen nicht für jede bzw. jeden und nicht jederzeit. Wahrscheinlich wird es Übungen geben, die Ihnen besonders liegen, und andere, mit denen Sie sich nicht wohlfühlen. Das gilt natürlich auch für die Menschen, mit denen Sie arbeiten. Neben „Der inneren Ort der Geborgenheit" gibt es zahlreiche weitere Übungen, die Sie für Ihre Arbeit mit traumatisierten Frauen nutzen können. In Kap. 23 finden Sie einige Bücher, die einen guten Überblick über hilfreiche imaginative Übungen bieten. Folgende Übungen eignen sich:

- **Innere hilfreiche Wesen:** Diese Übung verschafft innere Kraft über die Verbindung mit inneren Helferinnen und Helfern sowie Ratgeberinnen und Ratgebern, die zur Unterstützung an den inneren Ort der Geborgenheit eingeladen werden. Das heißt, Reddemann sieht diese beiden Übungen inhaltlich im Zusammenhang, allerdings kann die Übung auch gut für sich alleine stehen [100].
- **Der Innere Garten:** Diese Übung hilft bei der Schaffung eines Wohlfühlortes, der nach eigenen Vorstellungen gestaltet werden kann.
- **Der Tresor:** Diese Übung dient der Distanzierung von belastenden Bilder, die immer wieder auftauchen.
- **Gepäck ablegen:** Diese Übung erlaubt, innere Lasten oder die „Päckchen", die man trägt, zumindest für eine Weile an einem guten Ort zu lagern, und zu überlegen, welche Lasten man davon wieder aufnehmen möchte.
- **Die Schutzhülle, der Schutzmantel oder Schutzraum:** Diese Übung hilft, eine Abgrenzung nach außen über die Schaffung eines Schutzbereiches um sich herum zu erreichen.

Praxis

Imaginationsübungen in Gruppen

Wenn Sie im Rahmen von Gruppen, zum Beispiel in einem Geburtsvorbereitungskurs, mit Imaginationsübungen arbeiten, ist es besonders wichtig, vor der ersten Übung den Frauen sowie ihren Partnern und Partnerinnen zu ermöglichen, auf eine für sie geeignete Weise an der Übung teilzunehmen. Erfahrungsgemäß reagieren Menschen auf das, was andere tun. Das heißt, wenn sich eine oder zwei Frauen erst einmal für die Übung hingelegt haben, werden es die anderen vermutlich ebenso machen, weil sie denken, das soll so sein. Vielleicht hat aber auch die eine oder andere Teilnehmerin negative Erfahrungen mit Phantasiereisen gemacht und möchte sich eigentlich nicht auf dieses Setting einlassen. Wenn Sie mit ein paar einleitenden Sätzen deutlich machen, dass jede und jeder auch im Sitzen an der Übung teilnehmen kann, um den Kontakt zum Boden und zur Gegenwart zu halten, oder gar nicht teilzunehmen braucht, wird das unter Umständen mit Erleichterung aufgenommen werden.

15.6 Geburtspläne

Bei der Überlegung, was Frauen während der Schwangerschaft und rund um die Geburt Sicherheit vermittelt, dürfen sogenannte Geburtspläne nicht fehlen. Denn Geburtspläne sind eine gute Möglichkeit, um zu erkunden, welche Vorstellungen eine Frau von einer Geburt hat. Viele meiner Klientinnen wissen nicht, was auf sie zukommt. Sie kennen lediglich die persönlichen Erfahrungen ihrer Mutter oder Freundinnen und sind teilweise falsch informiert, was Ängste schüren kann. Ich führe daher ein oder mehrere Gespräche mit meinen Klientinnen und versuche dabei mit ihnen gemeinsam herauszufinden, welches Wissen rund um die Geburt besteht, fülle eventuelle Wissenslücken auf und biete ihnen dabei die Gelegenheit, sich in einem geschützten Rahmen mit der Geburt, der Zeit vor und danach auseinanderzusetzen. Durch die empathische und sensible Unterstützung einer Fachkraft ist es einer schwangeren Frau in einem sicheren Setting eher möglich, ihre Ängste zu formulieren, die sie in den Kreißsaal begleiten.

Geburtspläne ergänzen die Professionalität einer Hebamme um die persönlichen Informationen der Betroffenen. Wenn Frauen dazu ermuntert werden, zu sagen, was sie unter der Geburt möchten oder was nach Möglichkeit vermieden werden soll, werden sie selbstbestimmter und stärker. Statt das Geschehen mit einem Gefühl der Hilflosigkeit über sich ergehen zu lassen, werden sie zur Gestalterin der Geburt ihres Kindes! Gepaart mit der Fachlichkeit von Hebamme und Geburtshelfenden kann ihnen das die nötige Sicherheit vermitteln, die sie brauchen, um ihr Kind gut auf die Welt zu bringen.

Für Hebammen, Ärztinnen und Ärzte ist ein Geburtsplan eine sinnvolle Ergänzung zur Anamnese und eine Hilfestellung, denn es werden bereits im Vorfeld wichtige Rahmenbedingungen geklärt. Wünsche und Vorschläge, die aus Unwissenheit erst unter der Geburt erfolgen und zu Maßnahmen führen, die eine Kreißende ängstigen oder für zusätzlichen Stress sorgen, können so vermieden werden. Auch Begleitpersonen, die oft das Gefühl haben, die Gebärende schützen zu müssen, indem sie dafür sorgen, dass die Geburtshelferinnen und -helfer die unausgesprochenen Bedürfnisse der Gebärenden erfüllen, werden dadurch entlastet. Belastende Zwischenrufe wie „Nein, meine Frau hat gesagt, sie möchte nach Möglichkeit keine Periduralanästhesie!" oder „Meine Frau möchte nicht auf dem Bett das Kind bekommen, sie wünscht sich eine aufrechte Position!" können durch einen Geburtsplan vermieden werden.

15.6.1 Was in einen Geburtsplan gehört

Neben ein paar persönlichen Angaben, wie Name, errechneter Geburtstermin und wer die schwangere Frau voraussichtlich zur Geburt begleitet, enthält ein Geburtsplan in der Regel die Wünsche der schwangeren Frau in Bezug auf Wehenarbeit, Anwesenheit von Menschen, Einsatz von Schmerzmitteln und anderen medizinischen Interventionen, Gebärhaltungen und den Umgang mit dem Neugeborenen nach der Geburt und, falls sie im Krankenhaus bleibt, auf der Wochenstation. Auch Wünsche in Bezug auf Dammschnitt oder operative Geburtsbeendigungen können im Geburtsplan festgehalten werden. Da sich viele Hebammen, Ärztinnen und Ärzte (noch) nicht mit den Auswirkungen von traumatischen Ereignissen auf das Erleben von Schwangerschaft, Geburt und Wochenbett auskennen, ist es – wenn die Schwangere das möchte – sinnvoll, ein paar allgemeine Sätze darüber zu schreiben, welche Ängste die Frau begleiten. Möglicherweise kann auch eine traumatische Erfahrung thematisiert werden. Das muss natürlich die betroffene Frau entscheiden, denn während eine Person die „Veröffentlichung" dieser Information als Erleichterung empfindet, fürchtet eine andere, dass sie dadurch die Kontrolle darüber verliert.

Geburtspläne sollten nicht absolut verfasst sein. Geburten verlaufen oft nicht so, wie es geplant war. Notfälle erfordern ein rasches Vorgehen. Darüber sollten Sie ihre Klientinnen bzw. Patientinnen bei der Erstellung eines Geburtsplanes ebenfalls informieren, sonst kann es leicht zu Enttäuschungen kommen, die für Stress unter der Geburt sorgen. Es kann zum Beispiel nur von wenigen Geburtsabteilungen gewährleistet werden, dass nur weibliche Personen bei der Geburt anwesend sind. Es ist aber zum Beispiel durchaus möglich, im Geburtsplan festzulegen, dass keine fremde Person ungefragt den Geburtsraum betreten darf. Vor allem für traumatisierte Frauen ist die Vorstellung, dass sie mehr oder weniger entblößt von Fremden gesehen werden, erschreckend. Sie können deutlich entspannter in die Geburt gehen, wenn sie wissen, dass nur eine begrenzte Anzahl von Menschen den Raum betreten kann, die Tür geschlossen ist und vorher angeklopft wird.

Beispiel 1 für eine Formulierung im Geburtsplan Nach Möglichkeit soll kein Mann – außer meinem Partner – bei der Geburt anwesend sein. Mir bereitet es Schwierigkeiten, wenn ich nicht weiß, wer wann den Raum betritt. Ich wünsche mir, dass außerhalb von Notfällen nur die betreuende Hebamme und die Gynäkologin Zutritt zum Raum haben und das meine Privatsphäre, soweit es die Situation zulässt, gewahrt wird. Türen sollten geschlossen sein. Wenn angeklopft wird, kann ich mich darauf einstellen, dass jemand den Raum betritt.

Beispiel 2 für eine Formulierung im Geburtsplan Die Mutter eines zweijährigen Kindes erinnert sich mit Schrecken daran, dass ihr erstes Kind kurz nach der Geburt dringend operiert werden musste. Die Verlegung in den Operationsbereich erfolgte für sie in einem völlig unerwarteten Augenblick. Sie hatte kurz den Raum verlassen und ihren Sohn bei der Rückkehr nicht mehr vorgefunden, da dieser in den OP verlegt worden war. Noch heute hat sie Angst, ihn nicht wiederzusehen, wenn er nicht in ihrer Nähe ist. Obwohl bei ihrer zweiten Schwangerschaft nicht zu erwarten war, dass eine solche Situation erneut passiert, war die Frau sehr angespannt. Um sich mehr Sicherheit zu verschaffen, formulierte sie in ihrem Geburtsplan: Mein Kind soll bei mir bleiben. Sind Untersuchungen oder weitergehende Maßnahmen für sein Wohlergehen notwendig, möchte ich zuvor informiert werden und es begleiten.

Mit solchen Formulierungen werden einerseits die Wünsche der Gebärenden deutlich, andererseits bleibt genug „Spielraum" für die Fachkräfte, sodass sie, wenn es erforderlich ist, die Erlaubnis der Gebärenden haben, entgegen ihren Wünschen zu handeln.

Ein Geburtsplan kann als Brief oder Checkliste verfasst sein. Mit einem Brief ist es manchmal leichter, persönliche Informationen oder Anliegen zu äußern. Eine tabellarische Checkliste ist übersichtlicher. Vielleicht möchte die betroffene Frau auch zwei Pläne verfassen, einen für den Kreißsaal und einen für die Wochenstation. Ihre Klientin bzw. Patientin kann den Geburtsplan zum Anmeldegespräch mit in die Klinik oder ins Geburtshaus nehmen oder sie trägt ihn bei sich und übergibt ihn der Hebamme, die sie unter der Geburt unterstützt. Beispiele für die Erstellung von Geburtsplänen finden Sie auch bei Simkin und Klaus [118].

15.6.2 Wie Sie einen traumasensiblen Geburtsplan erstellen

Besprechen Sie mit Ihrer Klientin ausführlich, ohne zu beschönigen, aber auch ohne zu dramatisieren, den Ablauf der Geburt von der Anmeldung bis zur Entlassung. Bedenken Sie, was Frauen, die bisher weder eine Geburt erlebt haben noch ein Krankenhaus kennen, unangenehm sein könnte, und sprechen Sie diese einfühlsam darauf an. Nehmen Sie einmal einen Perspektivwechsel vor: Stellen Sie sich vor, Sie hätten noch nie einen Kreißsaal gesehen und keine Erfahrung als Geburtshelferin oder Geburtshelfer. Im Laufe des Gesprächs werden sich bei der Schwangeren Ideen herauskristallisieren, welche persönlichen Herausforderungen auf sie zukommen könnten – und welche emotionalen und körperlichen Belastungen dadurch für sie entstehen. Um mögliche Triggerreize auszuschließen und Dissoziationen zu verhindern, können Sie gemeinsam mit Ihrer Klientin überlegen, welche Strategien diese zur Bewältigung möglicherweise entwickeln kann. Die Ergebnisse werden in einem Geburtsplan zusammengefasst [118].

Folgende Aspekte sind bei der Erstellung eines traumasensiblen Geburtsplans für die **Zeit unter der Geburt** zu berücksichtigen:

- Unbekannte Personen, die der Gebärenden körperlich nahekommen und (vaginale) Untersuchungen vornehmen. Das kann als Übergriff erlebt werden, dem die Frau schutzlos ausgeliefert ist.
- Alle Formen von Interventionen, wie Verabreichung von Injektionen, Suppositorien, Intimrasur, Katheterismus, Einlauf. Das kann als Übergriff oder als entwürdigend erlebt werden.
- Unbekannte Räumlichkeiten. Diese können Unsicherheit und das Gefühl von Schutzlosigkeit auslösen.
- Fehlende Privatsphäre, da Türen nicht verschlossen sind oder keine Kontrolle darüber besteht, wer den Raum betritt. Das kann das Gefühl von Schutzlosigkeit auslösen.
- Fehlende Privatsphäre, da sensible Informationen/Krankenakten offen und für alle einsehbar auf dem Schreibtisch liegen. Das kann als Kontrollverlust und Missbrauch von Vertrauen empfunden werden.
- Anwesenheit von Männern. Das kann vor allem in dieser besonderen Lebenssituation triggern. Der Arzt wird unter Umständen nicht als Helfer und Unterstützer, sondern emotional als Täter erlebt. Der Verstand sagt zwar, dass dieser Mann helfen will, der Körper kann aber mit Angst und Panik reagieren.
- Praktische Bekleidung bei der Geburt, zum Beispiel bekommen Gebärende oft ein am Rücken offenes Operationshemd zur Verfügung gestellt, das den Körper kaum wirklich bedeckt. Das kann ein Gefühl von Verletzlichkeit oder Schutzlosigkeit auslösen.
- Nacktheit. Die Vorstellung, mit entblößtem Intimbereich den Blicken weitgehend fremder Personen ausgesetzt zu sein, kann Gefühle von

Ausgeliefertsein, Ohnmacht oder Schutzlosigkeit auslösen.

- Bewegungseinschränkungen durch Infusionen und Herztonableitung. Das kann ein Gefühl von Ohnmacht fördern.
- Schmerzen. Die Erinnerung an Missbrauch kann zurückkehren, Schmerzen können auch eine Dissoziation auslösen.
- Einsatz von Schmerzmitteln. Dieser kann als Kontrollverlust erlebt werden, Erinnerung an früher erlebte Gewalt auslösen, wenn die Betroffene mittels Medikamenten dabei ruhiggestellt wurde.
- Legen eines Periduralkatheters. Dabei steht die Ärztin bzw. der Arzt hinter der Frau, was von ihr als bedrohlich empfunden werden kann.
- Körperausscheidungen. Der Abgang von Blut, Schleim, Fruchtwasser oder Erbrechen werden oft als demütigend erlebt.
- Mangelnde Beteiligung und Miteinbeziehung in Entscheidungen. Das wird oft als Bevormundung erlebt und löst Ohnmachtsgefühle aus.
- Bei komplizierten Geburten wird der Genitalbereich häufig mit grellen Operationslampen ausgeleuchtet. Dabei kann das Schamgefühl der Frau empfindlich verletzt werden, weshalb sie diesen Vorgang als massiven Übergriff erleben und sich ausgeliefert fühlen kann.
- Gebärhaltungen. Diese können mit verschiedenen negativen Erinnerungen (sexueller Missbrauch) assoziiert sein. Eine Lagerung in Steinschnittlage (Rückenlage und Beine in Halterungen) kann mit dem Gefühl, ausgeliefert zu sein, in Verbindung gebracht werden, aber auch der Vierfüßlerstand und andere Positionen können triggern.
- Der Durchtritt des kindlichen Köpfchens. Die Schmerzen und der entstehende Druck dabei können an frühere sexualisierte Gewalt erinnern.
- Dammschnitte. Diese können als gewaltsame Übergriffe erlebt werden.
- Operative Eingriffe. Dabei steht der Unterleib im Fokus, die Frau wird oft nicht mehr als Person gesehen, was von dieser als Gewalt erlebt werden kann.

Folgende Aspekte sind bei der Erstellung eines traumasensiblen Geburtsplans für die **Zeit nach der Geburt** zu berücksichtigen:

- Das Kind wird direkt nach der Geburt auf den Bauch der Mutter gelegt. Blut und Schleim können diese triggern.
- Das Kind wird von der Mutter getrennt versorgt. Die Mutter kann Verlust und Angst empfinden: Was passiert mit meinem Kind? Untersuchungen wie die U1, bei der auch das Genitale des Neugeborenen untersucht wird, und die Gabe von Medikamenten (Vitamin K) können als Übergriff am Kind erlebt werden.
- Ernährung des Kindes. Ungefragt Milch oder Tee zu füttern oder dem Kind den Schnuller zu geben, entmündigt die Mutter, sie kann sich daher übergangen fühlen.
- Pflege des Kindes. Die Versorgung des Säuglings durch fremde Personen, aber auch durch der Mutter bekannte Gesundheits- und Kinderkrankenpflegende oder Hebammen kann als Übergriff erlebt werden. Die Pflege des kindlichen Genitals durch diese Personen kann ein besonders sensibles Thema sein.
- U2 oder andere Untersuchungen. Im Klinikalltag versäumen Fachkräfte manchmal, die Mutter oder die Eltern angemessen darüber zu informieren. Wenn das Kind plötzlich verschwunden ist, weil es zum Beispiel zum Hörtest oder zur Blutentnahme gebracht wurde, kann das Verlustangst auslösen.
- Stillen/Pumpen. Hebammen sowie Gesundheits- und Kinderkrankenpflegende unterstützten die Mutter beim Stillen und berühren dabei ihre Brust. Das kann als Missbrauch erlebt werden. Das gilt auch für den Einsatz eine Milchpumpe. Wichtig ist hier eine sorgfältige Beratung der Mutter über Stillen, Abpumpen und das Füttern von Fertignahrung.

Diese Auflistung soll Ihnen als Hilfestellung für ein Geburtsvorbereitungsgespräch dienen. Eine Liste zu erstellen, die alle Aspekte und möglichen Herausforderungen abdeckt, ist nicht möglich, da jede Frau unter der Geburt mit einer anderen Situation konfrontiert sein kann – und traumatisierte Frauen von völlig verschiedenen Reizen getriggert werden. Sprechen Sie auch die Punkte an, die Sie aus Ihrer Erfahrung heraus für wichtig halten.

Sprechen Sie mit ruhigen, deutlichen Worten die jeweiligen Punkte an. Und vermeiden Sie dabei, mögliche Situationen unter der Geburt mit drastischen Bildern zu schildern: „Wenn das Kind geboren ist, sieht es ganz blau aus, als ob es viel zu wenig Sauerstoff bekommen hätte. Es ist von oben bis unten mit Blut beschmiert. So schmierig wird es Ihnen dann direkt auf die Brust gelegt." Solche Aussagen befördern bei Frauen Bilder, die Angst machen. Sie können stattdessen so formulieren: „Kinder sehen direkt nach der Geburt nicht so rosig aus, wie Sie es vielleicht erwarten. Das kann Sie möglicherweise überraschen oder erschrecken. Mit der Geburt stellt sich der Kreislauf des Babys um. Nach ein paar Minuten ist das geschehen, dann verändert sich die Farbe schnell in Rosa. Viele Mütter möchten ihr Baby direkt nachdem es auf die Welt gekommen ist, auf der Haut spüren und auf die Brust legen. Die Kinder sind dann noch nicht gereinigt, auf der Haut ist Blut und Schleim zu sehen."

15.7 Vorgehen bei vaginalen Untersuchungen

Für Frauen, die sexualisierte Gewalt überlebt haben, können vaginale Untersuchungen während der Schwangerschaft, unter der Geburt und im Wochenbett eine große Herausforderung darstellen.

Dafür gibt es zwei Gründe Die Durchführung einer solchen Untersuchung kann das Gewalterleben reaktivieren. Das Einführen von Fingern oder von Instrumenten in die Vagina kann Parallelen zur erlebten Gewaltsituation haben. Das aktuelle medizinisch notwendige Vorgehen kann von der damaligen bedrohlichen Situation nicht getrennt werden. Die Schwangere reagiert unter Umständen scheinbar unangemessen, schreit, weint und wehrt sich gegen die Untersuchung, denn im Gehirn wurde das Notfallprogramm initiiert. Vielleicht reagiert die betroffene Frau aber auch ganz anders: Sie lässt die Untersuchung über sich ergehen, wirkt abwesend (und ist es auch!), ihre Muskeln sind erschlafft. Sie dissoziiert und hat sich innerlich „abgeschaltet". Für Fachkräfte, die nicht mit den Auswirkungen einer Traumatisierung vertraut sind, ist es schwierig, diese Reaktionen richtig einzuordnen und entsprechend zu reagieren. Vor allem Frauen, die mit einer Untererregung auf einen Triggerreiz reagieren, wirken sehr angepasst, weshalb ihre Dissoziation oft nicht einmal bemerkt wird. Ihnen wird vermutlich nicht die Unterstützung zuteil, die sie bräuchten.

Die Untersuchung kann unnötig brutal durchgeführt oder so empfunden werden. Wir Fachkräfte müssen daher unser Verhalten dahingehend überprüfen, ob wir mit unserem Vorgehen vielleicht tatsächlich Gewalt ausüben. Leider kommt es im Rahmen der Geburtshilfe immer wieder vor, dass Untersuchungen so grob durchgeführt werden, dass Frauen dabei unnötige Schmerzen empfinden. Wenn das begleitende Fachpersonal diese außerdem mit Aussagen wie „Das kann doch gar nicht weh tun" oder „Jetzt machen Sie doch die Beine breit, dann tut es auch nicht so weh" und „Reißen Sie sich zusammen" kommentiert, dann gibt es tatsächlich kaum noch einen Unterschied zwischen einer medizinisch indizierten Maßnahme und sexualisierter Gewalt.

Überlegen Sie daher sorgfältig, ob die geplante Untersuchung wirklich notwendig ist. Häufig wird routinemäßig untersucht. Das ist nicht für jede Patientin sinnvoll, denn sie wird damit möglicherweise unnötigem Stress ausgesetzt.

15.7.1 Traumasensible Untersuchung nach Yeshi Sherover Neumann

Für Sherover Neumann hat die sensible Durchführung von vaginalen Untersuchungen bei traumatisierten Frauen noch einen weiteren Aspekt. Die Kontrolle über ihren Körper wird denjenigen zurückgegeben, denen sie gehört, den Frauen selbst. Dies hat positive Effekte: „Eine gynäkologische Untersuchung gibt Missbrauchsüberlebenden Gelegenheit, sich weiterzuentwickeln, zu lernen und zu genesen. Wenn wir eine gynäkologische Untersuchung durchführen, um die Genesung einer Frau zu fördern, wollen wir ihr helfen, eine positive Beziehung zu ihrem Körper und ihrer Sexualität, ein positives Selbstbild und die Fähigkeit zur Selbstfürsorge zu entwickeln" [116]. Sie empfiehlt, die vaginale Untersuchung in drei Phasen zu gliedern:

vor der Untersuchung, während der Untersuchung und nach der Untersuchung [115].

Vorbereitung der Untersuchung Erklären Sie Ihrer Klientin bzw. Patientin im Vorfeld, aus welchem Grund die Untersuchung notwendig ist und wie sich der Ablauf der Untersuchung gestaltet. Lassen Sie Ihre Klientin bzw. Patientin, so weit es möglich ist, mitbestimmen – zum Beispiel, wie sie gelagert werden möchte, ob sie mit einem Tuch abgedeckt werden möchte, ob sie ein langsames oder eher ein rasches Vorgehen wünscht. Sie können sie auch nach ihren früheren Erfahrungen bei vaginalen Untersuchungen fragen. Die Schwangere wird Ihnen schildern können, was ihr geholfen oder die Situation erschwert hat. Weisen Sie Ihre Klientin bzw. Patientin darauf hin, dass sie jederzeit die Untersuchung abbrechen kann. Vereinbaren Sie ein Stoppzeichen, da es der Frau unter Stress vielleicht nicht mehr möglich sein wird, bewusst Ja oder Nein zu sagen. Überlassen Sie Ihrer Klientin bzw. Patientin die Entscheidung darüber, ob noch eine weitere Person bei der Untersuchung anwesend sein soll, vielleicht ihr Partner oder ihre Partnerin, vielleicht eine weitere Fachkraft. Fragen Sie Ihre Klientin bzw. Patientin, ob sie die verwendeten Untersuchungsinstrumente sehen möchte oder lieber nicht. Überlegen Sie gemeinsam, was Ihrer Klientin bzw. Patientin Sicherheit vermitteln kann. Alles ist hilfreich: Manche Frauen möchten zum Beispiel etwas in der Hand halten, was es ihr erleichtert, im Kontakt mit dem Hier und Jetzt zu bleiben, wie einen Antistressball. Die bewusste Anspannung der Armmuskulatur kann möglicherweise die Entspannung der Beckenbodenmuskulatur erleichtern.

Durchführung der Untersuchung Lassen Sie sich Zeit! Drängen Sie Ihre Klientin bzw. Patientin nicht und warten Sie ab, bis diese sich entspannen und sich Ihnen anvertrauen kann. Helfen Sie ihr, sich bequem zu lagern, nach ihren Wünschen. Weisen Sie die Frau noch einmal darauf hin, dass sie das Tempo vorgibt und die Untersuchung jederzeit abgebrochen werden kann. Denken Sie an Ihre Sprachwahl, versuchen Sie, eine frauenfreundliche Sprache zu verwenden: „Öffnen Sie die Beine, so weit es Ihnen möglich ist." Oder: „Versuchen Sie die Gesäßmuskulatur so locker zu lassen, wie Sie es möchten." Keinesfalls sollten Sie die Wahrnehmung Ihrer Klientin bzw. Patientin negieren: „Ich bin schon ganz vorsichtig, das kann gar nicht sein, dass das wehtut!" Bestätigen Sie stattdessen die Wahrnehmungen Ihrer Klientin bzw. Patientin: „Wenn das fur Sie schmerzhaft ist, versuche ich, noch etwas langsamer und vorsichtiger vorzugehen."

Manchmal versuchen wir, Situationen, die wir nicht richtig einschätzen können, aus dem Weg zu gehen. Zum Beispiel könnte das bedeuten, dass wir den Blickkontakt mit der Frau vermeiden, aus Sorge, ihr zu nahe zu kommen. Viele Frauen empfinden dieses Verhalten jedoch als belastend. Sie fühlen sich nicht gesehen und dadurch zu einem Objekt degradiert. Wenn Sie den Augenkontakt halten, kann sich Ihre Klientin bzw. Patientin als Subjekt wahrgenommen fühlen, das aktiv am Geschehen beteiligt ist. Darüber hinaus ist der Blickkontakt zwischen Ihnen und Ihrer Klientin bzw. Patientin für Sie wichtig, um die Körperreaktionen der Frau richtig einschätzen zu können. Bleiben Sie auch sprachlich im Kontakt mit ihr. Kündigen Sie zum Beispiel Ihren nächsten Handgriff an: „Sie spüren jetzt meine Finger an der Vulva, als Nächstes werde ich jetzt den Finger in die Vagina einführen."

Wenn die Klientin bzw. Patientin in irgendeiner Form anzeigt, dass die Untersuchung für sie nicht mehr aushaltbar ist, unterbrechen Sie diese unbedingt. Sie haben zugesagt, dass sie darüber bestimmen kann, wann die Untersuchung vorbei ist, deshalb müssen Sie sich unbedingt daran halten, sonst missbrauchen Sie das Vertrauen Ihrer Klientin bzw. Patientin. Sherover Neumann empfiehlt außerdem, die Klientin bzw. Patientin für alle Zeichen der Kooperation zu loben, zum Beispiel, dass sie in der Lage ist, Ihnen mitzuteilen, wie es ihr im Moment der Untersuchung geht. Es ist nicht selbstverständlich, dass jemand seine Wünsche äußern kann; wenn es gelingt, ist das ein gutes Zeichen. Es stärkt die Selbstwahrnehmung und damit auch die Selbstwirksamkeit. Zum Abschluss der Untersuchung helfen Sie Ihrer Klientin bzw. Patientin wieder in eine bequeme Lage.

Nach der Untersuchung Falls Ihre Klientin bzw. Patientin nach der Untersuchung sehr angespannt ist, überlegen Sie, was ihr guttun könnte. Vielleicht braucht sie einen Moment der Ruhe oder möchte sich etwas frisch machen. Eventuell hilft aber auch eine kleine Achtsamkeitsübung, damit sie sich wieder im Hier und Jetzt orientieren kann. Bevor Sie die Untersuchungsergebnisse mit ihr besprechen, sollten Sie Ihrer Klientin bzw. Patientin ermöglichen, sich wieder zu bekleiden oder zuzudecken. Dann können Sie mit ihr besprechen, mit welchen Folgen der Untersuchung sie eventuell rechnen muss. Vielleicht wird sie eine leichte Schmierblutung haben (gerade in der Schwangerschaft kann das passieren, da das Gewebe sehr gut durchblutet wird). Traumatisierte Frauen haben oft Schwierigkeiten, ihre eigenen Gefühle, Wahrnehmungen und Bedürfnisse zu erkennen und zu äußern. Daher kann es Ihrer Klientin bzw. Patientin helfen, wenn Sie mit ihr im Anschluss – oder nach einer Weile – reflektieren, was ihr bei der Untersuchung geholfen hat, was schwierig war, was das nächste Mal anders gemacht werden soll. Dadurch kann sie sich als eine Person erleben, die etwas bewirken kann.

Traumasensible Untersuchungen in kritischen Situationen Unter der Geburt kann es zu Situationen kommen, die für das Kind oder die Mutter kritisch sind und in denen **sofort** eine Untersuchung notwendig wird. Es würde an der Realität vorbeigehen, wenn diese Notfallmomente außer Acht gelassen würden. Trotz allem können Sie in solchen Situationen dafür sorgen, dass die Frau eine traumasensible Unterstützung erfährt. Erklären Sie ihr, dass dies ein wichtiger Moment ist und die Untersuchung jetzt durchgeführt werden muss. Helfen Sie ihr, so gut es die Situation erlaubt, eine angenehme Position zu finden, und kündigen Sie ihr zumindest kurz an, was gerade während der Untersuchung passiert. Bleiben Sie weiter mit ihr im Blickkontakt und bestätigen Sie ihre Wahrnehmungen: „Ich weiß, dass Ihnen die Untersuchung wehtut, das tut mir leid. Ich muss aber jetzt genau wissen, wie das Baby liegt und wie weit die Geburt fortgeschritten ist.“ Wenn die Untersuchung nicht von einer Ärztin bzw. einem Arzt durchgeführt wird, können Sie als Hebamme die Frau emotional und verbal unterstützen: Fragen Sie, ob sie vielleicht Ihre Hand drücken möchte oder von Ihnen hören möchte, was gerade geschieht. Vielleicht können Sie eine Kollegin dazubitten, die die medizinische Assistenz übernimmt, sodass Sie sich ganz um die Gebärende kümmern können. Wenn die Notfallsituation beendet ist und sich die Lage wieder beruhigt hat, besprechen Sie mit Ihrer Klientin bzw. Patientin, was gerade passiert ist und wie es ihr dabei erging.

15.8 Netzwerke

Stabilität und Sicherheit können nur entstehen, wenn Menschen sich nicht alleine fühlen und sie andere Menschen und Institutionen in ihrem Umfeld haben, die sie unterstützen und stärken. Oftmals ist den Menschen, mit denen wir arbeiten, nicht bewusst, wer sich in ihrem sozialen Umfeld befindet, auf den sie zählen können. Unsere Aufgabe als begleitende Fachkräfte ist es daher, ihnen dabei zu helfen, die Personen zu finden, die als Ressource genutzt werden können.

15.8.1 Netzwerkkarte

Wenn Sie eine alleinstehende hochbelastete Schwangere fragen, wer für sie da ist, kann es passieren, dass die Antwort lautet: Niemand. Wenn Sie nachfragen, ob es nicht vielleicht eine Mutter, Schwester, Freundin oder Bekannte gibt, wird sich an der Antwort wahrscheinlich nichts ändern. Mit jedem Nein wächst die Enttäuschung und Mutlosigkeit und Ihre Patientin bzw. Klientin wird sich noch mehr alleine fühlen als zuvor. Es gibt jedoch oft hilfreiche Menschen aus Lebensbereichen, an die sie gar nicht denkt. Wenn Sie nur nach bestimmten Personen fragen, grenzt das den Horizont automatisch ein. Anders bei der Formulierung: „Wer von Ihren Bekannten oder Freunden fällt Ihnen ein, der Zeit und die Möglichkeit hätte, Ihnen zu helfen?“ „Wer in Ihrer Familie (Freundeskreis/Kolleginnen/Kollegen) hat Ihnen in der Vergangenheit schon einmal geholfen?“ „Wen in Ihrer Familie (Umkreis) könnten Sie ansprechen?“ „Wen gibt es bei Ihnen auf der Arbeit, der Ihnen schon einmal geholfen hat und bei dem Sie sich das wieder vorstellen können?“ „Gibt es professionelle Angebote, die Sie nutzten können?“ Offene Fragen haben auch den Vorteil, dass nicht unwissentlich nach einer Person gefragt wird, die eher schadet als hilft. Da Sie in der Regel nicht wissen, wie Ihre Patientin bzw. Klientin zu ihrer Mutter oder ihrem Vater steht, kann es durchaus sein, dass diese Personen diejenigen waren, die ihr Gewalt angetan oder sie nicht davor geschützt haben.

Bei einer offenen Frage wird das Feld potentiell denkbarer Unterstützer größer. Wenn Sie allgemein nach früheren hilfreichen Unterstützern fragen, kann es zwar passieren, dass darunter auch verstorbene oder nicht mehr erreichbare Personen fallen. Das ist aber nicht schlimm, da diese auf jeden Fall eine hilfreiche Erinnerung und damit eine Ressource darstellen. Allein das Bewusstsein, dass zum Beispiel die Oma Ihrer Patientin bzw. Klientin in einer früheren schwierigen Situation für diese da war, kann die Patientin bzw. Klientin stärken: Ich habe auch frühere schwierige Lebensphasen gemeistert und war nicht alleine. Es gab (und gibt) Menschen, die mir zur Seite stehen! Sie können diese nicht mehr zur Verfügung stehenden Menschen dennoch zur Unterstützung nutzen: „Wenn Ihre Großmutter Sie heute sehen könnte, was würde Sie Ihnen raten?“ Auch Haustiere sind manchmal wichtige Begleiter in schwierigen Zeiten und dürfen bei der Suche nach Unterstützung nicht übersehen werden. Für manche Menschen ist ein Hund oder eine Katze so etwas wie ein Familienmitglied, andere empfinden ihre Tiere als Freunde. So oder so kommt es nicht darauf an, in welche Kategorie Unterstützerinnen und Unterstützer fallen, sondern dass diese gefunden und benannt werden.

Die Ergebnisse können Sie schriftlich oder bildlich festhalten. Sie können die Namen der Unterstützerinnen und Unterstützer in eine sogenannte Netzwerkkarte (▸ **Abb. 15.3**) eintragen. Hierzu teilen Sie ein Blatt Papier in vier Quadranten auf. Am Kreuzungspunkt der Linien wird der Name der Patientin bzw. Klientin eingetragen. In ein Feld schreiben Sie die Personen aus dem familiären Umfeld, in das zweite Feld die Personen aus dem Freundes-, Bekannten- oder Nachbarschaftskreis, das dritte Feld kann mit Namen gefüllt werden, die aus dem schulischen oder beruflichen Umfeld stammen, und das vierte Feld mit Bezeichnungen bzw. Namen aus dem professionellen Kreis. Dazu gehören zum Beispiel Beratungsangebote, medizinische Unterstützerinnen und Unterstützer oder Ämter. Vielleicht kann Ihre Patientin bzw. Klientin

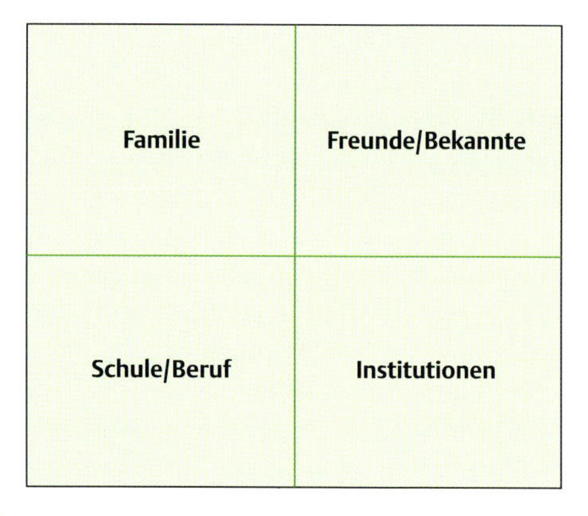

▸ **Abb. 15.3** Netzwerkkarte.

auch gewichten, wer ihr nähersteht und/oder im Augenblick besser zur Unterstützung geeignet ist. Dies kann zum Beispiel durch die Entfernung vom Kreuzungspunkt dargestellt werden oder durch unterschiedlich dick gezeichnete Verbindungslinien zum Namen der Patientin bzw. Klientin. Eine ausgefüllte Netzwerkkarte macht Ihrer Patientin bzw. Klientin auch visuell deutlich, dass sie nicht alleine ist. Damit kann sie sich immer mal wieder vergewissern, dass es hilfreiche Personen gibt, die ihr zur Seite stehen. „Ich habe gedacht, da wäre niemand, der zu mir steht. Jetzt sehe ich erst, wie viele es wirklich sind, das ist toll!“, hat mir eine Klientin einmal gesagt, nachdem sie die Karte ausgefüllt hatte. Vielleicht sind bis zu Ihrem nächsten Hausbesuch neue Namen aufgetaucht, die eingetragen werden können. Und vielleicht können Sie dazu beitragen, den Kreis der Unterstützerinnen und Unterstützer zu erweitern, indem Sie ihr berufliches Netzwerk nutzen.

15.8.2 Einbindung von Netzwerkpartnerinnen und -partnern

In die Netzwerkkarte werden auch professionelle Helferinnen und Helfer eingetragen, denn diese sind nicht nur für Ihre Patientinnen bzw. Klientinnen wichtig, sondern auch für Sie: Sie fühlen sich ebenfalls sicherer, wenn Sie wissen, dass Sie mit schwierigen Themen nicht alleine sind. Es kommt jedoch häufig vor, dass die Spalte in der Netzwerkkarte, die für Fachkräfte und Institutionen vorgesehen ist, bis auf Ihren Namen recht leer bleibt. Ihre Aufgabe ist es dann, ein Netzwerk aus professionellen Unterstützerinnen und Unterstützern herzustellen. Dafür sind zunächst zwei Dinge wichtig:

Gewinnen Sie Klarheit über Ihren eigenen Auftrag Aus welchem Grund sind Sie für Ihre Klientin bzw. Patientin tätig? Wer hat Sie beauftragt und welche Ideen verbinden die von Ihnen betreute Person bzw. die betreuten Personen damit? Es macht einen Unterschied, ob Sie von einer Mutter für die Wochenbettbetreuung oder als pädagogische Fachkraft im Rahmen der Frühen Hilfen beauftragt wurden. Ihre Kompetenzen und Fachexpertisen sind unterschiedlich, die Wünsche und Aufträge, die eine schwangere Frau oder Mutter bzw. deren Familie an Sie haben, werden nicht deckungsgleich sein. Es ist daher immer hilfreich, wenn allen Beteiligten bekannt ist, mit welchem Ziel gearbeitet wird – für die betroffene Frau und ihre Angehörigen, aber auch für Sie und eine eventuell beauftragende Institution. Das kann zum Beispiel das Jugendamt sein, das in vielen Kommunen die Angebote der Frühen Hilfen koordiniert und finanziert. Der Auftrag sollte den Rahmen Ihrer Professionalität nicht überschreiten. Hebammen sind für die Gesundheitsförderung von Mutter und Kind zuständig. Die Folgen einer Traumatisierung berühren zwar ihr Fachgebiet, wenn es um die Stabilisierung und Sicherheit einer davon betroffenen Frau geht. Eine tiefer- oder weitergehende Arbeit gehört aber nicht zu ihren Aufgaben.

Gewinnen Sie Klarheit über mögliche Netzwerkpartnerinnen und -partner Wer arbeitet in Ihrem Umkreis noch mit Ihrer Zielgruppe und kann schwangere Frauen oder Mütter über Ihr Aufgabengebiet hinaus unterstützen? Um Ihre Klientin bzw. Patientin an andere Unterstützerinnen und Unterstützer vermitteln zu können, müssen Sie wissen, wer für welche Aufgaben zuständig ist. Dazu gehört auch, welche Konditionen und Voraussetzungen dafür erfüllt sein müssen, welche Kosten entstehen oder ob eventuell eine Überweisung notwendig ist. Sie sollten die Zugangswege kennen und, wenn möglich, einen persönlichen Kontakt herstellen. Dann können Sie mit den Kolleginnen und Kollegen gemeinsam überlegen, wie eine Zusammenarbeit gestaltet werden kann. Erfahrungsgemäß fällt es allen Beteiligten leichter, Kontakte zu vermitteln, wenn man persönlich miteinander bekannt ist oder der angefragten Institution bereits als Netzwerkpartnerin oder -partner vertraut ist. Bei Face-to-Face-Kontakten ist es zudem in dringenden Fällen vielleicht einmal möglich, längere Wartezeit zu vermeiden.

Im Folgenden stelle ich Ihnen mögliche Netzwerkpartnerinnen und -partner vor, die für schwangere Frauen und Mütter eine hohe Relevanz haben. Diese Liste erhebt keinen Anspruch auf Vollständigkeit, sondern soll eine Anregung für Sie sein, in Ihren beruflichen Zusammenhängen vor Ort nach professionellen Helferinnen und Helfern sowie Beratungsstellen und anderen Institutionen zu suchen, die im Kontext von Schwangerschaft, Geburt und Trauma Sicherheit und Stabilität vermitteln können.

Frauenberatungsstellen Diese sind in den meisten Städten vertreten. Die Mitarbeiterinnen arbeiten parteilich und unabhängig für Frauen und bieten geschützte Räume an, die nur für Frauen zugänglich sind. Die Beratungen finden zu unterschiedlichen Themen und Krisenlagen statt, zum Beispiel im Kontext von Migration, Trauma, Essstörungen, Trennung, Scheidung und Gewalt. Die Fachkräfte unterliegen der Schweigepflicht. Die Beratungen sind für Klientinnen kostenfrei [21].

Schwangerschaftsberatungsstellen Das Unterstützungsangebot unterliegt ähnlichen Grundsätzen wie denen der Frauenberatungsstellen, insbesondere auch der Schweigepflicht. Schwangerschaftsberatung wird angeboten unter anderem von städtischen, kirchlichen oder freien Trägern. Über die Beratungsangebote können Anträge an die Bundesstiftung „Mutter und Kind – Schutz des ungeborenen Lebens", die Zugang zu finanziellen Hilfen vermitteln, gestellt werden.

Familien- und Erziehungsberatungsstellen Hier finden Einzelpersonen und Familien Hilfe und Unterstützung, wenn das Familienleben belastet ist. Gründe können sein, dass sich durch die Geburt eines Kindes die Paarbeziehung so verändert hat, dass zur Lösung Unterstützung benötigt wird.

Praxis

Auch ein erschwerter Beziehungsaufbau zum Kind, das Leben mit psychischen Belastungen oder andere besondere Lebenslagen im Zusammenhang mit Familie können Themen sein. Die Mitarbeiterinnen und Mitarbeiter dieser Beratungsstellen unterliegen ebenfalls der Schweigepflicht, die Beratung ist kostenfrei.

Migrationsberatungsstellen Wenn Sie Angebote suchen, die sich zum Beispiel auf die Arbeit mit Flüchtlingen oder Menschen mit Migrationshintergrund spezialisiert haben, können Ihnen die örtlichen Migrationsberatungsstellen helfen. Fragen rund um Existenzsicherung, Antragswesen und Aufenthalt gehören neben vielem anderem in das Aufgabenspektrum. In den Großstädten gibt es manchmal auch Therapieangebote für geflüchtete Menschen, die in der Regel auf Dolmetscher bzw. Dolmetscherinnen zurückgreifen können. In manchen Städten befinden sich zudem Internationale Familienberatungsstellen, die mehrsprachige Beratungen für Familien anbieten.

Netzwerk Frühe Hilfen Frühe Hilfen sind kommunal sehr unterschiedlich aufgestellt und werden von verschiedenen Trägern angeboten. Entsprechend breit ist die Palette an Angeboten, Hilfen und Tätigkeiten. Die Mitarbeitenden sind an der Schnittstelle zwischen Jugend- und Gesundheitshilfe tätig und daher wichtige Partnerinnen und Partner bei der Vermittlung in die jeweiligen Netze. Die Kontaktdaten der zuständigen Fachstellen in Ihrer Stadt können Sie leicht über das Internet bekommen, wenn Sie das Stichwort „Frühe Hilfen" und Ihre Region eingeben.

Hebammen Jede schwangere Frau hat Anspruch auf Hebammenhilfe. Die Förderung einer frühen Kontaktaufnahme zwischen Frau und Hebamme kann aus mehreren Gründen sehr hilfreich sein. Die Versorgungslage mit Hebammenhilfe ist regional sehr unterschiedlich. Wenn erst gegen Ende der Schwangerschaft oder nach der Geburt eine Hebamme gesucht wird, kann es manchmal schwer werden, jemanden mit freier Kapazität zu finden. Für traumatisierte Frauen ist es jedoch besonders wichtig, eine Hebamme an ihrer Seite zu haben, zu der sie ein sicheres Vertrauensverhältnis aufbauen kann. Vielleicht erleichtert es der werdenden Mutter die Kontaktaufnahme, wenn sie weiß, dass Ihnen die Hebamme bekannt ist und Sie beim ersten Gespräch dabei sein können. Für Hebammen ist es gerade im Kontext mit Trauma sehr wichtig zu wissen, dass weitere Fachkräfte involviert sind – das Einverständnis der Schwangeren vorausgesetzt!

Ärztinnen und Ärzte Wenn Sie mit Frauen arbeiten, die Angst davor haben, eine gynäkologische oder kinderärztliche Praxis aufzusuchen, ist es von Nutzen, wenn Sie als pädagogische oder medizinische Fachkraft wissen, an wen Sie die betroffene Frau weiterleiten können. Sie können dadurch Brücken auf- und Ängste abbauen. Gleichzeitig werden die entsprechenden Ärztinnen bzw. Ärzte erleichtert sein, wenn sie Kontaktpersonen haben, an die sie traumatisierte Frauen weiterleiten können. Das gilt auch für die Zusammenarbeit mit einer Geburtsklinik. Aufgrund der besonderen Herausforderungen, die für traumatisierte Frauen und ihre betreuenden Fachkräfte entstehen können, kann es von erheblicher Relevanz sein, wenn das Klinikpersonal weiß, wer außerhalb des stationären Bereichs noch über die notwendigen Kompetenzen verfügt. Sie können dann auf eine Anbindung an die entsprechenden Fachstellen hinwirken, sodass Mutter und Familie im nachstationären Bereich gut versorgt sind. Für alle, die im häuslichen oder ambulanten Bereich tätig sind, ist es ebenfalls hilfreich, wenn eine traumatisierte Frau an eine Geburtsklinik verwiesen werden kann, die traumasensibel arbeitet.

Ämter und Jobcenter Ein Kind zu bekommen bedeutet immer auch das Stellen und Ausfüllen von Anträgen. Kinder- und Elterngeld müssen beantragt werden, in vielen Fällen auch Sozialleistungen wie Arbeitslosen- oder Wohngeld. Die Beantragung dieser Leistung stellt für die meisten Menschen eine große Hürde dar. Viele Menschen fühlen sich im Umgang mit Ämtern oder Jobcentern hilflos und schämen sich gar dafür. Mit der Beantragung von bestimmten Leistungen verlieren sie zudem die Kontrolle über viele Bereiche ihres Lebens: Wohnortwechsel, Wohnungswechsel, Wechsel der Krankenkasse oder die Teilnahme an Bildungsmaßnahmen ist nicht ohne weiteres möglich, sondern bedarf einer Genehmigung. Das Jobcenter erfährt, wer mit wem zusammenwohnt [63]. Nicht zuletzt verlangt es Auskunft über den Vater des Kindes. Für Menschen, die infolge einer Traumatisierung Kontrollverlust als bedrohlich erleben, kann die Zusammenarbeit mit den Mitarbeitenden in Ämtern und Jobcentern folglich sehr belastend sein – umso besser, wenn die Kontaktaufnahme durch eine Unterstützerin bzw. einen Unterstützer aus dem Netzwerk erleichtert und vorbereitet werden kann!

Zusammenarbeit mit dem Jugendamt

Die Zusammenarbeit mit dem Jugendamt wird von vielen Betroffenen sehr skeptisch gesehen. Oft steht dahinter fälschlicherweise die Annahme, dass das Jugendamt die Kinder aus der Familie holen werde. Der Auftrag der Jugendhilfe besteht jedoch vor allem darin, Eltern bei der Erziehung ihrer Kinder zu unterstützen und ihnen die dafür benötigte Hilfe zukommen zu lassen. Darüber hinaus hat die Jugendhilfe den Auftrag, das Wohl der Kinder zu schützen, aber auch hier will sie zuerst die Angehörigen befähigen, diese Aufgabe selbst wahrzunehmen.

„§ 1 Recht auf Erziehung, Elternverantwortung, Jugendhilfe

(1) Jeder junge Mensch hat ein Recht auf Förderung seiner Entwicklung und auf Erziehung zu einer eigenverantwortlichen und gemeinschaftsfähigen Persönlichkeit.

(2) Pflege und Erziehung der Kinder sind das natürliche Recht der Eltern und die zuvörderst ihnen obliegende Pflicht. Über ihre Betätigung wacht die staatliche Gemeinschaft.

(3) Jugendhilfe soll zur Verwirklichung des Rechts nach Absatz 1 insbesondere

1. junge Menschen in ihrer individuellen und sozialen Entwicklung fördern und dazu beitragen, Benachteiligungen zu vermeiden oder abzubauen,
2. Eltern und andere Erziehungsberechtigte bei der Erziehung beraten und unterstützen,
3. Kinder und Jugendliche vor Gefahren für ihr Wohl schützen,
4. dazu beitragen, positive Lebensbedingungen für junge Menschen und ihre Familien sowie eine kinder- und familienfreundliche Umwelt zu erhalten oder zu schaffen“[18].

Um die Eltern zu unterstützen, hält die Jugendhilfe zahlreiche, unterschiedliche Maßnahmen bereit. Es kann also sehr vorteilhaft sein, wenn belastete Familien die Angebote der Jugendhilfe in Anspruch nehmen bzw. Sie Ihren Klientinnen bzw. Patientinnen den Weg in dieses System ebnen. So können Entlastungsangebote initiiert, Hilfe bei der Suche nach einem Kinderbetreuungsplatz gegeben oder Beratungsangebote vermittelt werden – mit dem Ziel, ein gesundes und förderndes Aufwachsen der Kinder zu gewährleisten. Wenn die Polizei im Rahmen häuslicher Gewalt gerufen wird, wird in der Regel das Jugendamt informiert, sobald Kinder zum Haushalt gehören. An dieser Stelle muss das Jugendamt seinem Wächteramt nachkommen und sich selbst davon überzeugen, dass das Wohl der Kinder gesichert ist. Das Jugendamt stellt wichtige finanzielle und soziale Hilfen zur Verfügung. So wird auf Antrag Unterhaltsvorschuss gezahlt, falls der leibliche, getrennt lebende Partner bzw. die Partnerin keinen oder nur unregelmäßig Unterhalt für das Kind zahlt [19]. Beistandschaften können eingerichtet werden, wenn der Elternteil, bei dem das Kind seinen überwiegenden Wohnort hat, es wünscht, um Unterhaltsansprüche gegenüber dem unterhaltspflichtigen Elternteil geltend zu machen [19]. Darüber hinaus können sogenannte Familienhelferinnen bzw. Familienhelfer Familien mit Kind(ern) in Krisensituationen oder in bestimmten Problemlagen entlasten. Auch die Vergabe eines Platzes für die Kindertagesbetreuung erfolgt über das Jugendamt. Diese Maßnahmen können wichtig sein, wenn Sie nach Entlastungsmöglichkeiten für die Familie suchen.

15.8.3 Die Vermittlung an Netzwerkpartnerinnen und -partner

Die Vermittlung an mögliche Netzwerkpartnerinnen und -partner kann unter Umständen etwas Zeit erfordern.

Besprechen Sie mit der von Ihnen betreuten Frau, aus welchen Gründen Sie eine Kontaktaufnahme mit einer bestimmten Institution befürworten. Wenn sie einverstanden ist, fragen Sie, wie sich diese die Kontaktaufnahme vorstellt: Möchte sie selbst anrufen, benötigt sie dafür Ihre Unterstützung und welche Ideen hat sie selbst? Hier ist es wichtig, nach Möglichkeit die Autonomie der betroffenen Frau zu fördern. In der Regel ermuntere ich dazu, selbst anzurufen oder eine E-Mail zu schreiben.

Beim nächsten Besuch frage ich nach und versuche – falls noch kein Kontakt aufgenommen wurde – eventuelle Ängste oder Hindernisse auszuräumen. Wenn bei meinem dritten Besuch noch keine Kontaktaufnahme gelungen ist, biete ich meiner Klientin bzw. Patientin an, in meiner Gegenwart zu telefonieren. Vielleicht möchte sie doch keinen Kontakt, daher ist es wichtig, sie darauf anzusprechen.

Viele Institutionen arbeiten mit Schweigepflichtsentbindungen, die es Fachkräften erlauben, untereinander Kontakt aufzunehmen, um eine Anbindung zu schaffen. Es gibt auch Formulare, die es der angesprochenen Institution erlauben, die Klientin bzw. Patientin anzurufen: „Hiermit bitte ich die Mitarbeiterin der Einrichtung XY, Kontakt mit mir aufzunehmen." Versehen mit Namen, Datum, Unterschrift und mindestens einer Telefonnummer kann das den Zugang zu einer anderen Unterstützungseinrichtung erleichtern. Für Menschen, deren Vertrauen missbraucht wurde, ist es nicht selbstverständlich, sich auf andere Menschen einzulassen. Wenn Sie merken, dass die Kontaktaufnahme bei Ihrer Klientin bzw. Patientin großen Stress auslöst, können Sie diesen Eindruck thematisieren. Suchen Sie gemeinsam nach Ideen, wie die Kontaktaufnahme für die betroffene Frau erleichtert werden kann. Vielleicht können Sie ihr anbieten, sie zu einem ersten Termin zu begleiten, oder vielleicht kann dieser an einem Ort stattfinden, an dem sich die Frau sicher fühlt.

Im Verlauf einer Zusammenarbeit wird es manchmal hilfreich für die unterschiedlichen Netzwerkpartnerinnen und -partner sein, sich austauschen. Im Sinne der Transparenz besprechen Sie bitte mit Ihrer Klientin, ob und wenn ja, in welcher Form ein Austausch der beteiligten Fachkräfte angezeigt ist. Wenn die betroffene Frau mit dem Austausch einverstanden ist, muss überlegt werden, wie sie darüber informiert wird. Will sie daran teilnehmen? Wenn das nicht möglich oder gewünscht ist, muss die Teilhabe der Frau dennoch gewährleistet werden: Wie erfährt sie, wann, warum und was gesprochen wurde bzw. besprochen werden soll? Wer informiert sie?

Bezugsperson des Kindes einbinden Im Fokus stehen in der Regel die (werdenden) Mütter, deren Partner und Partnerinnen werden dabei häufig übersehen. In Kapitel 11.1 bin ich bereits näher auf die Auswirkungen der mütterlichen Traumatisierung auf die Partner bzw. Partnerinnen eingegangen. Im Unterstützungsnetzwerk der Mutter wird in der Regel aber auch der Vater bzw. die Co-Mutter oder eine andere zweite Bezugsperson eine wichtige Rolle spielen. wobei ich an dieser Stelle davon ausgehe, dass Vater oder Co-Mutter unterstützend sind und nicht die Verursachenden häuslicher Gewalt. Zur Familie gehören oft auch andere wichtige Bezugspersonen, wie Großeltern, Tanten oder enge Freundinnen und Freunde. Diese Menschen benötigen unsere Aufmerksamkeit, denn sie können eine wichtige Ressource darstellen, und diese gilt es zu erhalten. Deshalb muss überlegt werden, was sie benötigen, um ihrerseits weiter fördernd und entlastend zu bleiben und nicht selbst überfordert zu werden. Von ihnen wird viel erwartet, und zwar in Bezug auf die Betreuung und Versorgung der Kinder sowie in Bezug auf die Partnerin. Sie sind eine wichtige Stütze in der Familie, auf die sich die Mutter und die beteiligten Fachkräfte sehr verlassen und deren Unterstützung selten in Frage gestellt wird. Wie geht es ihnen in ihrer Rolle? Wie erleben sie die professionelle Hilfe? Die der Hebamme oder der anderen pädagogischen und medizinischen Fachkräfte? Welche zusätzlichen Angebote wünschen sie? Fühlen sie sich sicher, wenn sie daran denken, ihre Partnerin zur Geburt zu begleiten? Wissen sie überhaupt, was diese von ihnen im Gebärzimmer und während der Zeit nach der Geburt erwartet, und können sie das leisten? Brauchen sie eventuell selbst Hilfe? Wenn die Mutter dem Kind emotional nicht so sehr zur Verfügung stehen kann, übernimmt vielleicht der Vater bzw. die Co-Mutter neben der eigenen Berufstätigkeit einen großen Teil der Versorgung. Das kann schnell zu einer Überforderung führen. Vielleicht würde diese Person es begrüßen, wenn eine ehrenamtliche Hilfe installiert würde, die zum Beispiel einmal die Woche Zeit mit dem Säugling verbrächte, sodass diese Person einmal Zeit für sich fände?

Wenn Sie einen Hausbesuch machen oder Ihre Klientin bzw. Patientin in Ihrer Praxis sehen, können Sie begleitende Angehörige gut in ein Gespräch einbinden. Wenn Großeltern oder andere Personen eng in die Versorgung des Säuglings involviert sind, lohnt es sich, auch mit diesen zu sprechen. So können wichtige Ressourcen gestützt und gefördert werden.

16 Nach einer traumatischen Geburt

Die Geburt selbst kann zum Trauma werden und Folgen haben. Die Gründe, die dazu führen können, wurden in Kap. 8.2 näher erläutert. Im Folgenden werde ich Möglichkeiten vorstellen, die Fachkräfte nutzen können, um Mütter bei der Verarbeitung traumatischer Geburtserlebnisse zu unterstützen. Ich habe oft erlebt, dass sich Frauen nach einer traumatischen Geburt in einer Art Zwangslage befinden. Sie sind tief erschüttert über das, was sie erlebt haben, was ihnen passiert ist, und haben gleichzeitig das Gefühl, dass sie glücklich sein **müssten**, da das Kind gesund geboren wurde. Haben nicht andere Mütter gesagt, dass alles vergessen ist, wenn das Kind erst auf dem Bauch liegt? Und doch ist nichts vergessen, im Gegenteil, das Erlebte lässt sie nicht los, sie träumen vielleicht davon. „Immer wenn es abends ruhiger wird und ich einschlafen will, dann stehen die Bilder vor mir und ich sehe viele grün gekleidete Männer. Dann ist sofort die Angst da!", berichtete mir eine Klientin.

Ein Trauma wird als ein existentiell bedrohliches Erlebnis definiert und im Falle einer komplizierten Geburt ist die Existenz von gleich zwei Personen betroffen – neben der Angst um die eigene Person fürchtet die Gebärende um das Leben ihres Kindes. Auch Väter und Co-Mütter können das ähnlich erleben, denn sie fürchten bei schwierigen Geburten ebenfalls um Gesundheit und Leben von zwei geliebten Menschen. Manchmal trauen die Mütter auch ihren Erinnerungen und Wahrnehmungen nicht und fragen sich, ob es wirklich so schlimm gewesen ist. „Ich glaube, ich habe mich ziemlich angestellt", antwortete mir mehr als eine Wöchnerin auf meine Frage nach dem Geburtsverlauf. Als geburtshilfliche Fachkräfte wissen wir um die Folgen von traumatischen Geburten. Aussagen wie „Der Kaiserschnitt war so schwierig, dass die Ärzte überlegt haben, dem Kind im Bauch den Arm zu amputieren, damit es überhaupt geholt werden kann", lassen zwar Skepsis zu. Aber ich bin mir sicher, dass es sich für die Mutter in diesem Moment genauso dargestellt hat. Es wird eine Bemerkung gefallen sein, die dazu geführt hat, dass die Gebärende in einem Moment, in dem ihr Notfallsystem aktiviert war, es so verstanden und als Fragment abgespeichert hat.

Mögen Erinnerungen manchmal widersprüchlich und unzusammenhängend sein, das Wissen aus der Psychotraumatologie um Amygdala, Notfallreaktion, Flucht, Kampf, Erstarrung und fragmentarische Abspeicherung erklärt solche Ungereimtheiten. Daher können wir betroffenen Frauen eine Reaktion wie „Das kann doch gar nicht sein! Das kann ich mir nicht vorstellen!" oder „Das habe ich ja noch nie gehört!" ersparen. Solche Äußerungen belasten durch die Geburt traumatisierte Mütter zusätzlich und verstärken nur ihre Unsicherheit: Kann sie wirklich ihren Erinnerungen trauen?

16.1 Traumasensible Begleitung nach der Geburt

In manchen Geburtskliniken ist es üblich, dass die Frauen auf der Wochenstation noch einmal von der Hebamme besucht werden. Es ist für jede Mutter wohltuend und kann besonders nach einer als traumatisch erlebten Geburt sehr heilsam sein, wenn ihr an dieser Stelle Respekt für die gezeigte Leistung gezollt wird. „Das war wirklich eine schwierige Situation für Sie, ich bewundere, wie Sie damit umgegangen sind!" Kurz nach der Geburt ist wahrscheinlich noch nicht der richtige Zeitpunkt für ein längeres Gespräch über das Erlebte, aber ein paar anerkennende Worte können eine wertvolle Erfahrung für die betroffene Frau sein. Den unschönen Erinnerungen wird so eine positive hinzugefügt [118].

Nachbesprechung der Geburt Gerade nach solchen von den Eltern oft als lebensbedrohlich erlebten Momenten ist es wichtig zu erklären, was passiert ist. Im Augenblick des geburtshilflichen Notfalls ist das in der Regel nicht angemessen möglich, deshalb sollte unbedingt eine Nachbesprechung erfolgen. Die Hilflosigkeit zum Beispiel während eines Notfallkaiserschnittes kann so zumindest anschließend etwas aufgefangen werden. „Ich kann mir vorstellen, dass es für Sie eine sehr schwierige Zeit war, als wir den Kaiserschnitt vorbereitet haben. Da wir uns Sorgen um Ihr Kind gemacht haben, musste alles ganz schnell gehen. Leider hatte da niemand Zeit, Ihnen zu erklären, was da auf Sie zukommt, das tut mir leid. Ich möchte das jetzt gerne nachholen und Ihnen alles erklären, sodass Sie verstehen können, was passiert ist." Auf diese Weise bekommen die Mutter und ihre Begleitung neben ihrer angsterfüllten eine weitere Sicht auf die Geschehnisse angeboten.

Ein Besuch im frühen Wochenbett kann auch eine Gelegenheit sein, der Mutter bzw. den Eltern ein weiteres Gespräch zu einem späteren Zeitpunkt anzubieten, falls diese ausführlicher über ihre Erlebnisse sprechen möchte. Manchmal haben Frauen in Bezug auf die Geburt Erinnerungslücken. Diese lassen sich am ehesten durch die Menschen, die bei der Geburt anwesend waren, füllen. Die persönliche Begleitperson ist dafür zwar ebenfalls eine Ansprechpartnerin, allerdings hat sich diese Person selbst in einer Ausnahmesituation befunden. Vielleicht fehlen ihr auch wichtige Momente in der Erinnerung. Hebamme oder Geburtshelferinnen bzw. -helfer können diese Leerstellen auffüllen [118].

Folgende Punkte sollten Sie bei der Nachbesprechung, die auch eine nicht von Ihnen betreute Geburt betreffen kann, beachten:

- Bestätigen Sie die Erfahrungen der betroffenen Frau als glaubwürdig – etwaige Ungereimtheiten sind im Zweifel dem Trauma geschuldet.
- Zeigen Sie Respekt für die Leistung der Frau und ihrer Begleitperson. Sie haben das schwierige Erlebnis überstanden und dabei Großes geleistet!
- Reden Sie die Situation dabei nicht schön: Die Geburt ist überstanden und das Kind gesund, das bedeutet aber nicht, dass alles gut ist. Wenn die Erinnerung der Mutter schmerzhaft und von Enttäuschung geprägt und für diese sehr belastend ist, darf sie das mitteilen. Ersparen Sie sich und der Mutter Bemerkungen wie: „Aber jetzt ist doch alles gut, schauen Sie sich nur Ihr Kind an, dann hat sich die Mühe doch gelohnt!" Solche Bemerkungen wird sie vermutlich ohnehin von Freunden und ihrer Familie hören. Es ist eben nicht alles gut, sonst würden Sie dieses Gespräch nicht führen müssen.
- Wenn die Mutter vor allem die Betreuung und die Art und Weise, wie die beteiligten Fachkräfte mit ihr umgegangen sind, als traumatisch erlebt hat, ist es wichtig, das anzuerkennen. Es ist gut, dass sie den Mut findet, ihre Gefühle auszusprechen und sie nicht mit sich herumträgt (siehe dazu auch Kap. 13). Wenn Ihnen berichtet wird, dass Wünsche missachtet wurden, die Gebärende angeschrien oder gar geschlagen wurde oder sich entwürdigt fühlte, sollten Sie Position beziehen und das Verhalten der Fachkräfte kritisieren: „So darf nicht mit Ihnen umgegangen werden. Ich kann mir gut vorstellen, dass Sie das sehr belastet."
- Häufig verstehen Eltern nicht, was passiert ist. Sie sind Laien, die sich in einer Ausnahmesituation befunden haben. Sie hingegen können ihnen Ihr Fachwissen anbieten. Ich habe gute Erfahrungen damit gemacht, mit Müttern die Unterlagen und Berichte über die Geburt durchzugehen. Auf diese Weise konnte so manches Missverständnis ausgeräumt werden.
- Bieten Sie Verarbeitungsformen an. Mütter und ihre Begleitpersonen können zum Beispiel einen persönlichen Geburtsbericht verfassen und durch das ungefilterte Niederschreiben der eigenen Gefühle das Erlebte besser verarbeiten. Sie können diese auch ermuntern, der Hebamme und/oder den Geburtshelferinnen und -helfern einen Brief zu schreiben, und ihnen bei Bedarf dabei helfen[118]. Häufig fehlt die Rückkopplung zwischen Mutter und geburtshilflichen Fachkräften: Hebamme, Pflegende auf der Wochenstation, Ärztinnen und Ärzte wissen wahrscheinlich gar nicht, wie ihre Betreuung von der Gebärenden erlebt wurde. Wenn der Brief abgeschickt werden soll, ist es ratsam, diesen nicht zu emotional oder anklagend zu verfassen. Ich-Botschaften können erfahrungsgemäß leichter angenommen werden als Anklagen oder Vorwürfe.
- Eventuell kann es hilfreich sein, eine Art Ritual zu entwickeln [118]. Mit dessen Hilfe können wichtige Ereignisse unter Umständen leichter verarbeitet werden, sie können einen Übergang darstellen. Symbolhaft kann zum Beispiel ein Geburtsbericht verbrannt werden oder in einem Gewässer versenkt werden. Man kann einen Luftballon steigen lassen, mit dem, was man ab-

geben möchte, oder einen Stein wählen für die Kraft, die zur Verfügung steht. Sie werden sicher eigene Ideen entwickeln.

- Wenn ein Elternteil Belastungsreaktionen zeigt, habe ich gute Erfahrungen damit gemacht, den Eltern zu Beginn mit einfachen Worten zu erklären, wie im Gehirn die Notfallreaktion abläuft. Das entlastet sehr, die Betroffenen können auf diesem Weg verstehen, wieso sie in der einen oder anderen Situation anders reagiert haben, als sie es von sich selbst erwartet hatten.

Praxis

Dissoziationsgefahr beachten

Ein Nachgespräch über eine traumatische Geburt kann dazu führen, dass die Mutter ihren persönlichen Ressourcenbereich verlässt und ein hohes Stresslevel zeigt. Eventuell wird sie im Laufe des Gesprächs getriggert, dissoziiert oder erlebt einen Flashback. Achten Sie daher unbedingt gut darauf, dass Ihre Klientin bzw. Patientin im Hier und Jetzt bleibt. Üben Sie zuvor mit ihr Möglichkeiten der Stabilisierung (Achtsamkeit, Reorientierung, Dissoziationsstopp, siehe dazu auch Kap. 15.3 und Kap. 15.5) ein. Wenn Sie Stresszeichen wahrnehmen, bieten Sie eine Unterbrechung des Gesprächs an.

16.2 Traumasensible Begleitung bei Trennung vom Kind

Denken Sie daran, dass bei einer sehr schwierigen Geburt auch das Kind in eine Notsituation geraten sein könnte. Vielleicht können Sie bei diesem ebenfalls Stresszeichen erkennen. Nicht selten folgt auf eine komplizierte Geburt eine Trennung von Mutter und Kind, die Frau wird auf die Wochenstation gebracht, das Kind auf die Kinderstation oder sogar in eine Kinderklinik. Das bedeutet für das Kind Stress und Unsicherheit statt der nötigen Geborgenheit, zudem erfährt es unter Umständen eine anstrengende Behandlung auf einer Intensivstation. Diese Situation kann die Beziehung zwischen Mutter und Kind, aber auch zwischen Vater bzw. Co-Mutter und Kind belasten.

Was Eltern und Kind jetzt brauchen Während der Zeit der Trennung können Sie zusammen mit den Eltern überlegen, was sie brauchen, damit die Situation für alle Beteiligten leichter wird. Das Personal auf den Kinderstationen hat mit solchen Situationen viel Erfahrung. Es stellt dafür einige Ideen zur Verfügung und hilft bei der Umsetzung. So können Eltern zum Beispiel eine Tonaufnahme mit ihren Stimmen auf der Station lassen, wenn sie nicht selbst anwesend sein können, oder einen anderen persönlichen Gegenstand, vielleicht ein getragenes T-Shirt.

Ich habe oft erlebt, dass die Mutter in einer solchen Situation Scham oder Schuld empfindet. Schwierige und/oder operativ beendete Geburten sind nicht selten mit einem Gefühl des Versagens verbunden. Die Mütter bemühen sich häufig, ihr vermeintliches Versagen durch ständige Anwesenheit und Bemühungen um das Kind wiedergutzumachen. Versuchen Sie, die Mutter zu entlasten, zum Beispiel indem Sie diese auf ihre Gefühle ansprechen oder ihr deutlich machen, dass sie neben der Anwesenheit beim Kind auch unbedingt für sich selbst sorgen muss. Geben Sie ihr „die Erlaubnis" bzw. den Auftrag, sich Zeit für sich selbst zu nehmen. Viele Mütter stehen unter hohem Druck, den sie sich selbst machen, weil sie das Gefühl haben, dass genau das von ihnen erwartet wird. In einer solchen Situation fällt es vielen Frauen schwer, die eigenen Bedürfnisse wahrzunehmen – und zu erfüllen. Die Zustimmung und Aufforderung einer Fachkraft kann es ihnen erleichtern, etwas für das eigene Wohlbefinden zu tun.

Wenn alle wieder aus dem Krankenhaus in die eigene Wohnung zurückgekehrt sind, sollten Sie gemeinsam überlegen, wie der Kontakt zwischen Mutter und Vater bzw. Co-Mutter und Kind gefördert werden kann. Manchmal ist der Wunsch da, die „verlorene Zeit" über viel Berührung, Kuscheln und miteinander verbrachte Zeit nachzuholen. Manchmal werden Sie aber auch feststellen, dass der direkte Körperkontakt erschwert ist. „Als ich das Kind nach der Operation endlich zu Hause hatte, konnte ich es nicht mehr auf den Arm nehmen", sagte mir eine junge Frau, deren Säugling kurz nach der Geburt operiert werden musste. In solchen Situationen können Sie vielleicht vorsichtig versuchen, Berührungen zu fördern, etwa durch eine Babymassage. Das ist in vielen Fällen hilfreich, kann aber auch das Gegenteil bewirken. Wenn der Körperkontakt ein Reiz ist, der die Mutter triggert, ist es besser, mit der Mutter gemeinsam zu überlegen, welche Form von Berührung für sie angenehm und stressfrei ist – und diese Möglichkeit anschließend fördern.

Merke

Wenn etwas gut funktioniert – mehr davon! Wenn eine Maßnahme mit Stress verbunden ist – Abstand davon nehmen oder überlegen, was geändert werden kann, damit diese stressfrei machbar ist!

17 Aus Fällen lernen

17.1 Fallbeispiel 1: Frau B., psychische Erkrankung

Ich betreute als Familienhebamme eine junge Frau, im Folgenden Frau B. genannt, mit der Diagnose Borderline-Persönlichkeitsstörung während der Schwangerschaft und in den ersten Monaten nach der Geburt. In ihrer Kindheit hatte Frau B. Gewalt erlebt, die Beziehung zu ihren Eltern war schon länger sehr schwierig und ambivalent. Einerseits wollte sie den Kontakt zu diesen abbrechen, andererseits suchte sie die Nähe und Hilfe ihrer Eltern. Frühere Beziehungen waren von Gewalt und Drogensucht geprägt. Frau B. lebte alleine, ihr Partner hielt sich während der Schwangerschaft nicht in Deutschland auf, nach der Geburt des Kindes zog er aber in ihre Wohnung. Die junge Frau war übergewichtig und hatte einen Gestationsdiabetes entwickelt, der nicht gut eingestellt war. Es fiel ihr schwer, sich an Ernährungspläne zu halten oder regelmäßig ihre Blutzuckerwerte zu kontrollieren.

Zum Facharzt (Diabetologe) ging sie nicht. Es zeigte sich, dass Frau B. Angst davor hatte, weil sie die Diät nicht einhielt. Den Blutzucker kontrollierte sie aus demselben Grund nicht, sie wusste, dass dabei keine guten Werte angezeigt werden würden. Ihr Gynäkologe, die freiberufliche Hebamme, Familie und Freunde machten ihr Druck, sie müsse endlich auf ihre Ernährung achten.

Ab der Mitte der Schwangerschaft sah ich die Klientin alle zwei Wochen. Nach mehreren Terminen war das Vertrauensverhältnis so gut, dass sie mir ihr Dilemma erklären konnte: Essen stelle für sie eine Bewältigungsstrategie dar. Sie habe aktuell viel Stress, unter anderem, weil ihr Freund nicht an ihrer Seite sei und sie Ärger mit dem Jobcenter und dem Ausländeramt habe. Wenn sie esse, fühle sie sich entspannter, das tue ihr gut, erzählte sie mir. Gleichzeitig wusste sie um die Gefahren eines nicht eingestellten Diabetes. Man kann sagen, ihre Bewältigungsstrategie steigerte gleichzeitig den Stress, zu dessen Abbau sie aß. Jedes Beharren des Helfersystems auf die Diät erhöhte weiter ihr Stresslevel.

Wir überlegten gemeinsam, wie sie mit dem Druck anders umgehen könne. Früher habe sie sich mit Rasierklingen verletzt, der Impuls sei immer noch da, durch Nahrungszufuhr könne sie diesen Impuls aber kontrollieren, vertraute sie mir an. Neben den Kontakten zu mir besuchte sie sporadisch eine Schwangerschaftsberatungsstelle.

Frau B. war sehr erleichtert, mir ihr Dilemma mitteilen zu können. Ich versuchte sie zu entlasten, indem ich ihr Verhalten als Lösungsversuch anerkannte und nicht als Teil eines Problems deutete. So konnte sie sich „Ausreden" mir gegenüber sparen und wir konnten offen über ihren Stress und Möglichkeiten zur Entlastung sprechen.

Frau B. hatte sich Jahre zuvor schon einmal in stationärer psychiatrischer Behandlung befunden und in diesem Rahmen verschiedene Methoden und Möglichkeiten kennengelernt, die ihr halfen, sich zu regulieren und zu entspannten. In der Beratung konnte sie einige hilfreiche Ideen aus dieser Zeit für sich wiederentdecken und übte sich darin, diese anzuwenden. Mit Stolz berichtete sie mir bei Folgeterminen, was ihr geholfen habe, nicht im Übermaß zu essen.

Ihre Tochter wurde kurz vor dem errechneten Geburtstermin gesund geboren, die Zuckerwerte normalisierten sich rasch. Die Beziehung zum Neugeborenen war von Ambivalenz geprägt: In entspannten Zeiten war sie ihrem Kind gegenüber sehr aufmerksam und zugewandt. Wenn ihr Stresslevel, bedingt durch die nicht konfliktfreie Partnerschaft oder durch Probleme mit dem Jobcenter oder anderen Behörden anstieg, verlor sie das Mädchen jedoch aus dem Blick und hatte Schwierigkeiten, die Bedürfnisse des Kindes zu erfüllen.

Ihre eigene schwierige Beziehung zu ihren Eltern führte zu weiteren Konflikten. Sie war hin- und hergerissen zwischen dem Wunsch, die Beziehung zu den Eltern abzubrechen und ihre Tochter auf keinen Fall von diesen betreuen zu lassen, und dem Wunsch nach der Entlastung kinderfreier Zeit. Die Sehnsucht nach Anerkennung durch ihre Eltern führte dazu, dass sie ihre Tochter zu den Eltern brachte. Sie war sich der Widersprüchlichkeiten in ihrem Leben bewusst und kam zu der Überzeugung, dass vieles davon mit ihrer eigenen Geschichte zu tun habe. Sie äußerte selbst, dass sie sich wünsche, ihre Tochter vor ihren „Altlasten" zu schützen. Aus diesem Grund wolle sie sich noch einmal therapeutische Begleitung suchen. Bei der Suche nach einer geeigneten Beratungsstelle konnte ich ihr helfen. Sie fand die Unterstützung, die sie brauchte, um mehr Stabilität in ihren Alltag zu bringen. Wir konnten uns in der Folge in unserer Zusammenarbeit mehr auf den Kontakt zwischen ihr und ihrer Tochter konzentrieren.

17.2 Fallbeispiel 2: Frau O., traumatische Geburt

Frau O. lernte ich sechs Monate nach der Geburt ihrer Zwillinge kennen. Sie war sehr erschöpft, da das Leben mit kleinen Kindern für sie sehr anstrengend war. Das zweitgeborene Mädchen war sehr anhänglich und fing regelmäßig an zu schreien, sobald die Mutter den Raum verließ. Selbst vom Vater konnte sie sich nicht beruhigen lassen. Das erstgeborene Mädchen war sehr entspannt und zufrieden. Im ersten Gespräch berichtete mir Frau O. von der Geburt, die für sie sehr belastend gewesen war. Während des Kaiserschnittes hatte sich die Mutter vom Tod bedroht gefühlt, gleichermaßen hatte sie um das Leben ihres zweiten Kindes gefürchtet. Dieses war gleich nach der Geburt auf die Intensivstation verlegt worden und Frau O. hatte erst drei Tage später die Gelegenheit, es dort zu besuchen. Auf meine Anmerkung, dass das sicher sehr schwierig für sie gewesen sei, brach sie in Tränen aus und berichtete, dass sie sehr oft davon träume und nachts von den Bildern der Geburt und Sätzen, die sie dabei gehört habe, schweißgebadet wach werde. Sie habe ein sehr schlechtes Gewissen beiden Kindern gegenüber. Gegenüber der ersten Tochter, weil sie jetzt so wenig Zeit für sie habe, gegenüber der zweiten Tochter, weil sie es nicht geschafft habe, sie gesund auf die Welt zu bringen und bei ihr zu sein, als es ihr schlecht ging. Sie habe schon mit ihrem Gynäkologen und ihrer Kinderärztin darüber gesprochen, aber diese und alle anderen sagten ihr immer nur, das sei doch jetzt vorbei, sie solle das alles vergessen. Jetzt sei es so, dass sie Herzklopfen bekomme, sobald das Mädchen anfange zu schreien. Sie müsse dann immer sofort zu ihr, keiner könne ihr das abnehmen. Sie habe schon das Gefühl, verrückt zu werden.

In einem ersten Schritt erklärte ich Frau O., was bei einem traumatischen Ereignis im Gehirn passiert. Anschließend erläuterte ich ihr eine Zeitlinienarbeit (zur Erläuterung eines Flashbacks) und das Window of tolerance, sodass sie verstehen konnte, was bei ihr passiert war. Damit wurde ihr Verhalten „normalisiert" statt „pathologisiert": Ihre Symptome (Herzklopfen, Weinen, Albträume) konnte sie jetzt als normale Reaktion auf ein bedrohliches Erleben deuten. Allein durch diese Erläuterungen fühlte sie sich erleichtert. Die Mutter stellte fest, dass die Geburt für ihre zweite Tochter sehr schwierig und lebensbedrohlich gewesen war und dass ihr die ersten Tage auf der Intensivstation ebenfalls sehr zugesetzt hatten. Sie überlegte, ob ihre Tochter vielleicht auch an den Folgen der Geburt leide und deshalb so viel Angst habe, wenn sie nicht da sei. Durch meine Erläuterungen konnte sie das Verhalten ihrer zweiten Tochter aus einer neuen Perspektive sehen: Aus dem anstrengenden Kind, dass zu viel forderte, wurde ein Kind, das aus Not schrie, weil es Sicherheit und Bindung benötigte und diese Bedürfnisse einforderte.

Gemeinsam überlegten wir, was Mutter und Tochter guttun könnte, um sich sicherer zu fühlen. Frau O. versuchte nicht mehr, den Ratschlägen ihres Kinderarztes, der Familie und auch des Vaters zu folgen. Denn diese hatten ihr geraten, sie solle die Kleine schreien lassen, sie würde sie sonst verwöhnen. Im Gegenteil, sie folgte jetzt mit gutem und sicherem Gefühl ihrem eigenen Impuls, ihrer Tochter das zu geben, was diese einforderte. Das schlechte Gewissen dem älteren Kind gegenüber ließ etwas nach, da sie für sich die Notwendigkeit sah, so zu handeln. Sie bat ihren Mann, mehr Zeit mit der Erstgeborenen zu verbringen. Ihr selbst hatten bereits die Erklärungen zur Notfallreaktion und die Zeitlinienarbeit geholfen. Die wiederkehrenden Bilder von der Geburt „behandelte" sie mit Hilfe der Tresorübung. Auch die 5-4-3-2-1-Übung (Kap. 15.5) half ihr. Zu ihrer weiteren Entlastung fand sie in ihrem Umfeld eine Frau, die ihr einen Nachmittag in der Woche mit den Kindern half.

Nach einer Zeit der Eingewöhnung konnte diese sogar mit beiden Kindern das Haus verlassen, auch das jüngere der beiden Kinder gewöhnt sich rasch daran.

Mit dem Vater der Kinder fanden ebenfalls Gespräche statt. Er hatte gesehen, dass es seiner Frau nicht gut ging. Seine Möglichkeiten, sie zu entlasten, reichten aber nicht aus. Aus dieser Hilflosigkeit heraus hatte er vorgeschlagen, dass Frau O. ihre Tochter schreien lasse solle, was die Mutter sehr unter Druck gesetzt und zu Streit zwischen dem Paar geführt hatte. Der Vater war durch meine Erklärungen zum Thema Trauma und Traumafolgen ebenfalls spürbar erleichtert. Er übernahm neben seiner Berufstätigkeit abends und am Wochenende vor allem die Versorgung des erstgeborenen Mädchens. In den Augen der Eltern waren beide Kinder so emotional gut versorgt.

17.3 Fallbeispiel 3: Frau D., erschwerte Beziehung zum Kind

Frau D. hatte von ihrer Kindheit an bis ins Erwachsenenalter immer wieder verschiedene Formen von Gewalt erlebt. Als ich sie kennenlernte, lebte sie in einer stabilen Beziehung und hatte sich gemeinsam mit ihrem Partner für ein Kind entschieden. Sie hatte sich sehr bewusst für einen Kaiserschnitt und gegen das Stillen entschieden. Gleichzeitig hatte sie deshalb ein schlechtes Gewissen, das von ihren Vorstellungen geprägt war, wie „man“ als gute Mutter handeln oder fühlen, sollte. Wenige Wochen nach der Geburt ihrer Tochter entwickelte sie Symptome einer Wochenbettdepression, die sie daran hinderten, den Kontakt zu ihrer Tochter so aufzunehmen, wie sie es sich gewünscht hatte. Sie wurde von ihrem Psychiater begleitet und medikamentös eingestellt.

Der Vater des Kindes stellte für das Familiensystem und vor allem für den Säugling eine große Ressource dar. Gerade in den ersten Monaten konnte er viel Zeit für seine Tochter aufbringen, sodass diese gut versorgt und die Mutter entlastet war. Von mir wünschte sich Frau D. Unterstützung im Umgang mit ihrem Kind. Sie wollte gerne – konnte aber häufig nicht – die Versorgung des Kindes übernehmen. Mir fiel auf, dass sie beim Wickeln und Pflegen des Säuglings dissoziierte. Sie spürte ihre eigenen Hände dabei kaum, ihr Blick wurde starr und sie vermied den Blickkontakt mit ihrer Tochter. Körperliche Nähe zu ihr konnte sie kaum ertragen. Gleichzeitig litt sie sehr unter dem Druck, den sie sich selbst machte: Ihr Eindruck war, dass sie als Mutter bisher fast alles falsch gemacht hatte. Mit einem Jahr wurde der Tochter ein Platz in einer Kindertagesstätte zur Verfügung gestellt, den Frau D. in Anspruch nahm. Allerdings tat sie dies mit dem Gefühl, dass eine gute Mutter so etwas nicht machen würde, sondern ihr Kind drei Jahre lang zuhause betreuen würde.

Meine Arbeit bestand im Wesentlichen aus den folgenden Aspekten:

Umdeutung und Ressourcenarbeit Was Frau D. als Defizit wertete, sah ich als Leistung an. Trotz ihres Lebensweges hatte sie es gewagt, sich auf die Schwangerschaft und Mutterschaft einzulassen. Sie wählte für sich und ihre Tochter den Weg der Geburt und der Ernährung, der ihr ein Zusammensein mit ihrer Tochter ermöglichte. Der Kinderbetreuungsplatz ermöglichte es ihr, die übrige Zeit mit ihrer Tochter entspannt zu verbringen. Den Platz nicht anzunehmen, hätte sie überfordert und wäre der Beziehung zwischen Mutter und Tochter nicht förderlich gewesen. Statt auf das zu schauen, was sie nicht konnte oder was nicht funktionierte, suchten wir stets nach vorhandenen Ressourcen. Was konnte sie gut im Zusammenhang mit ihrer Tochter? Was schaffte sie bei der Versorgung, obwohl es ihr selbst alles andere als gut ging?

Ich erlebte dabei so manche Überraschung: Frau D. hatte ihre Tochter immer gerne gebadet. Nachdem sie den Hinweis erhalten hatte, dass zum Baden kein Waschlappen nötig sei, badete sie ihre Tochter nicht mehr. Die meisten Menschen würden einen solchen Hinweis zur Kenntnis nehmen, ohne deshalb ihr eigenes Verhalten zu ändern. Frau D. hörte dabei jedoch die Botschaft „Ich muss mein Kind ohne Waschlappen baden“. Das war ihr aber nicht möglich, der Waschlappen sorgte für die nötige Distanz. Folglich wurde das Mädchen von da an von seinem Vater gebadet und die Mutter hatte ein weiteres Mal das Gefühl, dass sie versagt habe. Ein anderes Beispiel dafür ist die Babymassage, die Frau D. gerne ihrer Tochter zukom-

Praxis

men lassen wollte. Wir begannen damit, den Bauch des Babys zu massieren, was Frau D. allerdings sehr unter Stress setzte. Als der Säugling unruhig wurde und das Erregungsniveau der Mutter sehr hoch war, dreht sie den Säugling um und fing an, den Rücken zu massieren. Sofort wurde eine Veränderung in ihrem Verhalten sichtbar. Sie konnte nun mit ihrem Kind verbal kommunizieren, die Berührungen wurden sanfter und Frau D. meinte: „Rücken fällt mir viel leichter, das geht gut!" Wir beide waren gewohnheitsmäßig davon ausgegangen, die Babymassage am Bauch zu beginnen. Das führte dazu, dass die Mutter lieber ganz darauf verzichtete, weil ihr das zu intim war. In der Folge habe ich mir – im Übrigen bei allen Klientinnen – angewöhnt, zuerst die Frage zu stellen: „Wie bzw. womit möchten Sie beginnen, was ist für Sie am einfachsten?" So können Mütter Zugang zu ihren eigenen Ressourcen bekommen.

Stabilisierung Frau D. verlor sehr häufig den Kontakt zum Hier und Jetzt. Wir erarbeiteten mehrere Möglichkeiten, die es ihr erleichterten, in der Gegenwart zu bleiben. Achtsamkeitsübungen, das Wahrnehmen ihrer Fußsohlen zum Beispiel, halfen ihr dabei. Während des Wickelns konzentrierte sie sich in regelmäßigen Abständen darauf, ihre Füße auf dem Boden zu spüren. Die Imaginationsübung „Der Tresor" half ihr, sich von belastenden Bildern in ihrem Kopf zu distanzieren, sodass Sie mehr Ruhe fand.

Wertschätzung Meine Arbeit mit Frau D. war stets von einer Haltung der Wertschätzung geprägt. Sie hat sehr hart gearbeitet, um dahin zu gelangen, wo sie heute ist. Ich habe großen Respekt vor ihrer Leistung als Frau, Partnerin und Mutter und habe ihr das auch deutlich gesagt. Ihr Handeln war immer davon beeinflusst, dass sie unter den gegebenen Umständen für ihre Tochter und auch für sich die beste Lösung zu erreichen versuchte. Meine spürbare Haltung der Wertschätzung und Anerkennung ihr gegenüber wurde von Frau D. bemerkt und führt dazu, dass sie sich und ihrer Leistungen ein wenig bewusster werden konnte.

17.4 Fallbeispiel 4: Frau R., traumatische Geburt

Frau R. hatte gerade ihr erstes Kind geboren, als ich sie kennenlernte. Die Geburt war für sie sehr schwierig gewesen, sie hatte lange gedauert, zudem war Frau R. unglücklich über die Betreuung, die sie dabei erfahren hatte. Sie hatte die Hebamme als wenig zugewandt erlebt und sich von dieser nicht ernst genommen gefühlt. Die Geburt war mit Hilfe einer Saugglocke beendet worden. Das und vor allem der Handgriff nach Kristeller, der die Entwicklung der Geburt beschleunigen sollte, waren für sie extrem schmerzhaft gewesen. Sie hatte außerdem große Angst um das Leben ihres Kindes gehabt. Dieses wurde nach der Geburt sofort kinderärztlich versorgt und kam erst nach einer „gefühlten Ewigkeit" zu ihr zurück auf das Kreißbett. Während sich alle um ihr Kind gekümmert hatten, war sie auf sich allein gestellt und gebar ohne Hilfe die Plazenta. Nach der Entlassung aus der Klinik bekam sie Schlafstörungen. Sie konnte nicht zur Ruhe kommen und wenn sie einschlief, schreckte sie oft aus Albträumen auf. Auch ihr Kind war sehr unruhig und weinte wesentlich mehr, als sie erwartet hatte. Vor allem schrie es sehr schrill. Frau R. drückte es so aus: „Ich kann richtig hören, dass es in Not ist!" Sie hatte es immer in ihrer Nähe, schlief mit ihm in einem Bett und wurde nervös, sobald sie es nicht in Sichtweite hatte. Sie haderte mit ihrer Mutterrolle, hatte das Gefühl, dieser nicht zu genügen. Ihr Anspruch war, als Mutter, Partnerin, Hausfrau und bald auch wieder als Arbeitnehmerin perfekt zu sein. Im Verlauf der Betreuung zeigte sich, dass ihre Beziehung zu ihrer eigenen Mutter nicht einfach war. Sie sei kein gewünschtes Kind gewesen und das habe sie immer gespürt, erzählte sie mir.

Ich erläuterte Frau R. die Notfallreaktion und erklärte ihr mit Hilfe von einfachen Schaubildern den Zusammenhang mit ihren Albträumen. Das hat sie entlastet. Mit Hilfe von Achtsamkeitsübungen, die sie in ihren Alltag einbaute, gelang es ihr etwas besser, ihre Anspannung zu regulieren. Das Einschlafen wurde ihr durch die 5-4-3-2-1-Übung (siehe Kap. 15.5) erleichtert. Diese nutzte sie auch am Tag, wenn sie sich von ihren inneren Bildern überfallen fühlte oder nachts, wenn sie von Albträumen wach wurde. Frau R. konnte mit dem Begriff Reorientierung viel anfangen und übertrug dieses Bild auf ihr Kind. Ihre Deutung war, dass es wohl selbst den Kontakt zum Hier und Jetzt verloren habe, wenn es plötzlich so schrill schreie. Ihre Konsequenz aus dieser Annahme war, dass sie in einem solchen Moment zu ihrem Kind ging, die Hände sanft um sein Köpfchen legte und ihm immer wieder sagte: „Mama ist da." Dieses Verhalten tat beiden gut.

An der Mutterrolle konnten wir im Rahmen meiner Möglichkeiten ebenfalls arbeiten. Ich spiegelte ihr, dass ich sie als sehr fürsorgliche Mutter erleben würde. Da sie dazu neigte, vor allem zu sehen, was sie nicht leisten konnte, verstärkte ich das, was sie leistete. Dazu nutzten wir die 10-Erbsen-Übung (Kap. 15.5). Zu ihrer Überraschung reichten die 10 Erbsen bei ihr nicht aus! Ihre eigene Beziehung zur Herkunftsfamilie wurde immer wieder Thema im Rahmen unserer Zusammenarbeit. Aus diesem Grund verabredete sie einen Termin bei der örtlichen Frauenberatungsstelle.

17.5 Fallbeispiel 5: Frau B., Geburtsbegleitung

Frau B. habe ich während ihrer Schwangerschaft, der Geburt und der Wochenbettzeit als Hebamme begleitet. Bereits zu Beginn hatte die Schwangere mir erzählt, dass sie als Kind über einen langen Zeitraum hinweg sexuell missbraucht worden war. Für die Zusammenarbeit verabredeten wir Transparenz: Wir besprachen zu Beginn jedes Termins, was zu tun war, und wir vereinbarten, dass Frau B. jederzeit äußern könnte, wenn irgendeine Handlung oder Äußerung meinerseits von ihr nicht gut aufgenommen würde. Auch die Zeitabsprachen waren transparent. Frau D. wusste, wie viel Zeit bei einem Termin zur Verfügung stand, und konnte sich auf meine Angaben, wann ich zu Hausbesuchen kommen würde, verlassen. Immer wieder besprachen wir gemeinsam, was bei einer Geburt passiert und wie die Abläufe im Kreißsaal sind. Sie fürchtete, dass sie unter der Geburt Flashbacks erleben könne, und bat mich, ihr dann mit klarer, fester Stimme immer wieder zu sagen, dass und warum sie im Kreißsaal sei, welches Datum sei und dass sie in Sicherheit sei. Sie konnte benennen, was sie sich von ihrem Partner und von mir als Hebamme während der Wehen und in der Zeit danach wünschte.

Die Teilnahme am Geburtsvorbereitungskurs war sehr anstrengend für sie, wurde aber von ihr gewünscht. Mehrfach dissoziierte sie währenddessen, bekam Panikattacken und Kreislaufprobleme. Da sie unbedingt weiter teilnehmen wollte, erarbeiteten wir gemeinsam Strategien, die ihr das ermöglichen sollten: die 5-4-3-2-1-Übung (Kap. 15.5) half ihr sehr dabei. Sie gab sich zudem die Erlaubnis, zwischendurch den Raum zu verlassen und die angeleiteten Entspannungsübungen auszulassen. Frau B. hatte ein insgesamt hohes Stresslevel. Mit Hilfe von Achtsamkeitsübungen lernte sie, ihre Anspannung ein wenig zu regulieren. Sie konnte die Anspannung vor der Geburt durch die Erstellung ihres persönlichen Geburtsplanes (Kap. 15.5) deutlich reduzieren. Über mehrere Wochen hinweg konnte sie eine Vorstellung davon entwickeln, was ihr helfen könne oder sie im Gegenteil triggern würde. Ihr Mann wurde in diese Vorbereitungsgespräche zum Teil einbezogen, immer dann, wenn es Frau B. wichtig erschien. So hatte auch er das Gefühl, gut vorbereitet zu sein. Die Geburt war für Frau B. sehr anstrengend. Mehrmals hatte sie das Gefühl, wieder in einer früheren als traumatisch erlebten Situation zu sein. Mit Hilfe der Stopptechniken (Kap. 15.2), die wir schon in der Schwangerschaft geübt hatten, gelang es ihr aber immer rasch, wieder ins Hier und Jetzt zurückzukommen.

Das Wochenbett war für sie ebenfalls eine Herausforderung. Sie hatte dem Stillen gegenüber ambivalente Gefühle. Einerseits wollte sie ihrem Sohn die Vorteile der Muttermilchernährung zukommen lassen, andererseits konnte sie seine Nähe dabei nicht gut aushalten. Ergebnisoffene Gespräche halfen ihr dabei, eine Lösung zu finden. Sie entschied sich dafür, manchmal die Milch abzupumpen und mit der Flasche zu füttern. Diese Lösung erlaubte ihr, sich die Entscheidung offenzuhalten. Ging es ihr gut, legte sie das Kind an die Brust, war ihre Anspannung sehr hoch, pumpte sie Milch ab und sie oder ihr Mann fütterten damit das Kind. Diese Regelung erlaubte es ihr auch, ohne Druck Termine bei ihrer Therapeutin wahrzunehmen. Das Kind konnte währenddessen gut vom Partner versorgt werden.

Auch bei diesem Fallbeispiel wird deutlich, dass ein wesentlicher Bestandteil der Arbeit die Gestaltung der Arbeitsbeziehung und die Haltung den Klientinnen und Klienten gegenüber ist: Die Beziehung zwischen dem Paar und mir als Fachkraft war getragen von Transparenz, Klarheit und Respekt vor der Leistung der Mutter und auch des Vaters, der viel zum Gelingen beigetragen hat.

Teil 3
Selbstfürsorge

18 Einleitung

Die Arbeit mit Menschen, die Traumafolgen zeigen, ist eine wichtige, aber für Helferinnen und Helfer auch belastende Tätigkeit. Fachkräfte aller Professionen, die sich mit dem Thema beschäftigen, haben zu Beginn meist Sorge, ob sie diese Arbeit überhaupt leisten können. „Ich arbeite viel mit geflüchteten Frauen zusammen, das nimmt mich immer völlig mit", bekomme ich nicht selten zur Antwort, wenn ich Teilnehmerinnen bzw. Teilnehmer nach ihrer Motivation für eine entsprechende Fortbildung frage. Oder auch: „Ich habe richtig Angst vor dem Tag heute, Trauma ist so ein schweres Thema, ich kann mich da ganz schlecht abgrenzen!" Wer schon über einen längeren Zeitraum mit den Folgen von Gewalt und Trauma in seinem Berufs- oder Privatleben in Kontakt ist, teilt vielleicht mit: „Ich kann das Leid nicht mehr aushalten, es belastet mich zu sehen, was alles Schreckliches in der Welt passiert." Allein diese Aussagen machen deutlich, wie wichtig es ist, gut auf sich selbst in der Arbeit mit traumatisierten Menschen zu achten.

Hebammen, Ärztinnen und Ärzte, die Geburten begleiten, sind jeden Tag mit existentiellen Lebenssituationen konfrontiert. Als ich noch in der Geburtshilfe tätig war, hat es mich immer irritiert, wenn die Menschen mit einem entzückten Ausruf „Oh, wie schön, das ist ja ein toller Beruf!" reagiert haben, sobald sie erfahren haben, was ich beruflich mache. Ja, es ist ein schöner Beruf, auch heute würde ich mich wieder dafür entscheiden. Neben den Geburten, die problemlos sind und gut gelingen, gibt es aber auch die Verläufe, bei denen ich als Hebamme nicht sicher bin, wie es enden wird. Hebammen, Geburtshelferinnen und -helfer begleiten Frauen, die durch frühere Erfahrungen traumatisiert sind oder bei der Geburt ihres Kindes traumatisiert werden. Es kann erwartete oder überraschende Komplikationen geben, die Mutter und/oder Kind plötzlich in Lebensgefahr bringen. Jede Hebamme und jede Geburtshelferin bzw. jeder Geburtshelfer kennt diese Momente, die zum Glück meist gut ausgehen. Dennoch hinterlässt die existenzielle Bedrohung sowohl bei den Betroffenen als auch bei den Menschen, die sie dabei begleiten, ihre Spuren.

Ich spreche in diesem Kapitel von der Fürsorge für uns selbst aus zwei Gründen. Zum einen ist die Arbeit mit traumatisierten Menschen anstrengend und fordert von uns Fachkräften Aufmerksamkeit und Achtsamkeit. Andernfalls laufen wir Gefahr, Symptome einer **Mitgefühlserschöpfung** oder einer **Stellvertretenden Traumatisierung** zu entwickeln. Zum anderen besteht für Menschen, die Geburten begleiten, ebenfalls das Risiko, durch diese Arbeit selbst traumatisiert zu werden. Diesem Aspekt wird bislang leider noch viel zu wenig Aufmerksamkeit gewidmet.

19 Sekundärtraumatisierung, Mitgefühlserschöpfung und Stellvertretende Traumatisierung

Geburtshilflich tätige Personen haben ein erhöhtes Risiko, infolge von sekundärem traumatischem Stress Symptome zu entwickeln. Die Fähigkeit, empathisch mit einer Frau zu fühlen, mit ihr eine enge Beziehung einzugehen und bei ihr zu sein, wird als wichtigster Baustein der erfolgreichen Hebammenarbeit beschrieben. Hebammen erleben diese intensive Art des Kontaktes als entscheidenden Baustein ihre Motivation und sehen darin die Quelle ihrer beruflichen Befriedigung. Mütter profitieren von der großen Empathie der Hebammen: diese senkt die Gefahr für als traumatisch erlebte Geburten. Das bedeutet im Umkehrschluss, dass Hebammen, die sich von der Arbeit distanzieren, die emotional abstumpfen, zu einem Gesundheitsrisiko für die Gebärenden werden [82]. Die meisten Hebammen und Geburtshelferinnen bzw. Geburtshelfer sind mit einem hohen Engagement in ihren Beruf gestartet. Wie kann es da sein, dass viele Mütter nach der Geburt von Entwürdigung, Demütigung, Gefühlskälte und Übergriffen berichten? Die hohe Empathie, die in diesem Beruf gefordert ist und den Gebärenden auch entgegengebracht wird, fordert ihren Preis – den „Preis des Helfens" [34].

Als weiterer Risikofaktor für das Entstehen von Symptomen wird das Spannungsfeld zwischen den Anforderungen des Klinikalltags und den Erwartungen, die die Mutter an die Hebamme hat, angesehen [81]. Mitgefühlserschöpfung, Sekundäre Traumatisierung oder auch Stellvertretende Traumatisierung zeugen nicht von der Unfähigkeit der professionellen Kräfte, sondern sie können als „eine Art Berufsrisiko" [93] betrachtet werden. Damit verteilt sich die Verantwortung der Prävention dieser Phänomene und Belastungen auf mehrere Schultern. Sowohl die einzelne Fachkraft muss für sich Sorge tragen als auch die Institution, für die sie tätig ist.

19.1 Sekundärtraumatisierung

Der Überbegriff **Sekundärtraumatisierung** bezeichnet die Traumatisierung von Personen, die nicht selbst primär traumatisiert wurden, sondern in Kontakt mit Menschen sind, die ein Trauma persönlich erlebt haben [83]. Die Arbeit mit Menschen, die sehr schwierige Lebensphasen, großes Leid und Gewalt erlebt haben, kann sehr bereichernd sein. Aber sie birgt auch Risiken, denn es gibt eine „natürliche, vorhersehbare, behandelbar und verhinderbare unerwünschte Folge der Arbeit mit leidenden Menschen" [34]. Im Rahmen unserer Unterstützung berichten uns Menschen, was ihnen widerfahren ist. Selbst wenn sie keine Einzelheiten berichten, bedeutet das doch, dass wir uns mit dem erlebten Leid auseinandersetzen müssen. Wohl kaum jemand wird davon unberührt bleiben.

Die Bedrohung, die Menschen erlebt haben, wird auch für die Helferinnen und Helfer sicht- und spürbar. Figley spricht vom „Preis des Helfens" [34]. Die Konfrontation mit traumatischem Material und mit den Auswirkungen davon bedeutet für Menschen, die Betroffene begleiten, großen Stress, der auch als **Mitgefühlsstress** (Compassion Stress) und **Mitgefühlserschöpfung** (Compassion Fatigue) bezeichnet wird [33]. „Wir definieren sekundären traumatischen Stress (sic!) hier als die natürlichen, konsequenten Verhaltensweisen und Emotionen, die durch das *Wissen* entstehen, dass (sic!) ein signifikanter anderer (Mensch) ein traumatisierendes Ereignis erlebt hat. Diese Art von Stress (sic!) entwickelt sich, wenn man einem Traumatisierten oder Leidenden *hilft oder helfen will*" [35]. Folglich können neben den professionellen Kräften auch Familienangehörige und enge Freunde diesem Stress ausgesetzt sein. Die Pflege, Beratung, ärztliche Unterstützung und der Beistand, den Angehörige und Freunde in schwierigsten Lebenssituationen leisten, setzten voraus, dass Helferinnen und Helfer in Kontakt mit Menschen kommen, die Begleitung suchen. Dafür ist es unerlässlich, dass man empathisch auf diese eingehen kann. Ein „Mitschwingen" [37] ist erforderlich. Hebammenarbeit lebt in hohem Maße vom Sich-Einfühlen-Können, im englischen wird dafür der Ausdruck „Being with the women" [81] benutzt, der gut beschreibt, worum es geht. In der Folge kann es passieren, dass sich das Mitgefühl für Klientinnen bzw. Patientinnen im wahren Wortsinn erschöpft. Der Begriff Compassion Fatigue wurde von Figley unter anderem eingeführt, weil er den Begriff Sekundäre Traumatisierung als pathologisierend und stigmatisierend für die Helferinnen und Helfer empfunden hatte.

Von Mitgefühlserschöpfung wird auch außerhab des Kontextes von Trauma gesprochen. Allmählich abstumpfende Reaktionen auf immer wiederkehrende Themen, wie die Berichterstattung über geflüchtete Menschen, auf Gewalt und Kindesmisshandlung, werden ebenso damit bezeichnet [83]. Das kommt wohl einigen bekannt vor: Waren wir zum Beispiel zu Beginn des Syrienkrieges noch sehr erschüttert über das Schicksal der Kinder in dieser Auseinandersetzung, nehmen wir es Monate später nach unzähligen Berichterstattungen nur noch am Rande wahr: Unser Mitgefühl ist erschöpft. Stamm und Figley haben einen Compassion Fatigue/Satisfaction Self-Test erarbeitet, mit dem sowohl das Risiko eines Burnouts oder einer Mitgefühlserschöpfung bestimmt werden kann als auch das Potential, durch die mitfühlende Arbeit eine persönliche Befriedigung zu erfahren [36]. Gerade der letzte Punkt ist meines Erachtens wichtig, da er neben dem Risiko und der Schwere der Arbeit auch die positiven Effekte herausstellt. So wird die alleinige Sicht auf ein Defizit vermieden. Der vollständige Test kann unter http://hcc.cfidarren.com/sat-fat.htm eingesehen werden.

19.2 Sekundäre Traumatische Belastungsstörung und Stellvertretende Traumatisierung

Sekundäre Traumatische Belastungsstörung Bei häufigem Kontakt mit dem traumatischen Material ihrer Klientinnen bzw. Patientinnen können Helferinnen und Helfer sowie andere nahestehende Personen Symptome entwickeln, die denen einer Posttraumatischen Belastungsstörung gleichen, insofern kann man von einer **Sekundären Traumatischen Belastungsstörung (STBS)** sprechen. Der Unterschied zur PTBS liegt zum einen im unterschiedlichen Auslöser (Stressor): Nicht die Helferin bzw. der Helfer hat die Bedrohung erfahren, sondern die Klientin bzw. Patientin. Zum anderen bemerkt Figley, dass bei der STBS Träume, Erinnerungen, Bilder und Belastungen der primär traumatisierten Person wiedererlebt werden, nicht eigene Erinnerungen [33]. Zu den übrigen Symptomen der PTBS, wie Vermeidung, Rückzug und Übererregung, kann er keine Unterschiede festmachen.

Stellvertretende Traumatisierung Eine **Stellvertretende Traumatisierung** (Vicarious Traumatization) meint dagegen Folgendes: Mitfühlende Menschen, die Traumaüberlebende unterstützen, sind mit den dunklen Seiten der Menschheit täglich konfrontiert. Sie arbeiten mit Menschen zusammen, die unvorstellbare Gewalt oder Grausamkeiten erlebt und überlebt haben. „Die hilfreichen anderen bekommen unterwegs selbst die Bedrohung des inneren Zusammenhalts zu spüren, welche das Traumopfer erlebt. Im schlimmsten Fall kann es bei den Helfern zu einer ernsthaften Bedrohung der so genannten (sic) Selbst-Kohärenz – was mit ‚innerer Zusammenhalt' nur unzureichend übersetzt ist – kommen" [70]. Der Begriff der Stellvertretenden Traumatisierung bezieht sich dementsprechend nicht auf die Konfrontation mit dem speziellen Traumamaterial einer Klientin, sondern beschreibt eher die **Auswirkungen** einer langfristigen, immer wieder stattfindenden Begegnung mit den Folgen eines Traumas. Die Weltsicht der Helferinnen und Helfer – zum Beispiel, dass die Welt ein sicherer Ort ist und der Mensch an sich nicht böse –, deren Vorstellung vom Sinn des Lebens, die Beziehung zu sich selbst, die eigene Spiritualität und das Miteinander mit anderen Menschen unterliegen einem Wandel [83]. Im Vergleich zur STBS können die Folgen für die Betroffenen weitreichender sein.

Veränderter Umgang mit Klientinnen bzw. Patientinnen STBS und Stellvertretende Traumatisierung bergen das Risiko, dass Helferinnen und Helfer ihre Klientinnen bzw. Patientinnen nicht mehr angemessen unterstützen. Huber nennt folgende mögliche Phänomene [70]:

- Blame the victim: Dem Opfer wird die Verantwortung für das Geschehen zugewiesen oder die Klientin bzw. Patientin wird mit erniedrigenden Kommentaren belegt. Das muss nicht laut ausgesprochen werden, oft findet die Abwertung im Inneren der Helferinnen und Helfer statt. Man denkt es, anstatt es auszusprechen.
- Ausbeutung von Schutzbefohlenen auf körperlicher, emotionaler oder sexueller Ebene: Gewaltüberlebende werden nicht selten wieder Opfer von Übergriffen in Praxen, Beratungsstellen und Krankenhäusern. Entwertung, Einschränkung von Bewegungsfreiheit, unnötig grobe Untersuchungen, unnötige Eingriffe oder die Nicht-Berücksichtigung von Wünschen schwangerer Frauen und Gebärenden können damit in Zusammenhang gebracht werden.
- Zynismus: Helferinnen und Helfer versucht sich mit Hilfe von zynischen Kommentaren zunächst einmal selbst zu schützten. Oft wird dieser Zynismus auch als eine Form der Psychohygiene beschrieben, um mit den schrecklichen „Geschichten" der Klientinnen bzw. Patientinnen besser fertigzuwerden. Huber empfiehlt, Kolleginnen und Kollegen darauf anzusprechen, sobald man das Gefühl hat, dass dieser Zynismus Auswirkungen auf die Arbeit mit den Klientinnen bzw. Patientinnen hat.
- Resignation der Helferinnen und Helfer: Auf Grund der Blockierung durch die Sekundäre bzw. Stellvertretende Traumatisierung kann die Unterstützung für die Klientinnen bzw. Patientinnen nicht angemessen organisiert werden. Diese werden als „hoffnungslos" charakterisiert, was eine Orientierung hin zu Empowerment verhindert.
- Es wird – bewusst oder unbewusst – ein Beziehungsabbruch provoziert. Termine werden vergessen, ebenso Rückrufe, eine Wochenbettbetreuung wird nach kürzester Zeit wieder beendet. „Sie stillen nicht und es ist nicht Ihr erstes Kind, da brauchen Sie keine Unterstützung mehr!", wird zum Beispiel einer Mutter mitgeteilt, obwohl es der Frau nicht gut geht.

20 Traumatisierung der geburtshilflichen Fachkräfte und Geburtshelfer

In den sozialen und medizinischen Berufen findet sich ebenso wie in der breiten Bevölkerung ein hoher Prozentsatz an Menschen, die in ihrer Kindheit oder als Erwachsene traumatische Erlebnisse hatten und haben und vielleicht noch immer unter den Folgen leiden. Es besteht für diese daher ein gewisses Risiko, in der Arbeit mit traumatisierten Klientinnen bzw. Patientinnen durch verschiedene Schlüsselreize getriggert zu werden. Zum Beispiel, weil eine Gebärende unter der Geburt dissoziiert und ihr Verhalten dabei die Helferin bzw. den Helfer an eigene Dissoziationserlebnisse erinnert oder dadurch, dass eine Klientin bzw. Patientin von Gewalterlebnissen berichtet, die eine Helferin bzw. ein Helfer so oder so ähnlich selbst einmal erlebt hat. Sensorische, visuelle, olfaktorische, auditive oder emotionale Trigger können einen Flashback auslösen und die Fachkraft retraumatisieren. Diese Situation ist für die betroffene Fachkraft genauso schwierig wie für die Klientin bzw. Patientin. Denn die Fachkraft ist dann nicht in der Lage, dieser die für sie erforderliche Unterstützung zu geben.

Ein weiteres, viel zu selten beachtetes Risiko für Helfer, selbst traumatisiert zu werden, besteht darin, dass sie während der Arbeit in extrem bedrohliche Situationen geraten, die Gefühle von Hilflosigkeit und Ohnmacht auslösen. Hebammen, Geburtshelferinnen und Geburtshelfer tragen in existenziellen Situationen eine hohe Verantwortung für Mutter und Kind. Trotz Fachwissen, Erfahrung und hoher Professionalität bleibt die Geburtshilfe unberechenbar. Plötzlich befinden sich Mutter und Kind in einer lebensbedrohlichen Lage, die von dem geburtshilflichen Fachpersonal gemeistert werden muss – und nicht immer gemeistert werden kann. Dabei sind nicht nur Mutter und Kind bedroht, sie selbst sind bedroht, da sie nicht nur Zeuginnen bzw. Zeugen des Geschehens, sondern Beteiligte sind. Ihr Handeln entscheidet mit über die gesundheitlichen Folgen, wenn nicht über Leben und Tod. Jede Hebamme, jede Ärztin und jeder Arzt kennt das Gefühl, wenn man erkennt, dass eine Situation trotz aller erlernter und trainierter Fähigkeiten scheinbar nicht aufzulösen ist. Egal, was man unternimmt, die Schultern wollen sich nicht drehen, die Blutung nicht zum Stillstand kommen. Es stellt sich Angst ein, man fühlt sich ohnmächtig gegenüber dem Geschehen.

20.1 Primäre Traumatisierung von Fachkräften

Eine schwedische Studie aus dem Jahr 2016 hat den Zusammenhang von Notfallsituationen unter der Geburt und Traumatisierung näher untersucht [124]. Dazu wurden die medizinischen Geburtshelferinnen und Geburtshelfer sowie registrierte Hebammen angeschrieben: 47 % der Ärztinnen und Ärzte sowie 40 % der Hebammen nahmen an der Untersuchung teil. 84 % der medizinischen Fachkräfte und 71 % der Hebammen gaben an, dass sie im Laufe ihres Arbeitslebens potentiell traumatisierende Geburten begleitet hatten. Darunter wurden in dieser Studie Geburten verstanden, bei denen ein Kind oder die Mutter (beinahe) verstarben oder andere Ereignisse von Gewalt und Bedrohung eintraten. 15 % aus beiden Berufsgruppen zeigten der Befragung zu Folge Symptome einer partiellen Posttraumatischen Belastungsstörung, 7 % der medizinischen Fachkräfte und 5 % der Hebammen entwickelten das Vollbild einer PTBS [124].

Ich erinnere mich noch lebhaft an eine Geburt, bei der völlig unerwartet das Neugeborene unmittelbar nach der Geburt in eine lebensbedrohliche Situation geriet. Die Mutter streckte die Arme nach ihrem Kind aus, doch das Neugeborene machte keine Anstalten zu atmen. Das medizinische Fachpersonal begann mit der Reanimation, die nicht gelingen wollte, die Blicke der Beteiligten wurden immer besorgter und die Eltern waren außer sich vor Angst und Sorge. Ich fühlte mich völlig hilflos, denn ich konnte nichts für dieses kleine Kind und seine Eltern tun! Ich war zwischen den

Eltern, die meine Unterstützung brauchten, und meinem Bedürfnis, einfach wegzulaufen, hin- und hergerissen. Ich musste professionell funktionieren und hätte in diesem Moment doch selbst Hilfe benötigt. Noch Wochen später fragte ich mich, ob ich nicht etwas übersehen hatte, ob das was geschehen war, vielleicht sogar mein Fehler gewesen war. Das Bild der verzweifelten Mutter, die ihre Arme nach ihrem leblosen Kind ausstreckte, hatten mich lange Zeit begleitet. In den ersten Wochen nach diesem Ereignis bemerkte ich, dass sich mein Blickwinkel geändert hatte: Wenn mir eine junge Mutter im Wochenbett erzählte, wie anstrengend die letzte Nacht gewesen sei, musste ich mich bemühen, nicht ungehalten zu reagieren. Ich dachte stets: „Sei doch froh, dass das Kind lebt und schreit!“ Es hat mich viel Kraft gekostet, diesen Müttern und ihren berechtigten Anliegen gerecht zu werden. Und wenn es nach einer Geburt zu einem kurzen Moment kam, in dem ein Säugling ungewöhnlich reagierte, wurde ich innerlich panisch. Noch Jahre später musste ich eine Reanimationsfortbildung verlassen, weil ich einen Flashback erlebte. Diese traumatische Geburt ist mittlerweile über ein Jahrzehnt her. Dennoch spüre ich noch heute, wie mein Stresslevel ansteigt, wenn ich darüber berichte.

Es gibt aber auch bedrohliche Situationen für Helferinnen und Helfer im Rahmen ihrer aufsuchenden Tätigkeiten: Zum Beispiel können Sozialarbeiterinnen und Sozialarbeiter und medizinische Fachkräfte bei einem Hausbesuch selbst von Gewalt bedroht werden, wenn es dabei zu häuslicher Gewalt kommt.

20.2 Konsequenzen seelischer Belastung

Für die Betroffenen ändert sich durch eine traumatische Situation während ihrer fachlichen Tätigkeit viel. Ihre Sicht auf die Welt wird unter Umständen gewandelt. Die Annahme, dass auch schwierige Situationen gemeistert werden können, die Grundüberzeugung, dass alles gut gehen wird, wenn man nur fachlich richtig handelt, gerät ins Wanken. Erschwerend kommt hinzu, dass sich im Anschluss, auch wenn alles gut ausgeht, in der Regel die Schuldfrage stellt – juristisch und ethisch. Zunächst fragt sich vermutlich jede Helferin bzw. jeder Helfer nach einer lebensbedrohlichen Geburt, ob die Verantwortung für den dramatischen Verlauf auch bei ihr bzw. ihm liegt. Oft werden im Anschluss an solche Situationen Fallkonferenzen einberufen, die sinnvoll sind, um Abläufe zu überprüfen, nach Verbesserungsmöglichkeiten zu suchen und Sicherheit für zukünftige, ähnlich verlaufende Geburten zu schaffen. Allerdings würdigen solche Besprechungen häufig nicht die persönliche Betroffenheit der Beteiligten. Es geht um Fehlersuche und Rechtfertigung, nicht um Fürsorge.

Neben der notwendigen Reflexion des beruflichen Handelns sollte aber auch die Frage nach einer möglichen Unterstützung für die beteiligten Hebammen, Geburtshelferinnen und -helfer gestellt werden. Wie kann dafür gesorgt werden, dass diese möglichst unbelastet von dem Geschehen bleiben, damit sie die nächsten Geburten professionell betreuen können? Die schwedische Studie von 2016 bestätigt, dass Fachkräfte selbst dann nicht leicht den lebensbedrohlichen Verlauf verarbeiten können, wenn sie keine Fehler gemacht haben. Das Risiko für die Entwicklung von Symptomen einer PTBS steigt demzufolge an, wenn die Fachkräfte Schuldgefühle (unabhängig von tatsächlicher Schuld) entwickeln. Als ein weiterer Risikofaktor für die Entwicklung von Symptomen einer PTBS kristallisierte sich die fehlende Unterstützung von Freunden heraus [124]. Dieser Punkt entspricht auch meinen Erfahrungen. Wenn ich Kolleginnen fragen, wie sie mit einer beruflich schwierigen Erfahrung fertigwerden, so wird mir oft gesagt: „Ich habe mit Freunden und meinem Partner geredet, das hat mir geholfen.“

Die hohe seelische Belastung, die mit einer beruflichen Tätigkeit in der Geburtshilfe einhergeht, hat Konsequenzen. Ein Symptom der PTBS ist das sogenannte **Numbing**, die emotionale Taubheit. Mitgefühl und Fürsorge wird aber von Frauen zu Recht von Hebammen erwartet. Die dauerhafte Belastung und/oder Traumatisierung von Fachkräften führt jedoch dazu, dass diese ihre Klientinnen bzw. Patientinnen nicht mehr wie gewünscht betreuen können [82]. Fachkräfte, die eine PTBS oder Symptome einer PTBS entwickelt haben, steigen häufiger als nicht betroffene Kolleginnen und Kollegen aus ihrem Beruf aus [124]. Ich kenne einige Hebammen, die nach Jahren, in denen sie leidenschaftlich gerne ihren Beruf ausgeübt haben, an einen Punkt kommen, an dem sie aufhören, weil sie diese Belastungen nicht mehr tragen möchten und können.

20.3 Selbstfürsorge fordern und leisten

Eine Kollegin berichtete mir, dass sie vor über zehn Jahren eine Geburt begleitet habe, bei der es zu einer Schulterdystokie (erschwerte Schulterentwicklung) gekommen sei. Sie habe, wie sich sicher die meisten geburtshilflichen Fachkräfte vorstellen können, Ohnmacht, Angst und sogar Panik in dieser Situation gespürt, zumal die erlernten Handgriffe und Maßnahmen keine Wirkung zeigten. Niemand sei nach der von ihr begleiteten Geburt auf den Gedanken gekommen, dass sie Hilfe brauchte, und niemand habe sie gefragt, wie es ihr gehe, berichtete sie mir und brach dabei in Tränen aus. Selbst zehn Jahre nach dem Ereignis war ihr die körperliche und seelische Anspannung in diesem Moment wieder anzumerken [79]. In anderen helfenden Berufen sei es nach einem solchen Unglück selbstverständlich, dass die betroffene Person psychologische Hilfe angeboten bekommt, meinte sie. Von ihr jedoch wurde, wie in den meisten solcher Fälle, erwartet, dass sie damit alleine klarkommt.

Bislang werden die Belastungen und die damit verbundene notwendige beratende und/oder psychologische Unterstützung für geburtshilfliche Fachkräfte von den zuständigen Abteilungen und Verantwortlichen in Kliniken und Geburtshäusern zu selten erkannt und gewürdigt. Erst wenn dies geschieht, können jedoch wirksame Maßnahmen ergriffen werden, die dafür sorgen, dass Fachkräfte ihren Beruf lange Zeit mit Freude und Engagement ausüben können.

Was jede betroffene Fachkraft jedoch für sich tun kann, ist, sich die eigene Traumatisierung bewusst zu machen. Wie müssen uns Verletzungen eingestehen, die aus unserer Kindheit und/oder aus früheren Gewalterfahrungen herrühren und die sich möglicherweise auf die Zusammenarbeit mit unseren Klientinnen bzw. Patientinnen auswirken können. Wir sind gefordert, uns unsere eigene Geschichte bewusst zu machen, damit wir in der Arbeit mit traumatisierten Menschen in kritischen Momenten nicht dissoziieren, sondern als professionelle Fachperson handeln können. Und wir müssen uns Hilfe suchen und einfordern, wenn wir bemerken, dass wir durch eine Traumatisierung während unserer Tätigkeit nicht mehr (ausreichend) in der Lage sind, professionell zu handeln. Es ist unsere Aufgabe, die Gesundheit unserer Klientinnen bzw. Patientinnen zu fördern. Dazu müssen wir selbst gesund bleiben.

21 Prävention

Menschen, die in helfenden Berufen arbeiten, sind es gewohnt, die Fürsorge für andere Menschen zu übernehmen. Diese Fachkräfte übernehmen eine hohe Verantwortung für andere und stellen ihr eigenes Wohl so manches Mal hinter die Bedürfnisse den von ihnen betreuten Menschen zurück. Um für andere da zu sein, schleppen sie sich zur Arbeit, obwohl sie krank sind, erledigen Telefonate nach Feierabend oder machen Besuche am Wochenende, statt sich um ihre eigenen Bedürfnisse zu kümmern. Selbstfürsorge bedeutet im Wortsinn, die Sorge für sich selbst zu übernehmen. Nicht erst dann, wenn es bereits dringend notwendig ist, sondern begleitend zur gesamten beruflichen Tätigkeit. Damit tragen Sie aktiv zur Prävention von Mitgefühlserschöpfung und Sekundärtraumatisierung bei.

Und nur, wenn Sie gesund sind und bleiben, können Sie Ihren Klientinnen bzw. Patientinnen die Unterstützung bieten, die diese brauchen und die ihnen zusteht. Fachkräfte der Sozialarbeit beschäftigen sich in der Regel bereits während ihrer Ausbildung mit Selbstfürsorge und den Rahmenbedingungen, die nötig sind, um persönliche Belastungsgrenzen zu achten und die eigene Gesundheit zu fördern. In medizinischen Berufen ist das noch nicht selbstverständlich. Im Folgenden gehe ich auf die dafür nötigen Rahmenbedingungen, die Sie beeinflussen können, näher ein und erläutere spezifische Aspekte der Selbstfürsorge für die Arbeit mit traumatisierten Menschen.

21.1 Zeitplanung

Ich habe als Hebamme lange Zeit freiberuflich Frauen im Wochenbett begleitet. Dabei handelte es sich überwiegend um Mütter, die ihre Schwangerschaft und Geburt ohne größere Belastungen erlebt haben. Diese Betreuungen waren geprägt von den typischen Anpassungsleistungen an die neue Lebenssituation. Dazu gehörten auch Krisen, Stimmungsschwankungen, Ängste und Unsicherheiten, auf die ich durch meine Ausbildung und Erfahrung aber gut vorbereitet war. In der Regel konnte ich meine Zeit daher gut planen und war am Ende eines Arbeitstages angemessen müde.

Wenn ich jedoch mit Müttern und deren Familien zusammenarbeitete, bei denen die Anforderungen über das gewohnte Maß hinausgingen, plante ich in der Regel eine halbe Stunde mehr für die Betreuung ein, um Stress bereits im Vorfeld zu vermeiden. Dieses Prinzip habe ich stets beibehalten.

Wichtig ist zudem, dass Sie in der Arbeit mit traumatisierten Frauen, einen festen Zeitrahmen setzen, sodass die betreuten Frauen und Sie selbst wissen, wie viel Zeit bei einem Termin zur Verfügung steht. Planen Sie auch Zeit für Ihre Vorbereitung und Einstimmung auf den Termin sowie Zeit zur Reflexion der Begegnung ein. Es kann außerdem hilfreich sein, direkt im Anschluss den Termin zu dokumentieren. Vielleicht können Sie dann mit den belastenden Erlebnissen und Gefühlen, die Sie während des Termins hatten, emotional leichter abschließen. Diese Zeitpuffer sind auch notwendig, damit Sie den Frauen, die Sie im Anschluss betreuen, wieder mit Ihrer ganzen Aufmerksamkeit zur Verfügung stehen können.

Praxis
Überlegen Sie, was Ihnen persönlich hilft, um mit einem gedanklich und emotional belastenden Termin abschließen zu können. Vielleicht gibt es ein Musikstück, das Sie entspannt, oder Sie trinken gemütlich eine Tasse Kaffee oder Tee. Kurze Spaziergänge oder eine Imaginationsübung sind ebenfalls geeignet, um den Übergang zwischen zwei Terminen oder in den Feierabend gelingend zu gestalten!

21.2 Achtsamkeit

Selbstfürsorge bedeutet immer auch Achtsamkeit für die eigene Person, vor, während und nach beruflichen Terminen. Im Kontakt mit traumatisierten Menschen kann es passieren, dass Sie den Kontakt zu sich selbst verlieren und daher nicht mehr bemerkten, wie anstrengend und/oder belastend die Situation für Sie selbst ist. Ich erinnere mich an Gespräche mit Klientinnen, nach denen ich mich völlig erschöpft gefühlt habe. Mit Achtsamkeit lassen sich solche Situationen ein gutes Stück weit verhindern.

Achtsamkeit vor einem Termin Fragen Sie sich selbst: Wie geht es mir vor einem Termin? Sehen Sie der Begegnung mit Ihrer Klientin bzw. Patientin entspannt und gelassen entgegen oder fühlen Sie sich bereits vorher unwohl? Zeigt Ihr Körper vielleicht Signale, die Ihnen sagen sollen, dass Sie gut auf sich aufpassen müssen? Eventuell hegen Sie vor dem Termin den Wunsch, dass Ihre Klientin bzw. Patientin den Termin vergessen hat? Das könnte ein Hinweis darauf sein, dass Sie genauer überlegen sollten, woran das liegen könnte. Haben Ihre Körpersignale oder Ihr Wunsch, der Termin könne nicht zustande kommen, vielleicht mit dem Thema oder mit Ihrer Klientin bzw. Patientin zu tun? Oder wird Ihnen gerade alles zu viel?

Achtsamkeit während eines Termins Vergewissern Sie sich im Gespräch immer wieder Ihres Körpers: Können Sie wahrnehmen, wie Sie auf dem Stuhl sitzen? Stehen Ihre Füße noch flach auf dem Boden oder sind diese so angespannt, dass nur noch die Fußspitze oder die Ferse den Boden berührt? Wie fühlen sich Ihre Schultern an? Sind diese entspannt oder verkrampft? Möglicherweise spüren Sie Ihre Anspannung auch im Brustkorb, im Rücken oder an Ihrer Atmung. Am Anfang ist es für Sie vielleicht ungewohnt, auf diese Signale zu achten. Es kann auch passieren, dass Sie sich vor dem Termin zwar vorgenommen haben, achtsam mit sich zu sein, Sie während eines Gesprächs oder einer Untersuchung diesen Vorsatz aber vergessen und körperliche Stresssignale erst später feststellen. Achtsamkeit erfordert ein wenig Übung (siehe dazu auch Kap. 15.5.). Mit der Zeit wird es Ihnen immer leichter fallen.

Achtsamkeit nach einem Termin Versuchen Sie, auch nach einem Termin in Ihren Körper hineinzuspüren und überprüfen Sie, ob noch Anspannung vorhanden ist. Kennen Sie Ihre Signale, die Ihnen sagen, wann es zu viel wird? Wenn ja, überprüfen Sie regelmäßig, ob Sie diese Anzeichen bemerken können. Wenn nicht, verwenden Sie etwas Zeit darauf, diese kennenzulernen!

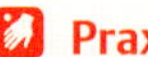 **Praxis**

Versuchen Sie sich Achtsamkeit in allen beruflichen Kontakten zur Regel zu machen. Je öfter Sie bei weniger anstrengenden Terminen Achtsamkeit üben, desto selbstverständlicher wird es Ihnen in schwierigen und belastenden Situationen gelingen!

21.3 Unterbrecher und Reorientierung

Die Zusammenarbeit mit Ihrer Klientin bzw. Patientin wird je nach Auftrag und Thema anstrengender oder weniger anstrengend sein. Wenn Sie Zeichen von Stress bei sich oder Ihrer Klientin bzw. Patientin spüren, ist es in jedem Fall Zeit für eine kurze Unterbrechung – diese wird allen Beteiligten guttun!

Unterbrecher Sie können diese Unterbrecher je nach Bedarf unterschiedlich gestalten. Wenn Sie gerade ein anstrengendes Thema, zum Beispiel die Erstellung eines Geburtsplanes, besprechen, und dabei merken, dass es Ihnen nicht mehr gut gelingt, die Aufmerksamkeit zu halten, können Sie das Gespräch auf ein anderes Thema lenken: „Das ist kein einfaches Gespräch, das wir führen, was halten Sie von einer kurzen Pause? Sie wollten mir doch noch erzählen, was Sie für Ihr Baby angeschafft haben?" Oder Sie schlagen eine Trinkpause vor: „Ich merke gerade, dass ich etwas Warmes zu trinken brauche. Darf ich Ihnen auch einen Tee anbieten?" Sie können auch darum bitten, das Fenster zu öffnen. Als Hebamme haben Sie in solchen Situationen auch meist die Gelegenheit, den Fokus auf das Kind zu legen: „Wir wollten Ihre Tochter ja heute noch wiegen (baden, massieren etc.). Was halten Sie davon, das jetzt zu machen?" Alternativ finden Sie bestimmt noch andere Dinge, die zu erledigen sind, zum Beispiel einen Antrag ausfüllen oder Telefonate erledigen.

Achten Sie darauf, dass Ihre Vorschläge für eine Unterbrechung der Situation angemessen sind.

Wenn Sie (oder Ihre Klientin bzw. Patientin) nur einen kurzen Unterbrecher benötigen, genügt es wahrscheinlich, das Fenster kurz zu öffnen oder eine Trinkpause einzulegen. Wenn Sie jedoch spüren, dass Sie das Thema bzw. die Situation für heute beenden möchten, können Sie das entsprechend formulieren. Achten Sie dabei darauf, dass Sie das Thema nicht vom Tisch wischen, sondern nur vertagen. Sie können zum Beispiel sagen: „Ich denke, wir haben für heute genug über die Geburt gesprochen. Ich nehme bei mir und auch bei Ihnen wahr, dass das Thema anstrengend ist. Ich würde Ihnen gerne vorschlagen, für den Moment zu unterbrechen. Wir können an dieser Stelle beim nächsten Mal gut weitermachen. Dann können wir beide mit neuer Energie die restlichen Punkte besprechen. Was denken Sie?"

Reorientierung In sehr anstrengenden Situationen kann es passieren, dass Sie als Helferin bzw. Helfer – ähnlich wie die Betroffene selbst – den Kontakt zum Hier und Jetzt verlieren. Dann müssen Sie sich, ebenso wie Ihre Klientin bzw. Patientin, wieder reorientieren. Solange Sie nicht mit Ihrer ganzen Aufmerksamkeit in der Gegenwart sind, werden Sie Ihre Klientin bzw. Patientin nicht professionell unterstützen können. Allerdings müssen Sie selbst dafür Sorge tragen, sich zu reorientieren, und das nach Möglichkeit so, dass Ihre Klientin bzw. Patientin davon nicht viel bemerkt. Achtsamkeit ist dafür gut geeignet. Wenn Sie sich zum Beispiel auf Ihre Füße, Ihren Rücken oder Ihre Atmung konzentrieren und diese bewusst wahrnehmen können, sind Sie wieder im Hier und Jetzt. Weitere Ideen zur Reorientierung sind:

- Verändern Sie Ihre Sitzposition und nehmen Sie die Veränderung der Körperempfindung dabei wahr.
- Trinken Sie bewusst einen Schluck Wasser.
- Nutzen Sie Unterbrecher.
- Nehmen Sie achtsam Ihre Umgebung wahr. Ich habe gute Erfahrungen damit gemacht, eine stark verkürzte Version der 5-4-3-2-1-Übung von Yvonne Dolan (Kap. 15.5) für mich zu machen. Ich benenne mir innerlich eine Sache, die ich sehe, dazu ein Geräusch, das ich wahrnehme, und eine Körperempfindung.
- Vielleicht können Sie einen Blick auf die Uhr werfen und sich die Uhrzeit vergegenwärtigen.
- Wenn Sie Erfahrungen mit dem „Inneren Ort der Geborgenheit" (Kap. 15.5) haben und einen solchen für sich gefunden haben, können Sie diesen aufsuchen. Das ermöglicht eine innerliche Distanz zu dem Trauma-Material einer Klientin bzw. Patientin, ohne dass Ihre Empathie für diese beeinträchtigt wird.

21.4 Abgrenzung

Die Fähigkeit, sich von den Menschen und Themen abzugrenzen, ist notwendig, um gesund zu bleiben. Abgrenzung bedeutet nicht die Aufgabe von Empathie, im Gegenteil: Um auf Dauer empathisch bleiben zu können, muss ich mich abgrenzen. Denn Mitfühlen heißt nicht Mitleiden – letzteres würde bedeuten, dass wir die Gefühle der betroffenen Frauen übernehmen und zu unseren eigenen machen. Die Folge davon könnte eine Mitgefühlserschöpfung sein. Ein weiterer Grund für die Wahrung einer gesunden Distanz unseren Klientinnen bzw. Patientinnen gegenüber liegt darin, dass Helferinnen und Helfer in der Regel nicht nur mit Einzelpersonen arbeiten. Ihre Klientinnen bzw. Patientinnen sind Teil eines Systems, das für diese nicht immer förderlich ist.

Beispiel aus der Praxis

Eine Familienhebamme erfährt von ihrer Klientin, dass deren Mann gewalttätig ist. Zwischen der Hebamme und ihrer Klientin besteht bereits ein gutes Vertrauensverhältnis. Vermutlich wird diese Information den Helferinstinkt der Hebamme aktivieren: Sie muss dieser Frau helfen, diese darf nicht länger bei ihrem gewalttätigen Mann bleiben! Die Familienhebamme versucht daraufhin Hilfe für Ihre Klientin zu organisieren, zum Beispiel, indem sie diese mit Adressen von Beratungsstellen versorgt oder sie dazu überredet, in ein Frauenhaus zu gehen. Die Erfahrung zeigt jedoch, dass viele Frauen, die nicht aus eigenem Wunsch und Antrieb Hilfe suchen, in eine gewalttätige Beziehung zurückkehren. Kehrt die Klientin zu ihrem gewalttätigen Mann zurück, wird das Vertrauensverhältnis zwischen Familienhebamme und Klientin unter Umständen gestört, die Klientin wird der Hebamme nun vielleicht Misstrauen entgegenbringen oder die Zusammenarbeit beenden. Sie wird der Hebamme eventuell sogar Vorwürfe machen wie: „Ich wollte ihn nicht verlassen, Sie haben mich dazu überredet, ich hatte gar keine Wahl!" Damit haben sich die Rollen vertauscht, plötzlich ist die Familienhebamme die Täterin: Sie wird als diejenige gesehen, die Gewalt ausgeübt hat, während der Mann in ein positives Licht rückt.

Karpmann hat 1968 ein Modell entwickelt, das dieses Phänomen erklärt, das sogenannte Karpmann-Dreieck oder **Drama-Dreieck** [75]. Dem Modell entsprechend gibt es drei Rollen, die im Laufe eines Dramas wechselnd besetzt werden: das Opfer, der Verfolger und der Retter bzw. die Retterin. Zu Beginn unseres Dramas war die Klientin das Opfer, der Mann der Verfolger und die Hebamme die Retterin. Nach dem „Rettungsversuch" der Familienhebamme fand sich die Hebamme unerwartet in der Rolle der Verfolgerin, während die Mutter weiterhin das Opfer (der Hebamme) blieb und zur gleichen Zeit die Rolle der Retterin (des Mannes) übernahm. Entsprechend wurde der Mann Opfer (der Hebamme, die ihm Gewalttätigkeit unterstellte und damit die Beziehung ruinierte) und zur gleichen Zeit Retter der Klientin (vor der übergriffigen Hebamme). Mit der nächsten Gewalttat des Mannes würden die Rollen vermutlich wieder getauscht. In unserem Beispiel hatte die Hebamme die nötige Distanz zum System der Familie verloren und war dadurch Teil des Dramas geworden. Hantke und Görges empfehlen die Position einer empathischen Zeugin, die „auf der Seite des Klienten steht und dabei genug Distanz und damit einen klaren Kopf behält" [58]. Empathische Zeuginnen und Zeugen unterstützen professionell, das heißt, sie nehmen ihre Klientinnen bzw. Patientinnen ernst, wahren aber gleichzeitig genug Abstand, um nicht in die Dynamik ihres Systems hineingezogen zu werden. Auf diese Weise können Helferinnen und Helfer einen Blick von außen auf das System und seine Wechselwirkungen werfen und bleiben dabei handlungsfähig.

Rahmenbedingungen schaffen Abgrenzung erfolgt auf unterschiedlichen Wegen. Zum einen ist es für Helferinnen und Helfer erforderlich, gut auf sich und ihre Reaktionen zu achten (siehe dazu auch Kap. 15.5 und Kap. 21.3). Sie sollten in der Lage sein, Ihre Haltung den von Ihnen unterstützten Frauen und Familien gegenüber sowie Ihr Handeln kritisch zu reflektieren. So können Sie rasch bemerken, wann Sie Gefahr laufen, in einem Drama mitzuspielen. Der Austausch mit Kolleginnen und Kollegen ist dafür hilfreich – unter Umständen bemerken diese als Außenstehende schneller als Sie selbst, dass Sie sich bereits in der Rolle der Retterin bzw. des Retters befinden.

Die passenden Rahmenbedingungen unserer Arbeit können ebenfalls einen wertvollen Beitrag zur Abgrenzung leisten. Für viele Menschen ist es selbstverständlich, dass sie zum Privatmenschen werden, wenn sie ihre Arbeitsstelle abends verlassen. Das Diensthandy wird ausgestellt (mit Ausnahme von Bereitschaftsdiensten), die private Telefonnummer bleibt in der Regel privaten Kontakten vorbehalten. Für freiberufliche Hebammen gestaltet sich das häufig schwierig. Viele nehmen auch in den späten Abendstunden und am Wochenende berufliche Anrufe an, selbst über ihren Privatanschluss. Die wenigsten freiberuflichen Hebammen bieten feste Sprechzeiten an. Dieses Engagement hat einen hohen Preis, da Klientinnen bzw. Patientinnen diesen Service, jederzeit anrufen zu können, gerne nutzen. Das hat oft zur Folge, dass Hebammen, ohne sich darauf einstellen zu können, mit schwierigen und belastenden Situationen konfrontiert werden. Ob in der Bahn, beim Abendessen mit der Familie oder während einer Party – die Arbeit dringt in alle Bereiche des Lebens ein. So fällt es natürlich außerordentlich schwer, sich von Klientinnen bzw. Patientinnen und Arbeitsthemen auf eine gesunde Art abzugrenzen.

Ein erster sinnvoller Schritt ist daher die Anschaffung eines Telefons, das nur für berufliche Zwecke genutzt wird. Ob ein zweiter Festnetzanschluss oder ein Diensthandy, ein berufliches Telefon erlaubt Ihnen, selbst zu bestimmen, ob der Zeitpunkt zum Beispiel für ein Beratungsgespräch gerade günstig ist. Ein Anrufbeantworter ermöglicht es Ihnen, dass Sie erst einmal hören können, worum es sich bei einem Anruf nach Feierabend handelt, und in Ruhe entscheiden können, ob es sich um einen Notfall handelt oder die Sache bis zum nächsten Tag Zeit hat. Ihre Angehörigen profitieren ebenfalls davon, denn diese laufen dann nicht mehr Gefahr, Ihre dienstlichen Anrufe beantworten zu müssen.

21.5 Ressourcensuche

Ebenso wie unsere Klientinnen bzw. Patientinnen verfügen auch wir Helferinnen bzw. Helfer über Fähigkeiten und Stärken, über innere und äußere Ressourcen (siehe dazu auch Kap. 15.4). Stellen Sie sich die Frage, wer oder was Sie stärkt, wo Ihre besonderen Kompetenzen liegen und was Ihnen in Ihrer Tätigkeit besonders gut gelingt! Gerade in Momenten, in denen wir an uns und unserer Arbeit zweifeln, ist es sinnvoll und hilfreich, sich darauf zu besinnen, was uns schon einmal gut gelungen ist, uns Kraft gibt, weiterzumachen, und wer uns dabei unterstützen kann. Sie können sich das selbst gut verdeutlichen, indem Sie einmal aufschreiben, was Ihnen dazu einfällt. Das hat den Vorteil, dass Sie sich diese Liste jederzeit ansehen können, um sie erneut zu lesen, sich Ihre Ressourcen in Erinnerung zu rufen oder diese zu ergänzen. Sie können sich diese Liste auch an einen gut sichtbaren Ort hängen, dann haben Sie Ihre Stärken stets vor Augen!

Ihre Kolleginnen und Kollegen können Sie dabei unterstützen: Wenn Sie eine Klientin bzw. Patientin und deren Familie in Ihrem Team vorstellen, können Sie Ihre Kolleginnen und Kollegen um Feedback bitten, was Ihnen gut oder sogar besonders gut in der Arbeit mit der Frau gelungen ist. Insbesondere bei Fallverläufen, die Sie als frustrierend empfinden, kann ein positives Feedback hilfreich und wohltuend sein. Dabei geht es nicht um Lobhudelei, sondern darum, dass Ihre Kolleginnen und Kollegen durch ihre Distanz vielleicht leichter erkennen können, wo Sie geleistet und mit welchen Mitteln Sie Erfolge erzielt haben.

21.6 Selbstreflexion, kollegiale Beratung und Supervision

Die Möglichkeiten, die Ihnen zur Reflexion Ihrer beruflichen Tätigkeit zur Verfügung stehen, hängen davon ab, in welchem Fach- bzw. Arbeitsbereich und in welchem inhaltlichen Kontext Sie arbeiten. Folgende Möglichkeiten stehen zur Verfügung:

Selbstreflexion Helferinnen und Helfer sollten von Zeit zu Zeit überprüfen, wie sich die Zusammenarbeit mit ihren Klientinnen bzw. Patientinnen gestaltet. Sie sollten laufend überlegen, ob der Auftrag, den Sie haben, noch klar ist und ob Sie zielgerichtet daran arbeiten. Was wurde schon erreicht und was steht noch aus? Vielleicht haben Sie die Grenzen Ihrer Profession schon überschritten, ohne es zu bemerken. Vielleicht stellen Sie fest, dass Sie zwar Ihren Auftrag erfüllen, aber ein weiterer Kontakt zu einer anderen Institution notwendig wäre, weil neue Anliegen aufgetaucht sind.

Zur Selbstreflexion gehört auch die Überlegung, wie es Ihnen während Ihrer Arbeit geht. Welche Gefühle hegen Sie einer Klientin bzw. Patientin gegenüber und/oder deren Familie? Es kann durchaus sein, dass dabei negative Gefühle auftauchen, zum Beispiel Ablehnung, Wut, Schuld oder Trauer. Vielleicht denken Sie, dass dürfte Ihnen als guter Fachkraft nicht passieren? Doch Ihre Gefühle haben ihre Berechtigung, daher sollten Sie diese zum Nachdenken anregen, damit Sie herauszufinden, woher sie kommen und was sie bedeuten. Haben Ihre Gefühle mit Ihrer Klientin bzw. Patientin oder mit Ihnen zu tun? Gefühle können ein wichtiger Indikator sein, um rechtzeitig reagieren zu können: Was kann ich ändern, damit es mir während der Arbeit wieder bessergeht und ich wieder anders empfinden kann?

Kollegiale Beratung Wenn Sie in einem Team arbeiten, können und sollten Sie dies zur Reflexion nutzen, um Ihre Arbeit in regelmäßigen Abständen zu überprüfen. In vielen Organisationen ist Teamreflexion bereits üblich, in anderen noch nicht. Der regelmäßige kollegiale Austausch ist für Fachkräfte im Sozial- und Gesundheitswesen von großer Bedeutung. In vielen Einrichtungen fallen regelmäßige Teambesprechungen aus Zeit- oder Personalmangel jedoch häufig unter den Tisch oder sind erst gar nicht vorgesehen. In der Praxis hat es sich daher bewährt, vor allem bei besonderen Fragestellungen, die nicht warten können, den Austausch mit Kolleginnen und Kollegen zu suchen. In dem Team, in dem ich arbeite, haben wir die Regel, dass wir erst dann nach Hause fahren, wenn wichtige Fragen mit der Teamleitung geklärt sind, damit wir unbelastet in den Feierabend gehen können. So können belastende berufliche Erfahrungen während der Arbeitszeit dort bleiben, wohin sie gehören: am Arbeitsplatz. Gerade für unerfahrene Kolleginnen und Kollegen ist das besonders wichtig.

Netzwerke nutzen Fachkräfte, die ohne festes Team arbeiten, haben diese Möglichkeit zum kollegialen Austausch nicht. Sie können jedoch die eigenen Netzwerke nutzen, um Gelegenheiten zur gemeinsamen Reflexion mit Kolleginnen und Kollegen zu finden (siehe dazu auch Kap. 15.8. und Kap. 22). Zu wissen, wer im beruflichen Umfeld zu einem bestimmten Thema ansprechbar ist, verbessert nicht nur die Qualität der eigenen Arbeit, der kollegiale Austausch trägt auch erheblich zur persönlichen Entlastung bei. Es gibt wahrscheinlich andere (freiberufliche) Fachkräfte, die sich ebenfalls gerne austauschen möchten, zum Beispiel in einer benachbarten Kommune.

Supervision Wer beruflich mit Menschen arbeitet, die an Traumafolgen leiden, braucht über den kollegialen Austausch hinaus Gelegenheit zu einer professionellen **Supervision**. Eine Supervision ist die professionelle Beratung einer Einzelperson, eines Teams oder einer Organisation zur Reflexion des beruflichen Handelns. Supervision kann sowohl einzelne Fälle als auch die Teamdynamik zum Fokus haben. Diese dient ebenfalls der Prävention, denn Supervision beugt der Entwicklung einer PTBS bzw. einer partiellen PTBS [124] vor und reduziert die Risiken, die infolge des Kontaktes mit sekundärem traumatischen Stress entstehen [82]. Die Möglichkeit, an einer Supervision teilzunehmen, ist weder im Sozial- noch im Gesundheitswesen selbstverständlich. Dabei ist Supervision sowohl eine wirksame Methode, um Mitarbeiterinnen und Mitarbeiter vor dem Ausbrennen, einer Mitgefühlserschöpfung oder einer Sekundärtraumatisierung zu bewahren, als auch ein wesentlicher Bestandteil von Qualitätssicherung. Die Supervisorin bzw. der Supervisor hat – anders als die beteiligten Mitarbeitenden – in jedem Fall eine Außenperspektive auf den Beratungs- oder Betreuungsprozess, sodass den involvierten Fachkräften wichtige Impulse für die Zusammenarbeit mit der Klientin bzw. Patientin gegeben werden können, die eventuell für die Beteiligten nicht mehr sichtbar sind. Hier sind Arbeitgeberinnen und Arbeitgeber gefordert, ihren Angestellten eine Supervision zu ermöglichen. Die Fachkräfte sind aber auch gefordert, ihre Arbeitgeberinnen und Arbeitgeber immer wieder auf die Notwendigkeit einer Supervision hinzuweisen!

Supervisorinnen bzw. Supervisoren bieten ihre Hilfe auch freiberuflich tätigen Menschen an. Diese finanzielle Investition (eventuell gemeinsam mit anderen freiberuflichen Kolleginnen und Kollegen) zur Prävention lohnt sich, denn bei einer Supervision in der Gruppe profitieren nicht nur die Fachkräfte, die gerade ihren Fall besprechen. Alle anderen Teilnehmenden können dabei Impulse für ihre eigene Tätigkeit erhalten und auf ihre Arbeit übertragen.

21.7 Ausgewogenheit aller Lebensbereiche

Die Tätigkeit, die Sie ausüben, erfordert ein ausgewogenes Verhältnis zwischen beruflicher Belastung und Freizeit, die Sie zu Ihrer Erholung und Entfaltung nutzen können. Um gesund zu bleiben, sollten Sie regelmäßig überlegen, ob die Balance zwischen Arbeit und Freizeit für Sie noch stimmt. Mit den Ressourcen, die Sie nutzen können, sind nicht nur berufliche, sondern auch private Ressourcen gemeint, von denen Sie in Ihrer Freizeit profitieren können. Wo tanken Sie Energie? Was machen Sie in Ihrer Freizeit gerne? Welche Hobbys üben Sie gerne aus? Und wann haben Sie das zuletzt gemacht? Was hilft Ihnen, den Kopf frei zu bekommen?

Ob Sport, Musik, Spaziergänge, Lesen, Schreiben, Basteln oder die Kraft der Spiritualität: Alles, was Sie gerne tun, wird Ihnen helfen, Ihre Batterien aufzuladen. Das Zusammensein mit Ihrer Familie und mit Freunden gehört genauso dazu. Haben Sie schon einmal darüber nachgedacht, welche Bereiche zu Ihrem Leben gehören und wie viel Zeit und Aufmerksamkeit Sie diesen jeweils beimessen? In ▶ **Abb. 21.1** zeigt ein Tortendiagramm, wie eine mögliche Zusammenstellung aussehen könnte.

Überlegen Sie zunächst, welche Bereiche für Sie dazugehören. Möglicherweise sind das andere Be-

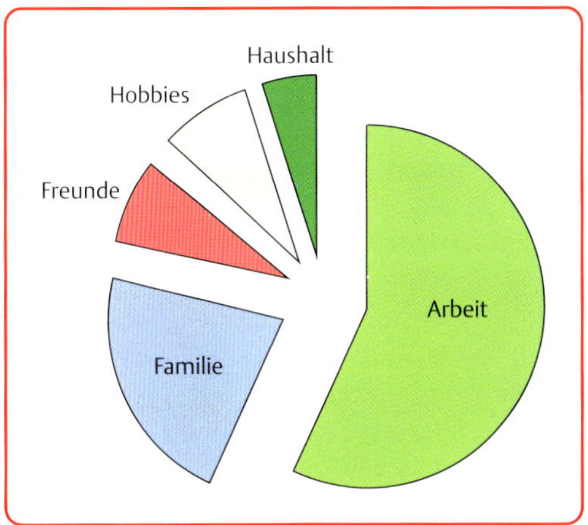

▸ **Abb. 21.1** Anteile verschiedener Lebensbereiche.

reiche als in ▸ **Abb. 21.1** dargestellt. Vielleicht möchten Sie eine weitere Spalte für Spiritualität oder Gesundheit oder etwas anderes hinzufügen. Im ersten Schritt zeichnen Sie auf, wie Sie sich Ihre Aufteilung wünschen, sodass diese Ihnen angenehm ist. Im zweiten Schritt fertigen Sie ein zweites Tortendiagramm an und berücksichtigen dabei Ihre aktuelle Situation. Schauen Sie sich dafür einen durchschnittlichen Arbeitstag an. Im dritten Schritt vergleichen Sie beide Diagramme miteinander: Stimmen beide weitestgehend überein? Dann haben Sie bereits die Ausgewogenheit erreicht, die Sie für sinnvoll erachten, um langfristig in allen Lebensbereichen zufrieden zu sein.

Falls Sie größere Abweichungen feststellen, können Sie überlegen, wie Sie Ihrer Wunschvorstellung näherkommen können. Manchmal reicht es schon fast aus, sich bewusst zu machen, welcher Bereich im Leben gerade zu kurz kommt bzw. zu viel Ihrer Aufmerksamkeit bindet, um etwas zu ändern. Vielleicht erfordert es auch etwas Zeit und größere Änderungen, um den gewünschten Zustand zu erreichen.

21.8 Verantwortung der Einrichtungen und Institutionen

Fachkräfte tragen die Verantwortung für Ihre Gesundheit, doch die Einrichtungen und Institutionen, ihre Arbeitgeberinnen und Arbeitgeber, sind ebenfalls aufgefordert, ihren Mitarbeiterinnen und Mitarbeitern die Rahmenbedingungen zur Verfügung zu stellen, die sie benötigen, um eine qualitativ hochwertige Arbeit längerfristig zu leisten. Leinweber nennt das eine traumasensible Arbeitskultur [82]. Die Aspekte, die bereits in Kap. 13.3 angesprochen wurden, gelten auch hier und lassen sich auf die jeweiligen Arbeitsverhältnisse übertragen:

- **Vertrauensbasis herstellen:** Die Gewissheit, dass Vorgesetzte ihren Mitarbeiterinnen und Mitarbeitern vertrauen, ist für diese ungemein wichtig, denn das stärkt ihr Selbstvertrauen. Wer sich von Vorgesetzen kontrolliert fühlt, wird unter Umständen unsicher im direkten Kontakt mit Klientinnen bzw. Patientinnen und misstrauisch den Vorgesetzten gegenüber. Beides ist für eine qualitative Arbeitsleistung kontraproduktiv und wird das Wohlbefinden einer Mitarbeiterin bzw. eines Mitarbeiters schwächen. Transparenz und sinnvolle, verlässliche Kommunikationsstrukturen gehören ebenfalls zum Vertrauensaufbau hinzu.
- **Erfahrungen bestätigen:** Es ist wichtig, dass die Erfahrungen von Fachkräften von Arbeitgeberinnen und Arbeitgebern ernst genommen werden. Häufig wird die Leistung der Fachkräfte von ihren Vorgesetzten bzw. den Personen, die für die Vergabe von finanziellen Mitteln für unterstützende Angebote zuständig sind, nicht ausreichend anerkannt. In manchen Fällen ist diesen nicht einmal bewusst, welche Unterstützung für ihre Fachkräfte nötig wäre, damit diese ihre Gesundheit erhalten und langfristig qualitativ hochwertig arbeiten können. Arbeitgeberinnen und Arbeitgeber sind daher gefordert, sich mit den Inhalten, Schwerpunkten und Herausforderungen ihrer Mitarbeiterinnen und Mitarbeiter vertraut zu machen.
- **Gewalt als Unrecht benennen:** Nicht nur die einzelnen Mitarbeiterinnen und Mitarbeiter

müssen ein Bewusstsein für Ausmaß, Dimensionen und Auswirkungen von Gewalt und Trauma bekommen, Gleiches gilt auch für eine Institution oder Einrichtung als Organisation: Eine traumasensible Begleitung und Betreuung von Klientinnen bzw. Patientinnen sollte in allen Abteilung verankert werden. Alle Arbeitsbereiche sollten darauf abgestimmt sein, von den hauswirtschaftlichen Kräften bis zu den leitenden Ärztinnen bzw. Ärzten und den Mitarbeiterinnen und Mitarbeitern in der Verwaltung. Wird eine traumasensible Arbeitsweise nur von einzelnen Personen verinnerlicht, kann es bei diesen leicht zu Enttäuschungen, Frust und Wut kommen. Das ist weder für Einzelne noch für die Einrichtung als Ganzes förderlich. Eine konsequent gelebte traumasensible Arbeits- und Sichtweise berücksichtigt zudem die Risiken für die helfenden Professionen und hat die Themen Mitgefühlserschöpfung und stellvertretende Traumatisierung im Blick.

- **Selbstbestimmung respektieren:** Das Gefühl zu haben, eine Situation mitgestalten zu können, ist für Fachkräfte ein wirkungsvoller Schutz vor Mitgefühlserschöpfung und Sekundärtraumatisierung. Mitgestaltung bezieht sich auf die Entwicklung von neuen Ideen und Angeboten, aber vor allem auf die Gestaltung der direkten Arbeit mit Klientinnen bzw. Patientinnen. Wenn Mitarbeitende sich zum Beispiel außerstande sehen, eine weitere traumatisierte Frau zu betreuen, ist zu überlegen, wie die Aufgaben in der Einrichtung anders verteilt werden können. Arbeitgeberinnen und Arbeitgeber sollten dafür die Verantwortung übernehmen und eine sinnvolle Arbeitsaufteilung im Sinne der Klientinnen bzw. Patientinnen und im Sinne der Mitarbeitenden ermöglichen.
- **Gemeinsam Schutz und Sicherheit planen:** Vorgesetzte müssen dafür Sorge tragen, dass sich ihre Mitarbeiterinnen und Mitarbeiter vor Übergriffen durch Familienangehörige oder anderen Personen schützen können. Diese müssen darüber informiert sein, wie sie sich in bedrohlichen Situationen zu verhalten haben. Sicherheit und Schutz vor Mitgefühlserschöpfung oder Sekundärtraumatisierung sollte durch regelmäßige Angebote zum kollegialen Austausch, Supervision, die Teilnahme an geeigneten Fort- und Weiterbildungsangeboten sowie die Bereitstellung von Fachliteratur und geeigneten Arbeitsmaterialien gewährleistet werden.
- **Zugang zu Schutz- und Beratungsstellen benennen:** Institutionen, Arbeitgeberinnen und Arbeitgeber sollten Fachkräften Angebote zur Unterstützung machen. So kann zum Beispiel eine professionelle Beratung zeitnah nach einer sehr schwierigen Geburt die beteiligte Hebamme und die Ärztin bzw. den Arzt vor den Folgen einer Traumatisierung schützen helfen. Eine solche Beratung kann inner- oder außerbetrieblich stattfinden. In großen Betrieben oder Kliniken können Seelsorgende benannt oder eine Kooperation mit örtlichen Beratungsstellen initiiert werden. Eine regelmäßige Supervision stellt zudem eine sinnvolle Ergänzung dar.

Darüber hinaus können Arbeitgeberinnen und Arbeitgeber für Ausgleich sorgen: Wer beruflich viel mit Leid und Belastung konfrontiert ist, benötigt diesen. Vorgesetzte können auch dafür sorgen, dass die innerbetriebliche Kultur vorsieht, neben der Arbeit ein gewisses Maß an Zeit auf leichte Art und Weise zu verbringen, zum Beispiel mit Kolleginnen und Kollegen eine Weihnachtsfeier oder Betriebsfeier planen oder vielleicht auch nur, indem der Pausenraum ansprechend gestaltet und ausgestattet wird, sodass er wirklich ein Ort zur Erholung ist.

Teil 4
Anhang

22 Hilfreiche Adressen

22.1 Gesundheit

Arbeitskreis Frauengesundheit in Medizin, Psychotherapie und Gesellschaft e. V. (AKF)

Der AKF ist der größte Zusammenschluss von unabhängigen Frauengesundheitsorganisationen im deutschsprachigen Raum. Er organisiert Fachtagungen und informiert zu allen Aspekten der Frauen- und Mädchengesundheit, unter anderem Gewalt, Geburt und Schwangerschaft, Ernährung, Armut, Psychologie etc.

www.akf-info.de/portal/

S.I.G.N.A.L. e. V. Intervention im Gesundheitsbereich gegen häusliche und sexualisierte Gewalt

Koordinierungs- und Interventionsstelle zur Förderung und Weiterentwicklung der Intervention in der Gesundheitsversorgung bei häuslicher und sexualisierter Gewalt. Kooperationspartner für Forschungen und Projekte, Träger von Modellprojekten. Der Verein bietet Fortbildungen und stellt über die Infothek online Literatur und bestellbare Materialien (Patientinnen-Flyer in mehreren Sprachen) sowie Dokumentationsmaterial für Ärztinnen und Ärzte zur Verfügung.

www.signal-intervention.de

22.2 Gewalt gegen Frauen

Agentur der Europäischen Union für Grundrechte

Hintergrundwissen, Zahlen und Daten zur europaweiten Erhebung Gewalt gegen Frauen

www./fra.europa.eu/de/press-release/2014/gewalt-gegen-frauen-sie-passiert-taglich-und-allen-kontexten

Bundesverband Frauenberatungsstellen und Frauennotrufe – Frauen gegen Gewalt (bff) e. V.

Im bff sind weit über 100 Frauennotrufe und Frauenberatungsstellen zusammengeschlossen. Auf der Internetseite des bff finden Sie in der Infothek Hintergrundwissen zu den unterschiedlichen Facetten von Gewalt gegen Frauen. Über eine Datenbank kann Kontakt zu den Mitgliedsorganisationen des bff aufgenommen werden.

www.frauen-gegen-gewalt.de

Frauenhauskoordinierungsstelle (FHK e. V.)

Die Homepage des FHK bietet Informationen rund um Frauenhäuser, deren Öffentlichkeitsarbeit und Vernetzung. Über einen Frauenhaus- bzw. Frauenberatungsstellenfinder können geeignete Kontakt- oder Zufluchtsstellen gefunden werden.

www.frauenhauskoordinierung.de

Frauen raus aus der Gewalt

Auf dieser Website wird mit leicht verständlichen Videos die Arbeit von Frauennotrufen und Frauenberatungsstellen des bundesweiten Hilfetelefons vorgestellt. Ein Video beschäftigt sich mit dem Vorgehen der Polizei bei häuslicher Gewalt und dem Gewaltschutzgesetz.

www.grovima.de/frauen-raus-aus-der-gewalt.de

Hilfetelefon – Gewalt gegen Frauen

Telefonische Erreichbarkeit an 365 Tagen im Jahr, 24 Stunden am Tag. Betroffene Frauen, Angehörige, Freundinnen und Freunde sowie Fachkräfte können sich per E-Mail, Chat oder telefonisch kostenfrei und anonym in 15 verschiedenen Sprachen beraten lassen. Es werden verschiedene Materialien zur Verfügung gestellt, darunter Flyer, Plakate, Notfallkarten, die von Fachkräften genutzt und weitergegeben werden können.

Tel. 0 800 011 6 016, www.hilfetelefon.de

M•E•L•I•N•A Inzestkinder/Menschen aus VerGEWALTigung e. V.

Der Verein informiert zu Auswirkungen inzestuöser Gewalt, arbeitet mit Inzestkindern zusammen, unterstützt sie in der Wahrnehmung ihrer Rechte und kooperiert mit Fachkräften.

www.melinaev.de

Wildwasser Kreis Groß-Gerau e. V. – Verein gegen sexuellen Missbrauch

Diese Website wendet sich an Kinder, Jugendliche und Erwachsene, die von sexuellem Missbrauch betroffen sind. Ebenso können sich Freundinnen, Freunde und Angehörige von Betroffenen, Fachpersonal und ehrenamtlich Tätige Rat und Hilfe holen. Kontakte zu örtlichen Beratungsstellen können hergestellt werden, es finden sich Foren zu unterschiedlichen Themen und es besteht die Möglichkeit, sich per E-Mail beraten zu lassen.

www.wildwasser.de

Zartbitter Köln e. V. – Kontakt- und Informationsstelle gegen sexuellen Missbrauch an Mädchen und Jungen

Zartbitter ist eine der ältesten Kontakt- und Informationsstellen gegen sexuellen Missbrauch in Deutschland, die sowohl betroffenen Mädchen als auch Jungen Unterstützung anbietet. Zartbitter hat Präventionskonzepte und -materialien entwickelt. Auf der Website finden sich Infos für Kinder und Jugendliche, Eltern und Fachkräfte.

www.zartbitter.de/gegen_sexuellen_missbrauch/Aktuell/100_index.php

Zentrale Informationsstelle Autonome Frauenhäuser

Sogenannte Autonome Frauenhäuser betrachten sich als unabhängig von Parteipolitik und Konfession. Häufig tragen sie den Vereinsnamen „Frauen helfen Frauen". Auf dieser Website finden Sie Kontaktinformationen der Autonomen Frauenhäuser, Informationen zu den Themen Gewalt gegen Frauen, aber auch Gewalt gegen Jungen und Mädchen.

www.autonome-frauenhaeuser-zif.de

22.3 Gewaltschutzgesetz

Bundesministerium für Familie, Senioren, Frauen und Jugend

Informationen und Publikationen rund um das Thema häusliche Gewalt und Gewaltschutzgesetz im Internet.

www.bmfsfj.de/bmfsfj/themen/gleichstellung/frauen-vor-gewalt-schuetzen

Die Broschüre „Mehr Schutz bei häuslicher Gewalt" kann hier heruntergeladen werden: www.bmfsfj.de/bmfsfj/service/publikationen/mehr-schutz-bei-haeuslicher-gewalt/81 936

Bundesministerium für Justiz und Verbraucherschutz

Gesetzestext zum Gewaltschutzgesetz in Internet.

www.gesetze-im-internet.de/gewschg/

22.4 Migration

Bundesweiter Koordinierungskreis gegen Menschenhandel KOK e. V.

Der KOK ist ein Zusammenschluss von Fachberatungsstellen für Betroffene von Menschenhandel, Frauenorganisationen sowie weiteren Organisationen, die zu den Themen Menschenhandel, Ausbeutung und Gewalt an Migrantinnen arbeiten. Auf der Seite finden Sie Informationen für Fachkräfte und Betroffene, ebenso eine Auflistung der Fachberatungsstellen, die zu diesem Thema Unterstützung und Hilfe anbieten.

www.kok-gegen-menschenhandel.de/startseite/

Bundeszentrale für gesundheitliche Aufklärung (BZgA)

Auf der Website befindet sich eine Übersicht über Medien der BZgA im Migrationsbereich.

www.infodienst.bzga.de/?id=Seite3 233

DaMigra – Dachverband der Migrantinnenorganisationen

Auf der Website finden Sie Hinweise zu bundesweiten selbstorganisierten Migrantinnenorganisationen und weitere Informationen unter anderem zu den Themen Migration und Gesundheit, Gewalt, Flucht, Arbeit und Partizipation.

www.damigra.de

Maisha e. V. Selbsthilfegruppe Afrikanischer Frauen in Deutschland

Der Verein mit Sitz in Frankfurt hat das Ziel, die Lebensbedingungen und Integration von afrikanischen Frauen in Deutschland zu fördern. Ein Schwerpunkt liegt auf der Gesundheitsförderung.

Dazu gibt es ein breites Angebot von Sprechstunden, Publikationen und Kampagnen. Maisha e. V. betätigt sich politisch auf lokaler, nationaler und internationaler Ebene.

www.maisha.org/home.html

Papatya

Anonyme Kriseneinrichtung für Mädchen und junge Frauen mit Migrationshintergrund.

Auf der Website der Organisation gibt es viele interessante Informationen zu Zwangsheirat, Verschleppung etc. sowie die Möglichkeit zur Online-Beratung.

www.papatya.org/index.html

TERRE DES FEMMES

Die Organisation setzt sich für Frauenrechte ein und unterstützt Frauen und Mädchen durch internationale Vernetzung, Öffentlichkeitsarbeit, gezielte Aktionen, persönliche Beratung und Förderung von einzelnen Projekten im Ausland. Neben vielen Informationen zum Verein und seinen Aktivitäten finden Sie auf der Website Wissenswertes unter anderem zu den Themen sexualisierte Gewalt, Flucht, genitale Verstümmelung und Zwangsheirat.

www.frauenrechte.de/online/index.php

Jugendportal Zwangsheirat.de von TERRE DES FEMMES

Jugendgerechte Informationen, Blogs, Fragen und Antworten und Beratungsstellenfinder rund um das Thema Zwangsheirat sowie die Möglichkeit zur Online-Beratung.

www.zwangsheirat.de/index.php

Fachkräfteportal Zwangsheirat.de von TERRE DES FEMMES

Ergänzung zum Jugendportal. Hintergrundwissen und Materialien zu Zwangsheirat und Gewalt im Namen der Ehre speziell für Fachkräfte.

www.zwangsheirat.de/index.php/startseite

22.5 Schwangerschaft und Geburt

Bundesministerium für Familie, Senioren, Frauen und Jugend: Schwanger und die Welt steht Kopf/ Schwanger und viele Fragen

Website für schwangere Frauen, die sich alleine fühlen, Ängste oder Fragen haben und Unterstützung suchen, auf Wunsch auch anonym. Die Beratung wird in unterschiedlichen Sprachen angeboten, ist kostenfrei und 24 Stunden am Tag erreichbar.

Hilfetelefon „Schwangere in Not“: 0800 4 04 00 20, www.schwanger-und-viele-fragen.de/de

Bundesministerium für Familie, Senioren, Frauen und Jugend: Beratung und Geburt – Vertraulich

Website für Fachkräfte und Betroffene mit Informationen rund um das Thema vertrauliche Geburt. Daneben gibt es die Möglichkeit zu anonymer Beratung per Telefon, Chat oder E-Mail.

Hilfetelefon „Schwanger und keiner darf es erfahren“: 0800 40 40 020, www.geburt-vertraulich.de/startseite

Landesverband der Hebammen Nordrhein-Westfalen e. V.

Der Verein klärt unter Mitarbeit der Hebammenverbände Bayern, Hessen, Thüringen, Saarland und Baden-Württemberg über Hebammenhilfe für Geflüchtete auf. Auf der Website gibt es Informationen zu wichtigen Fragen rund um Flucht, Gesundheitsversorgung während der Schwangerschaft, der Geburt und des Wochenbetts, Rechte, Anlaufstellen und vieles mehr.

www.hebammenhilfe-fuer-fluechtlinge.de

Nationales Zentrum Frühe Hilfen (NZFH)

Internetportal mit Informationen rund um das Thema Frühe Hilfen und der Bundesinitiative Frühe Hilfen.

www.fruehehilfen.de

Netzwerk Schwanger und Gewalt

Regionales Kölner Netzwerk, ein Zusammenschluss von Fachkräften, die mit Frauen beruflich in Kontakt stehen, die vor oder während der Schwangerschaft Gewalt erfahren haben. Auf der Website gibt es Hintergrundinformationen rund um das Thema Schwangerschaft und Gewalt, Kontaktvermittlung zu örtlichen sensiblen Fachkräften.

www.schwanger-und-gewalt.de

22.6 Trauma

Be-here-now

Initiative des Instituts Berlin, die sich an Fachkräfte richtet, die mit geflüchteten Menschen arbeiten, die an Traumafolgen leiden. Auch geeignet für Betroffene. Unter anderem Informationen und Übungen zur Selbstfürsorge, Tipps für die Arbeit, Link- und Literaturliste.

http://be-here-now.eu/de

Deutschsprachige Gesellschaft für Psychotraumatologie (DeGPT)

Wissenschaftliche Fachgesellschaft für Fachkräfte, die mit Menschen mit Traumafolgen arbeiten. Auf der Website gibt es Informationen für Fachkräfte und Betroffene, eine Weiterbildungs-Datenbank sowie eine Datenbank mit Therapeutinnen und Therapeuten.

www.degpt.de

Elfriede-Dietrich-Stiftung

Gemeinnützige Stiftung, die sich zum Ziel gesetzt hat, Menschen, die an einer Traumafolgestörung leiden, zu helfen. Auf der Website finden sich drei Filme, die sich an Betroffene, Helferinnen und Helfer sowie an die Öffentlichkeit wenden, um über Trauma und Therapiemöglichkeiten zu informieren.

www.e-dietrich-stiftung.de

Institut Berlin

Website des Berliner Fortbildungsinstitut von Lydia Hantke und Hans-Joachim Görges mit vielen hilfreichen Informationen und Übungen für die Arbeit mit traumatisierten Menschen.

www.institut-berlin.de/home

23 Buchtipps

Baer U, Frick-Baer G. Wie Traumata in die nächste Generation wirken. Untersuchungen, Erfahrungen, therapeutische Hilfen. Neukirchen-Vlyn: Semnos; 2012

Dolan Y. Schritt für Schritt zur Freude zurück. Das Leben nach traumatischen Erfahrungen meistern. Heidelberg: Carl Auer; 2009

Hantke L, Görges HJ. Handbuch Traumakompetenz. Basiswissen für Therapie, Beratung und Pädagogik. Paderborn: Junfermann; 2012

Huber M. Trauma und die Folgen. Trauma und Traumabehandlung. Teil 1. Paderborn: Junfermann; 2003

Huber M. Wege der Traumabehandlung. Trauma und Traumabehandlung. Teil 2. Paderborn: Junfermann; 2003

Huber M. Der geborgene Ort. Sicherheit und Beruhigung bei chronischem Stress. Ein Übungsbuch mit CD. Paderborn: Junfermann; 2015

medica mondiale e. V., Griese K, Hrsg. Sexualisierte Kriegsgewalt und ihre Folgen. Handbuch zur Unterstützung traumatisierter Frauen in verschiedenen Arbeitsfeldern. 2. Aufl. Frankfurt a. Main: Mabuse; 2006

Mundlos C. Gewalt unter der Geburt. Der alltägliche Skandal. Marburg: Tectum; 2015

Reddemann L. Imagination als heilsame Kraft. Ressourcen und Mitgefühl in der Behandlung von Traumafolgen. Vollständig überarbeitete Neuausgabe. Stuttgart: Klett-Cotta; 2016

Reddemann L. Dehner-Rau C. Trauma heilen. Ein Übungsbuch für Körper und Seele. 4., vollständig überarbeitete Auflage. Stuttgart: Trias; 2013

Reddemann L. Eine Reise von 1.000 Meilen beginnt mit dem ersten Schritt. Seelische Kräfte entwickeln und fördern. Freiburg: Herder; 2014

Simkin P, Klaus P. Wenn missbrauchte Frauen Mutter werden. Die Folgen früher sexueller Gewalt und therapeutische Hilfen. Stuttgart: Klett-Cotta; 2015

24 Literatur

[1] Ainsworth MDS, Wittig B. Bindungs- und Explorationsverhalten einjähriger Kinder in einer Fremden Situation. In: Grossmann K E, Grossmann K. Bindung und menschliche Entwicklung. John Bowlby, Mary Ainsworth und die Grundlagen der Bindungstheorie. 3. Aufl. Stuttgart: Klett-Cotta; 2014: 112–144

[2] Beck CT. Birth Trauma. In the eye of the Beholder. In: Nursing Research 2004; 1: 28–35, DOI: 10.1097/00 006 199-200 401 000-00 005: 28

[3] Bibliographisches Institut. Stichwort Trauma. Im Internet: www.duden.de/rechtschreibung/Trauma; Stand: 27.04.2016

[4] Bibliographisches Institut. Stichwort Zuverlässigkeit. Im Internet: www.duden.de/rechtschreibung/Zuverlaessigkeit; Stand: 23.10.2016

[5] Bibliographisches Institut. Stichwort Gewalt. Im Internet: www.duden.de/rechtschreibung/Gewalt; Stand: 09.06.2016

[6] Bibliographisches Institut. Stichwort Stabilität. Im Internet: www.duden.de/rechtschreibung/Stabilitaet; Stand: 23.10.2016

[7] Bibliographisches Institut. Stichwort Haltung. Im Internet: www.duden.de/rechtschreibung/Haltung; Stand 09.04.2016

[8] Brisch KH. Bindungsstörungen. Von der Bindungstheorie zur Therapie. 12. Auf. Stuttgart: Klett-Cotta; 2013

[9] Brisch KH. Der Einfluss von traumatischen Erfahrungen auf die Neurobiologie und die Entstehung von Bindungsstörungen. Zeitschrift für Psychotraumatologie und Psychologische Medizin 2004; 1: 29–44: 29

[10] Brisch KH. Intergenerationale Bindungen, Trauma und Dissoziation: Ursachen, Therapie und Prävention. In: Huber M, Plassmann R. Transgenerationale Traumatisierung. Tagungsband zur DGTD-Tagung im September 2011 in Bad Mergentheim. Paderborn: Junfermann; 2012: 99–126

[11] Bowlby J. Frühe Bindung und kindliche Entwicklung. 6. Aufl. München: Reinhardt; 2010

[12] Bundesgesetzblatt Teil I Nr. 52 (2016) Fünfzigstes Gesetz zur Änderung des Strafgesetzbuches – Verbesserung des Schutzes der sexuellen Selbstbestimmung, ausgegeben zu Bonn am 9.11.2016

[13] § 1631, BGB

[14] § 1712, BGB

[15] GewschG, BGBl,Teil III, Gliederungsnummer 100–1

[16] GewschG, BGBl. I, 3 513

[17] GG, Art. 2

[18] § 1, SGB VIII, BGBl. I, 1163

[19] §§ 1–3 UhVorschG Unterhaltsvorschussgesetz, BGBl. I; 1446

[20] Bundesministeriums für Familie, Senioren, Frauen und Jugend. Lebenssituation, Sicherheit und Gesundheit von Frauen in Deutschland. Eine repräsentative Untersuchung zu Gewalt gegen Frauen in Deutschland: Berlin; 2004

[21] Dachverband der autonomen Frauenberatungsstellen (FBST) e. V. Stichwort Frauenberatung. Im Internet: www.frauenberatungsstellen-nrw.de; Stand: 21.11.2016

[22] Deutsche AIDS Gesellschaft et al. Deutsch-Österreichische Leitlinie zur HIV-Therapie in der Schwangerschaft und bei HIV-exponierten Neugeborenen (2014). AWMF-Register-Nr.: 055 – 002 S 2k-Leitlinie. Im Internet: www.awmf.org/leitlinien; Stand: 13.01.2017

[23] Deutscher Hebammenverband, Hrsg. Empfehlungen für traumasensible Begleitung durch Hebammen. Karlsruhe: 2012

[24] Deutscher Hebammenverband. Stichwort Hebammenhilfe. Im Internet: www.hebammenverband.de/familie/hebammenhilfe/; Stand: 17.4.2017

[25] Deutschen Institut für Medizinische Dokumentation und Information (DIMDI). Internationale statistische Klassifikation der Krankheiten und verwandter Gesundheitsprobleme. 10. Revision, German Modification (ICD-10-GM) Version 2016

[26] DGRW, Hrsg. Für die Leitliniengruppe Unipolare Depression (2015). S 3-Leitlinie/Nationale VersorgungsLeitlinie Unipolare Depression – Langfassung. 2. Aufl. Version 3. AWMF-Register-Nr.: nvl-005. Im Internet: www.depression.versorgungsleitlinien.de. doi: 10.6 101/AZQ/000 277: 13

[27] Dolan Y. Schritt für Schritt zur Freude zurück. Das Leben nach traumatischen Erfahrungen meistern. Heidelberg: Carl Auer; 2009: 48 f

[28] Drogenbeauftragte der Bundesregierung. Die Fetale Alkoholspektrum-Störung. Die wichtigsten Fragen der sozialrechtlichen Praxis. Berlin; 2014

[29] Eapen A, Falcione F, Hersh M, Obser K, Shaar. Protection Risks for Women and Girls in the European Refugee and Migrant Crisis. Greece and the former Yugoslav Republic of Macedonia. A United Nations Refugee Agency, United Nations Population Fund and Women's Refugee Commission INITIAL ASSESSMENT REPORT; 2016

[30] Ekman P. Gefühle lesen. Wie Sie Emotionen erkennen und richtig interpretieren. 2. Aufl. München: Spektrum Akademischer Verlag; 2010: 249

[31] Erfmann A. Das Trauma erkennen. Deutsche Hebammen Zeitschrift 2005; 6: 31–34

[32] Europäische Kommission. Eurobarometer survey on gender-based violence, Data collect (2016). Im Internet: www.data.europa.eu/euodp/en/data/dataset/S 2115_85_3_449_ENG; Stand: 4.1.2016

[33] Figley CF. Mitgefühlserschöpfung. Der Preis des Helfens. In: Hudnall Stamm B, Hrsg. Sekundäre Traumastörungen. Wie Kliniker, Forscher & Erzieher sich vor traumatischen Auswirkungen ihrer Arbeit schützen können. Paderborn: Junfermann; 2002

[34] Figley CF. Mitgefühlserschöpfung. Der Preis des Helfens. In: Hudnall Stamm B, Hrsg. Sekundäre Traumastörungen. Wie Kliniker, Forscher & Erzieher sich vor traumatischen Auswirkungen ihrer Arbeit schützen können. Paderborn: Junfermann; 2002: 41–59: 41

[35] Figley CF. Mitgefühlserschöpfung. Der Preis des Helfens. In: Hudnall Stamm B, Hrsg. Sekundäre Traumastörungen. Wie Kliniker, Forscher & Erzieher sich vor traumatischen Auswirkungen ihrer Arbeit schützen können. Paderborn: Junfermann; 2002: 41–59: 47 (Fehler i. Orig.; Hervorheb. i. Orig.)

[36] Figley CF. Mitgefühlserschöpfung. Der Preis des Helfens. In: Hudnall Stamm B, Hrsg. Sekundäre Traumastörungen. Wie Kliniker, Forscher & Erzieher sich vor traumatischen Auswirkungen ihrer Arbeit schützen können. Paderborn: Junfermann; 2002: 41–59: 51

[37] Figley CF. Mitgefühlserschöpfung. Der Preis des Helfens. In: Hudnall Stamm B, Hrsg. Sekundäre Traumastörungen. Wie Kliniker, Forscher & Erzieher sich vor traumatischen Auswirkungen ihrer Arbeit schützen können. Paderborn: Junfermann; 2002: 41–59: 277

[38] Fischer G, Riedesser P. Lehrbuch der Psychotraumatologie. 4. Aufl. München: Reinhardt; 2009

[39] Fischer G, Riedesser P. Lehrbuch der Psychotraumatologie. 4. Aufl. München: Reinhardt; 2009: 84

[40] Fischer G, Riedesser P. Lehrbuch der Psychotraumatologie. 4. Aufl. München: Reinhardt; 2009: 182

[41] Fischer G, Riedesser P. Lehrbuch der Psychotraumatologie. 4. Aufl. München: Reinhardt; 2009: 274

[42] Flatten G, Gast U, Hofmann A et al. S 3-Leitlinie Posttraumatische Belastungsstörung. Trauma & Gewalt 2011; 3: 202–210

[43] Foerster Hv. Einführung in den radikalen Konstruktivismus. In: Watzlawick, Hrsg. Die erfundene Wirklichkeit. Wie wissen wir, was wir zu wissen glauben? Beiträge zum Konstruktivismus. 5. Aufl. München: Piper; 2010: 39–60: 40

[44] Franke T. Stillbegleitung nach Trauma. Vertrauen schaffen, Selbstbestimmung zulassen. In: Deutsche Hebammen Zeitschrift 2012; 9: 52–56

[45] Galtung J. Kulturelle Gewalt. In: Landeszentrale für politische Bildung Baden-Württemberg, Hrsg. Der Bürger im Staat 1993; 43: 106

[46] Garthus-Niegel S, Soest Tv et al. The influence of women's preferences and actual mode of delivery on post-traumatic stress symptoms following childbirth: a population-based, longitudinal study. BMC Pregnancy and Childbirth 2014; 14:191

[47] Gerrig RJ. Psychologie. 20. aktual. Aufl. Hellbergmoos: Pearson Deutschland; 2015

[48] Glaesmer H, Reichmann-Radulescu A, Brähler E et al. Transgenerationale Übertragung traumatischer Erfahrungen. Wissensstand und theoretischer Rahmen und deren Bedeutung für die Erforschung transgenerationaler Folgen des Zweiten Weltkrieges in Deutschland. Trauma & Gewalt; 2011; 4: 330–342

[49] Grote NK, Bridge JA, Garvin AR. A Meta-analysis of Depression During Pregnancy and the Risk of Preterm Birth, Low Birth Weight and Intrauterine Growth Restriction. Arch Gen Psychiatry 2010; 67 (10):1012–1024. Im Internet: www.archpsyc.jamanetwork.com. doi: 10.1001/archgenpsychiatry.2 010 111

[50] Hagemann-White C, Bones S. Versorgungsbedarf und Anforderungen an Professionelle im Gesundheitswesen im Problembereich Gewalt gegen Frauen und Mädchen. Expertise für die Enquêtekommission „Zukunft einer frauengerechten Gesundheitsversorgung in Nordrhein-Westfalen". Universität Osnabrück; 2003

[51] Hahn M, Sander E. Kompetenzprofil Familienhebammen. Köln: NZFH; 2013

[52] Hahn M, Sander E. Kompetenzprofil Familien-Gesundheits- und Kinderkrankenpflegerinnen und -pfleger in den Frühen Hilfen. Köln: NZFH; 2014

[53] Handrick W, Enders M. Syphilis connata. In: Deutsche STI Gesellschaft, Hrsg. 059/002 – S 2k-Leitlinie: Diagnostik und Therapie der Syphilis. Aktualisierung und Aufwertung S 2k 2014. Im Internet: www.awmf.org/leitlinien; Stand: 13.01.2017

[54] Hanswille R, Kissenbeck A. Systemische Traumatherapie. Konzepte und Methoden für die Praxis. 2. Aufl. Heidelberg: Carl Auer; 2010

[55] Hanswille R, Kissenbeck A. Systemische Traumatherapie. Konzepte und Methoden für die Praxis. 2. Aufl. Heidelberg: Carl Auer; 2010: 126

[56] Hantke L, Görges H-J. Handbuch Traumakompetenz. Basiswissen für Therapie, Beratung und Pädagogik. Paderborn: Junfermann; 2012

[57] Hantke L, Görges H-J. Handbuch Traumakompetenz. Basiswissen für Therapie, Beratung und Pädagogik. Paderborn: Junfermann; 2012: 77

[58] Hantke L, Görges H-J. Handbuch Traumakompetenz. Basiswissen für Therapie, Beratung und Pädagogik. Paderborn: Junfermann; 2012: 142 f

[59] Hellbernd H, Brzank P, Wieners K et al. Handbuch zur Implementierung von Interventionsprojekten gegen häusliche Gewalt an Frauen: Das S.I.G.N.A.L.-Programm (2004). Im Internet: www.signal-intervention.de/ bzw. www.signal-intervention.de/download/SIGNAL_2004_Handbuch_TeilA.pdf; Stand: 04.01.2017

[60] Hellbernd H, Brzank P, Wieners K et al. Handbuch zur Implementierung von Interventionsprojekten gegen häusliche Gewalt an Frauen: Das S.I.G.N.A.L.-Programm (2004). Im Internet: www.signal-intervention.de/ bzw. www.signal-intervention.de/download/SIGNAL_2004_Handbuch_TeilA.pdf; Stand: 04.01.2017

[61] Hellbernd H, Brzank P, Wieners K et al. Handbuch zur Implementierung von Interventionsprojekten gegen häusliche Gewalt an Frauen: Das S.I.G.N.A.L.-Programm (2004). Im Internet: www.signal-intervention.de/ bzw. www.signal-intervention.de/download/SIGNAL_2004_Handbuch_TeilA.pdf; Stand: 04.01.2017

[62] Hellbernd H, Brzank P, Wieners K et al. Häusliche Gewalt gegen Frauen: gesundheitliche Versorgung. Das S.I.G.N.A.L. Interventionsprogramm. Handbuch für die Praxis. Wissenschaftlicher Bericht (2004). Berlin. Im Internet: www.signal-intervention.de/; Stand: 04.01.2017

[63] Herchenhan M, Kruse M, Kuhnert T. Menschen im Hartz IV Bezug – Psychosoziale Auswirkungen und Handlungsansätze für systemische Begleitung und Beratung (2016). Im Internet: www.dgsf.org/service/wissensportal; Stand: 21.11.2016

[64] Herman J: Die Narben der Gewalt. Traumatische Erfahrungen verstehen und überwinden. Paderborn: Junfermann; 2003

[65] Heynen S. Erzwungene Schwangerschaft und Mutterschaft durch eine Vergewaltigung. Kindesmisshandlung und -vernachlässigung (DGgKV) 2003; 1/2: 98–125

[66] Hitzler R. Gewalt als Tätigkeit. Vorschläge zu einer Handlungstypologischen Begriffsklärung. In: Neckel S, Schwab-Trapp N, Hrsg. Ordnungen der Gewalt. Beiträge zu einer politischen Soziologie und des Krieges. Opladen: Leske und Budrich; 1999: 9–19

[67] Huber M. Trauma und die Folgen. Trauma und Traumabehandlung. Teil 1. 5. Aufl. Paderborn: Junfermann; 2012

[68] Huber M. Trauma und die Folgen. Trauma und Traumabehandlung. Teil 1. 5. Aufl. Paderborn: Junfermann; 2012: 168

[69] Huber M. Wege der Traumabehandlung. Trauma und Traumabehandlung. Teil 2. 4. Aufl. Paderborn: Junfermann; 2009

[70] Huber M. Wege der Traumabehandlung. Trauma und Traumabehandlung. Teil 2. 4. Aufl. Paderborn: Junfermann; 2009: 276

[71] Hübner-Liebermann B, Hausner H, Wittmann M. Peripartale Depressionen erkennen und behandeln. Deutsches Ärzteblatt 2012; 24: 419–24. DOI: 10.3238/arztebl.2012 0419

[72] Janz U, Steffens M, Stolte A. Kompetenz Zentrum Frauen und Gesundheit NRW, Hrsg. Faktenblatt: Depression und (Häusliche) Gewalt (2016). Im Internet: www.frauenundgesundheit-nrw.de; Stand: 23.07.2016: 3

[73] Kabat-Zinn J. Gesund durch Meditation. Das große Buch der Selbstheilung mit MBSR. Vollst. überarb. Neuauflage. München: Knaur; 2013

[74] Kabat-Zinn J. Gesund durch Meditation. Das große Buch der Selbstheilung mit MBSR. Vollst. überarb. Neuauflage. München: Knaur; 2013: 23

[75] Karpman, S. Fairy tales and script drama analysis. Transactional Analysis Bulletin 1968; 7(26), 39–43

[76] Kleinwechter H, Schäfer-Graf U, Bührer C et al. Gestationsdiabetes mellitus (GDM). Evidenzbasierte Leitlinie zu Diagnostik, Therapie und Nachsorge der Deutschen Diabetes-Gesellschaft (DDG) und der Deutschen Gesellschaft für Gynäkologie und Geburtshilfe (DGGG); 2011

[77] Korittko A, Pleyer KH. Traumatischer Stress in der Familie. Systemtherapeutische Lösungswege. Vandenhoeck & Ruprecht; 2013: 37

[78] Kruse M. „Väterlich klar und mütterlich herzlich" – Hebammenbetreuung: Erwartungen und Erfahrungen traumatisierter Frauen. (Studienarbeit) Steinbeis Hochschule Berlin, Institute for Public Health and Healthcare, Nordrhein-Westfalen; 2013

[79] Kruse M. Traumasensible Haltung in der Hebammenarbeit – Entwicklung einer Fortbildungsreihe. (Masterthesis) Steinbeis Hochschule Berlin, Institute for Public Health and Healthcare, Nordrhein-Westfalen; 2015

[80] Leeners B, Richter-Appelt H, Schönfeld K et al. Schwangerschaft und Mutterschaft nach sexuellen Missbrauchserfahrungen im Kindesalter: Auswirkungen und Ansätze zu einer verbesserten Betreuung bei Schwangerschaft, Geburt, Still- und früher Neugeborenenzeit. In: Deutsches Ärzteblatt 2003; 11: A715–A719

[81] Leinweber J, Rowe HJ. The costs of ‚being with the woman': secondary traumatic stress in midwifery. Midwifery 2010; 26: 76–87

[82] Leinweber J. Empathiemüdigkeit: Hat emotionale Zugewandtheit ihren Preis? Die Hebamme 2013; 2: 124–127, DOI: 10.1055/s-0032–1 331 111

[83] Lemke J. Sekundäre Traumatisierung. Klärung von Begriffen und Konzepten der Mittraumatisierung. 5. Aufl. Kröning: Asanger; 2017

[84] Ludwig U. Imaginationsübungen – Tipps und Tricks (2013). Im Internet: www.ludwig-ulrike.de; Stand: 06.11.2016

[85] Maercker A. Symptomatik, Klassifikation und Epidemiologie. In: Maercker A, Hrsg. Posttraumatische Belastungsstörung. 4. Aufl. Berlin, Heidelberg: Springer; 2013: 13–34

[86] Meaney MJ, Mitchell JB, Aitken DH et al. The effects of neonatal handling on the development of the adrenocortical response to stress: implications for neuropathology and cognitive deficits in later life. Psychoneuroendocrinology 1991; 16: 85–103.

[87] medica mondiale e. V., Griese K, Hrsg. Sexualisierte Kriegsgewalt und ihre Folgen. Handbuch zur Unterstützung traumatisierter Frauen in verschiedenen Arbeitsfeldern. 2. aktual. Aufl. Frankfurt a. Main: Mabuse; 2006

[88] Montgomery E, Pope C, Rogers J. The re-enactment of childhood sexual abuse in maternity care: a qualitative study. BMC Pregnancy and Childbirth 2015; 15:194, DOI: 10.1186/s12 884-015–0626-9

[89] Mosbahi J, Westermann A. Positionspapier Gewaltschutz. Positionspapier von medica mondiale e. V. und Kölner Flüchtlingsrat e. V. zum Gewaltschutz von Frauen und Mädchen in Flüchtlingsunterkünften des Landes Nordrhein-Westfalen. Köln; 2016

[90] Nationales Zentrum Frühe Hilfen (NZFH) in der Bundeszentrale für gesundheitliche Aufklärung. Stichwort Leistungsprofil „Gesundheitsorientierte Familienbegleitung in den Frühen Hilfen (GFB)" (2016). Im Internet:www.fruehehilfen.de/bundesinitiative-fruehe-hilfen/familienhebammen/leistungsprofil; Stand: 04.01.2017

[91] Ogden P, Minton K, Pain C. Trauma and the Body: A Sensorimotor Approach to Psychotherapy. New York: W. W. Norton and company; 2006

[92] Papamicheal E, Pillai R, Yoong W. Children having children: Outcome of extreme teenage pregnancies (13–15 years). Doi: 10.3 109/ 000 163 40 903 229 427: 2009

[93] Pearlman LA. Selbstfürsorge für Traumtherapeuten. Linderung der Auswirkungen einer indirekten Traumatisierung. In: Hudnall Stamm B, Hrsg. Sekundäre Traumastörungen. Wie Kliniker, Forscher & Erzieher sich vor traumatischen Auswirkungen ihrer Arbeit schützen können. Paderborn: Junfermann; 2002: 77–86: 78

[94] Perrtu S, Kaselitz V. Gewalt an Frauen in der Schwangerschaft, Handbuch für die Geburts- und Kindermedizin. Universität Helsinki; 2006

[95] Pörksen B, Schulz von Thun F. Kommunikation als Lebenskunst. Philosophie und Praxis des Miteinander-Redens. Heidelberg: Carl Auer; 2014: 98

[96] Rasenack R, Jähne A. Tabakkonsum und Tabakentwöhnung in der Schwangerschaft. Sucht 2010; 56:183–196, DOI: 10.1024/0939–5 911/a000 031

[97] Reddemann L, Dehner-Rau C. Trauma heilen. Ein Übungsbuch für Körper und Seele. 4. Aufl. Stuttgart: Trias; 2013

[98] Reddemann L. Imagination als heilsame Kraft. Ressourcen und Mitgefühl in der Behandlung von Traumafolgen. Vollst. überarb. Neuauflage. Stuttgart: Klett-Cotta; 2016

[99] Reddemann L. Imagination als heilsame Kraft. Ressourcen und Mitgefühl in der Behandlung von Traumafolgen. Vollst. überarb. Neuauflage. Stuttgart: Klett-Cotta; 2016: 46

[100] Reddemann L. Imagination als heilsame Kraft. Ressourcen und Mitgefühl in der Behandlung von Traumafolgen. Vollst. überarb. Neuauflage. Stuttgart: Klett-Cotta; 2016: 55

[101] Reddemann L. Imagination als heilsame Kraft. Ressourcen und Mitgefühl in der Behandlung von Traumafolgen. Vollst. überarb. Neuauflage. Stuttgart: Klett-Cotta; 2016: 57

[102] Reddemann L. Imagination als heilsame Kraft. Ressourcen und Mitgefühl in der Behandlung von Traumafolgen. Vollst. überarb. Neuauflage. Stuttgart: Klett-Cotta; 2016: 57 f

[103] Reddemann L, Dehner-Rau C. Trauma heilen. Ein Übungsbuch für Körper und Seele. 4. vollst. überarb. Auflage. Stuttgart: Trias; 2013

[104] Reed R, Sharman R, Inglis C. Women's descriptions of childbirth trauma relating to care provider actions and interactions. BMC Pregnancy and Childbirth 2017; 17:21, DOI 10.1186/s12 884–016–1197–0: 1

[105] Reh-Bergen T. Entwicklungspsychologie – die gesunde Entwicklung eines Menschen. In: Bund Deutscher Hebammen, Hrsg. Psychologie und Psychopathologie für Hebammen. Die Betreuung von Frauen mit psychischen Problemen. Stuttgart: Hippokrates; 2007: 2–43

[106] Reimann S, Hammelstein P. Ressourcenorientierte Ansätze. In: Renneberg B, Hammelstein P, Hrsg. Gesundheitspsychologie. Heidelberg: Springer; 2006: 13–28

[107] Robert-Koch-Institut. Gesundheitliche Folgen von Gewalt unter besonderer Berücksichtigung von häuslicher Gewalt gegen Frauen. Gesundheitsberichtserstattung des Bundes. Berlin: Robert-Koch-Institut; 2008

[108] Robert-Koch-Institut. RKI Ratgeber für Ärzte. Stichwort Gonorrhoe (Tripper). Im Internet:www.rki.de; Stand: 13.01.2017

[109] Robert-Koch-Institut. RKI Ratgeber für Ärzte. Im Internet: www.rki.de/DE/Content/Infekt/EpidBull/Merkblaetter; Stand: 13.01.2017

[110] Rogers CR. Der neue Mensch. Stuttgart: Klett-Cotta; 1981

[111] Ruppert F. Trauma, Bindung und Familienstellen. Seelische Verletzungen verstehen und heilen. 5. Aufl. Stuttgart: Klett-Cotta; 2012

[112] Ruppert F. Trauma, Bindung und Familienstellen. Seelische Verletzungen verstehen und heilen. 5. Aufl. Stuttgart: Klett-Cotta; 2012: 95

[113] Schleske G. Schwangerschaftsphantasien von Müttern und ihre psychoanalytische Bedeutung für die frühe Mutter-Kind-Beziehung. In: Brisch KH, Hellbrügge T, Hrsg. Die Anfänge der Eltern-Kind-Bindung: Schwangerschaft, Geburt und Psychotherapie. 3. Aufl. Stuttgart: Klett-Cotta; 2007: 13–39

[114] Schulz von Thun F. Miteinander Reden 1. Störungen und Klärungen, 48. Aufl. Reinbek bei Hamburg: Rowohlt; 1981

[115] Sherover Neumann Y. Durchführung einer gynäkologischen Untersuchung bei sexuell missbrauchten Frauen. In: Simkin P, Klaus P: Wenn missbrauchte Frauen Mutter werden. Die Folgen früher sexueller Gewalt und therapeutische Hilfen. Stuttgart: Klett-Cotta; 2015: 267–278

[116] Sherover Neumann Y. Durchführung einer gynäkologischen Untersuchung bei sexuell missbrauchten Frauen. In: Simkin P, Klaus P: Wenn missbrauchte Frauen Mutter werden. Die Folgen früher sexueller Gewalt und therapeutische Hilfen. Stuttgart: Klett-Cotta; 2015: 267

[117] S.I.G.N.A.L. e. V. Gesundheitliche Versorgung von Frauen, die Gewalt in der Paarbeziehung oder sexuelle Gewalt erfahren. Klinisches Handbuch der WHO. Feldtest-Version. Berlin; 2014

[118] Simkin P, Klaus P. Wenn missbrauchte Frauen Mutter werden. Die Folgen früher sexueller Gewalt und therapeutische Hilfen. Stuttgart: Klett-Cotta; 2015

[119] Sonnenmoser M. Postpartale Depression: Vom Tief nach der Geburt. Deutsches Ärzteblatt 2007; 2: 82–83

[120] Storch M. Das Zürcher Ressourcenmodell ZRM. Beiträge zur Lehrerbildung 2000; 3: 307–323: 309 f

[121] United Nations High Commissioner for Refugees (UNHCR), Hrsg. World at war. Global trends. Forced displacement in 2014. Genf; 2015

[122] UN-Flüchtlingshilfe. Stichwort Flüchtlingsfrauen. Im Internet: www.uno-fluechtlingshilfe.de; Stand: 10.06.16

[123] United Nations Security Concil. Resolution 1820. S/Res/1820; 2008: 1

[124] Wahlberg A, Andreen Sachs M, Johannesson K et al. Post-traumatic stress symptoms in Swedich obstetricians and midwives after severe obstetric events: a cross-sectional retrospective survey. BJOG 2016, DOI: 10.1111/1471–0 528 14 259

[125] Walper S, Franzkowiak P, Meysen T et al. Begriffsbestimmung ‚Frühe Hilfen' (2009). In: NZFH, Hrsg. Leitbild Frühe Hilfen. Köln; 2014: 13

[126] Walter J. Epigenetik. Im Internet: http://epigenetics.uni-saarland.de; Stand: 11.08.16

[127] Watzlawick P, Beavin JH, Jackson DD. Menschliche Kommunikation. 12. Aufl. Bern: Huber; 2011: 60

[128] Weltgesundheitsorganisation. Weltbericht Gewalt und Gesundheit. Zusammenfassung. Kopenhagen: Weltgesundheitsorganisation; 2003

[129] Weltgesundheitsorganisation. Weltbericht Gewalt und Gesundheit. Zusammenfassung. Kopenhagen: Weltgesundheitsorganisation; 2003: 5

[130] Weltgesundheitsorganisation. Weltbericht Gewalt und Gesundheit. Zusammenfassung. Kopenhagen: Weltgesundheitsorganisation; 2003: 7

[131] Wessel J. Endrikat J, Gauruder-Burmester A et al. Verdrängte Schwangerschaft. Die Hebamme 2004;1: 7–11, DOI: 10.1055/s-2004–823 075

[132] Wessel J. Die verdrängte Schwangerschaft. Akademos: Hamburg; 2007

[133] Wirtz U. Seelenmord. Inzest und Therapie. Stuttgart: Kreuz; 2005

Sachverzeichnis